泌尿医学临床问答
——多囊肾

主　审　金讯波

主　编　熊　晖

副主编　吴冠青　齐太国

编　者（按姓氏笔画排序）

于　江　山东省立医院　泌尿微创中心

于　潇　山东省立医院　泌尿微创中心

王　正　山东省立医院　泌尿微创中心

齐太国　山东省立医院　泌尿微创中心

李　奥　中国医学科学院肿瘤医院

　　　　耶鲁大学医学院

吴冠青　安徽省多囊肾诊疗与转化医学中心

　　　　安徽医科大学第一附属医院

金　洋　山东省立医院　麻醉手术科

金讯波　山东省立医院　泌尿微创中心

相玉柱　山东省立医院　泌尿微创中心

熊　晖　山东省立医院　泌尿微创中心

潘美洲　济南市第七人民医院　泌尿外科

人民卫生出版社

图书在版编目（CIP）数据

多囊肾/熊晖主编.—北京：人民卫生出版社，2018
（泌尿医学临床问答）
ISBN 978-7-117-26932-2

Ⅰ.①多…　Ⅱ.①熊…　Ⅲ.①囊性肾-诊疗-问题解答
Ⅳ.①R692.1-44

中国版本图书馆 CIP 数据核字（2018）第 132887 号

| 人卫智网 | www.ipmph.com | 医学教育、学术、考试、健康，
购书智慧智能综合服务平台 |
| 人卫官网 | www.pmph.com | 人卫官方资讯发布平台 |

泌尿医学临床问答——多囊肾

主　　编：熊　晖
出版发行：人民卫生出版社　（中继线 010-59780011）
地　　址：北京市朝阳区潘家园南里 19 号
邮　　编：100021
E - mail：pmph @ pmph.com
购书热线：010-59787592　010-59787584　010-65264830
印　　刷：三河市宏达印刷有限公司（胜利）
经　　销：新华书店
开　　本：787×1092　1/16　　印张：12
字　　数：292 千字
版　　次：2018 年 8 月第 1 版　2019 年 4 月第 1 版第 2 次印刷
标准书号：ISBN 978-7-117-26932-2
定　　价：72.00 元

打击盗版举报电话：010-59787491　E-mail：WQ @ pmph.com
（凡属印装质量问题请与本社市场营销中心联系退换）

主编简介

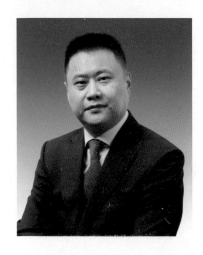

　　熊晖，副主任医师，医学博士，博士后。 山东省立医院泌尿微创中心肾囊性疾病治疗组组长，兼任中国医疗保健国际交流促进会泌尿健康促进分会副秘书长，山东省中西医结合学会泌尿外科分会委员，《泌尿外科杂志》编委。

　　从事泌尿外科临床医疗及教学、科研工作近 20 年。 2007 年作为访问学者赴美国加州大学艾文分校及约翰霍普金斯大学学习腹腔镜微创手术，为国内较早开展泌尿外科腹腔镜微创手术的医师，擅长泌尿系统各类疾病的微创治疗，尤其擅长多囊肾、肾囊肿等肾囊性疾病的微创治疗，在国内率先将肾脏体积作为多囊肾患者手术时机选择的标准，并将金讯波教授首创的腹腔镜囊肿去顶减压术联合肾脏被膜剥脱术治疗多囊肾的手术方法进行临床推广，并取得良好的临床疗效。 科研工作侧重于多囊肾的基础和临床研究，先后主持省部级多囊肾相关研究 2 项，发表多囊肾相关论文 7 篇，参编专著 2 部。

序

　　成人型多囊肾，简称多囊肾，是人类最常见的单基因遗传病之一，为常染色体显性遗传，是泌尿外科最常见的遗传病，多在成年发病，50%的患者在 60 岁时发展为终末肾衰竭（尿毒症），约占全部终末肾衰竭患者的 8%~10%，是全世界导致晚期肾衰竭的第四大主要原因。 在我国约有 1500 万患者，疾病给患者及家属造成严重的经济负担和心理压力。

　　随着科学技术的发展，对多囊肾的发病原因、发病机制、诊断及治疗都有了深入的研究，针对多囊肾致病基因的相关基因治疗的研究也取得了进展和突破。 我国针对多囊肾的研究相对较少，尤其是在临床研究方面，更加欠缺。 在临床工作中，对于泌尿外科医生来讲，手术治疗多囊肾还存在不少争议和误区，如何诊断以及针对不同阶段采取相应的治疗措施，是泌尿外科医生更加关心的问题。

　　山东省立医院治疗多囊肾有着极为丰富的经验，自从老一辈刘士怡教授开始进行多囊肾临床方面的研究，到成立专业的肾脏囊性疾病治疗组，已诊治国外及全国各地多囊肾患者数千例，目前由熊晖教授负责的肾脏囊性疾病治疗组将多囊肾手术程序化和标准化，对多囊肾进行专业的规范诊治，收到了良好的治疗效果。 本书首先系统地介绍了肾脏的解剖、生理等基础知识，以及多囊肾的基础研究，重点介绍了多囊肾的临床表现、诊断及治疗，尤其是对腹腔镜多囊肾去顶减压术的适应证、手术方式、手术准备进行了详细的介绍和经验总结，并且对腹腔镜多囊肾去顶减压联合肾被膜剥脱这一创新手术方式进行了介绍，希望能给从事相关专业的临床医师带来启发和帮助。

　　本书主编对多囊肾的诊断和微创治疗有着丰富的经验，并且在前人的临床经验上总结出依据肾脏体积作为多囊肾患者手术时机选择的标准，将多囊肾手术程序化和标准化，易于在临床上操作和推广。全书内容翔实、专业性强、覆盖面广，是关于多囊肾疾病的一本不可多得的佳作，值得向广大临床医务工作者推荐。

山东省立医院泌尿微创中心主任

山东省临床医学研究院泌尿医学研究所常务副所长　**金讯波**

《泌尿外科杂志(电子版)》主编

2018 年 2 月

前　言

　　多囊肾按遗传方式可分为常染色体显性遗传性多囊肾病（autosomal dominant polycystic kidney disease，ADPKD）和常染色体隐性遗传性多囊肾病（ARPKD）。ARPKD 常于婴幼儿发病，很少活至成年。ADPKD 占人类单基因遗传病的第 3 位，我们平常所说的多囊肾为 ADPKD，也称为成人型多囊肾。

　　成人型多囊肾，全称为人类常染色体显性遗传性多囊肾病（ADPKD），是人类最常见的单基因遗传病之一，为常染色体显性遗传，是一种常见的遗传性肾功能紊乱综合征，以患者双侧肾脏中出现数量众多并且日益增长的充满液体的囊肿为特征，囊肿进行性增大，最终破坏肾脏结构和功能，导致终末期肾衰竭。ADPKD 多发于成人，发病率约 1/400~1/1000，在我国约有 1500 万患者，50% 的患者在 60 岁时发展为终末肾衰竭（尿毒症），约占全部终末肾衰竭患者的 8%~10%，是全世界导致晚期肾衰竭的第四大主要原因。

　　随着科学技术，尤其是现代分子细胞生物学理论和技术的不断进步，极大地推动了多囊肾的病因学、发病机制、诊断及治疗研究的进展。多囊肾致病基因已被克隆，发病机制部分被阐明，更多的药物正从动物实验逐步向临床试验过渡，尤其是针对多囊肾致病基因的相关基因治疗的研究也是取得了进展和突破。我国开展针对多囊肾的研究较少，尤其对于手术治疗多囊肾还存在不少争议和误区。为了将国外关于多囊肾及其他肾脏囊性疾病的最新理论、技术和治疗方法和研究进展介绍给国内同道，我们特编写此书。

　　全书分为 8 章。第一章主要介绍肾脏的解剖、胚胎发生和生理功能；第二章共 5 节，主要讲述多囊肾的基础研究和发病机制；第三章重点介绍多囊肾的诊断，包括实验室诊断和影像学诊断；第四章简述多囊肾的临床表现；第五、六章主要介绍多囊肾的内科治疗和外科治疗；第七章介绍了其他的肾脏囊性疾病；第八章对多囊肾研究进展进行了介绍。

山东省立医院泌尿微创科治疗多囊肾有着极为丰富的经验，泌尿微创科成立 15 年来，已诊治国外及全国各地多囊肾患者数千例。 2012 年，在科主任金讯波教授的领导下成立了以熊晖医师为组长的肾脏囊性疾病治疗组对多囊肾、肾囊肿等肾脏囊性疾病进行专业的规范诊治。 希望随着科学技术的不断进步，能有更为先进的治疗手段，为更多的多囊肾患者解除痛苦。 书中不仅对腹腔镜多囊肾去顶减压术这一目前主流手术方式进行了详细的介绍和经验总结，而且对腹腔镜多囊肾去顶减压联合肾被膜剥脱这一创新手术方式进行了介绍，希望能给从事相关专业的临床医师带来帮助。

全书贯彻基础与临床相结合、研究与诊断及治疗相结合的原则，尽量做到内容新、资料全、实用性强。 本书可供从事泌尿外科学、肾脏病学的各级医师和研究人员参考，也可供攻读以上学科的硕士、博士生阅读。 由于编者水平有限，书中疏漏之处在所难免，祈望同道们不吝指正，以便再版时完善提高。

熊 晖

2018 年 3 月 30 日

目　录

网络增值服务

人卫临床助手

中国临床决策辅助系统

Chinese Clinical Decision Assistant System

扫描二维码，
免费下载

网络增值服务

人卫临床助手
中国临床决策辅助系统
Chinese Clinical Decision Assistant System

扫描二维码，
免费下载

第一章

肾脏的解剖、胚胎发生和生理功能

第一节 肾脏的解剖

一、肾的大体解剖

1. 肾脏的外形
肾脏为实质性器官，形似蚕豆，外缘凸隆，内缘凹陷。上端宽而薄，下端厚而窄。

2. 肾脏的体积
正常成年男性肾脏平均长 10~12cm，宽 5~6cm，厚 3~4cm，每个肾脏平均重量约 120~130g。女性肾脏体积和重量均略小于同年男性。

3. 肾脏的解剖结构
肾脏左右各一，位于腹腔的后上部，脊柱两侧，紧贴于腹后壁，前有腹膜遮盖，属于腹膜外器官。肾脏内侧缘中部凹陷处称为肾门（renal hilum），左肾门约平第 1 腰椎，右肾门约平第 2 腰椎，为肾血管、输尿管、神经和淋巴管出入之处，这些出入肾门的结构总称肾蒂。肾门向内连续为一较大的腔，由肾实质围成，称为肾窦，被肾动脉及肾静脉分支、肾小盏、肾大盏、肾盂和脂肪组织充填。肾门边缘称为肾唇，可分前唇、后唇，具有一定弹性。

4. 肾蒂有哪些构成
出入肾门的肾血管、肾盂、神经、淋巴管等结构被结缔组织包裹称为肾蒂（renal pedicle）。右肾蒂较左侧短，是因为右肾更加靠近下腔静脉的缘故。

5. 肾蒂内部结构排列的规律
肾蒂内部结构排列有一定规律：从前向后分别为肾静脉—肾动脉—肾盂；由上而下则为肾动脉—肾静脉—肾盂。在有些个体，肾动脉发自腹主动脉，先经肾静脉后面上行，然后绕至前方进入肾门。此种肾动脉可能压迫肾静脉，阻滞肾静脉回流，而使静脉压增高，动脉血供也相对减少。尤其在直立位时，动脉压迫静脉会更加明显，这可能是直立性高血压的病因之一。

二、肾的位置与毗邻

1. 肾脏的位置

肾脏位于脊柱两侧，腹膜后间隙内，以椎骨为标志，右肾上端平第 12 胸椎，下端平第 3 腰椎；左肾上端平第 11 胸椎，下端平第 2 腰椎。由于肝右叶的存在，右肾低于左肾约半个椎体。两肾上端相距较近，距正中线平均 3.8cm；下端相距较远，距正中线平均 7.2cm。左右两侧的第 12 肋分别斜过左肾后面中部和右肾后面上部。

2. 肾脏的体表投影

在后正中线两侧 2.5cm 和 7.5~8.5cm 处各做两条垂线，通过第 11 胸椎和第 3 腰椎棘突各做一水平线，两肾即位于此纵、横标志线所形成的两个四边形内，当肾发生病变时，多在此四边形内有疼痛或者肿块等异常表现；在腹后壁竖脊肌外缘与第 12 肋的夹角处，即为肾门的体表投影点，此处称为肾区（renal region）或者肾角、脊肋角。肾病变时，此处常有压痛及叩击痛。此外，腹前壁第 9 肋前端，也是肾门的体表投影点。

3. 肾脏的周围毗邻

肾脏的上方隔疏松结缔组织与肾上腺相邻。两肾的内下方为肾盂和输尿管。左肾的内侧为腹主动脉，右肾的内侧为下腔静脉。两肾的内后方分别为左、右腰交感干。左肾前上方与胃底后面相邻，中部与胰脏尾部和脾血管相接触，下部邻接空肠和结肠左曲；右肾的前上部与肝脏相邻，下部与结肠右曲相接触，内侧缘邻近十二指肠降部。两肾后面的上1/3与膈肌相邻，下部自内向外与腰大肌、腰方肌及腹横肌相邻。肾周围炎或者脓肿时，腰大肌受到刺激可发生痉挛，引起患侧下肢屈曲。

三、肾脏的被膜

1. 肾脏的被膜分为哪些

肾皮质表面由平滑肌纤维和结缔组织构成的肌织膜（muscular tunica）包被，它与肾实质紧密粘连，不可分离。除肌织膜外，通常将肾的被膜分为 3 层，由外向内依次为肾筋膜、脂肪囊和纤维囊。

2. 肾筋膜的作用

肾筋膜（renal fascia）或称 Gerota 筋膜，位于最外层，包被肾上腺和肾的周围，由它发出的一些结缔组织小梁穿过脂肪囊与纤维囊相连，有固定肾脏的作用。

3. 肾筋膜的分布

肾筋膜质地较坚韧，分前、后两层，即肾前筋膜与肾后筋膜。在肾的外侧缘，前后两层筋膜相互融合，并与腹横筋膜相连接；在肾的内侧，肾前筋膜越过腹主动脉和下腔静脉的前方，与对侧的肾前筋膜相连续；肾后筋膜与腰方肌、腰大肌筋膜汇合后，在内侧附着于椎体和椎间盘；在肾脏下方，肾前筋膜向下消失于腹膜下筋膜中，肾后筋膜向下至髂嵴与髂筋膜愈着。由于肾前、后筋膜在肾脏下方互不融合，向下与直肠后隙相通，经此通路可在骶骨前方作腹膜后注气造影。

4. 肾脂肪囊的作用

脂肪囊（adipose capsule）或称肾床，为一脂肪组织层，其厚度在成人可达 2cm。此处脂肪丰富，脂肪包裹肾脏，并经肾门进入肾窦。由于该层为脂肪而且较厚，X 线可以透过，在 X 线片上可见肾的轮廓，对肾脏疾病的诊断有帮助。

5. 肾纤维囊的结构

纤维囊（fibrous capsule）或纤维膜，是肾脏的固有膜，为坚韧而致密的，包裹于肾实质表面的薄层结缔组织膜，是由致密结缔组织和弹性纤维构成。

6. 肾纤维囊的作用

纤维囊坚韧而致密，可以缓冲外部冲击，有保护肾的作用。肾破裂或者部分切除时应缝合此膜。

7. 肾纤维囊是否容易剥离

正常纤维膜易于剥离，在炎症，肿瘤等病理情况下则剥离困难。

四、肾脏的结构

1. 肾脏在结构上可以分为哪两个部分

在肾的冠状面上，肾实质可分为表层的肾皮质（renal cortex）和深层的肾髓质（renal medulla）两个部分。

2. 肾皮质的构成

皮质位于实质外层 1/3，厚约 1~1.5cm，富有血管，新鲜标本呈红褐色，肉眼观察可见密布的粉红色细小颗粒由肾小体（renal corpuscles）和肾小管（renal tubulus）曲部组成。

3. 肾髓质的构成

髓质位于实质内层 2/3，色淡红，由肾小管直部及细段的髓襻和集合管构成。可见 15~20 个呈圆锥形、底朝皮质、尖向肾窦、光泽致密、有许多深色放射状条纹的肾锥体（renal pyramid）。呈放射状的条纹称髓放线。

4. 肾锥体分为哪两个部分

根据肾小管的结构特点和位置，可将肾锥体分为髓质内带和髓质外带两部分，外带较宽，内带较窄。2~3 个肾锥体尖端合并成肾乳头（renal papillae），并突入肾小盏（minor renal calices），肾乳头顶端有许多小孔称乳头孔（papillary foramina），肾产生的终尿就是经乳头孔流入肾小盏内。

5. 一侧肾脏有多少个肾小盏和肾大盏

肾小盏呈漏斗形，共有 7~8 个，其边缘包绕肾乳头，承接排出的尿液。在肾窦内，2~3 个肾小盏合成一个肾大盏（major renal calices），再由 2~3 个肾大盏汇合形成一个肾盂（renal pelvis）。肾盂离开肾门向下弯行，约在第 2 腰椎上缘水平逐渐变细与输尿管相移行。

6. 成人肾盂容积是多少

成人肾盂容积约 3~10ml，平均为 7.5ml。

五、肾脏的神经支配

1. 肾脏的神经支配有哪些

肾脏接受交感神经和副交感神经双重支配，同时有内脏感觉神经。其中交感神经和副交感神经皆来自于肾丛。一般认为分布于肾内的神经主要是交感神经，缠绕肾血管及其分支走行，沿入球小动脉到肾小体周围，再随出球小动脉到皮质或髓质的肾小管。肾小管周围神经丛与相邻血管的神经丛间往往有连接。在肾盂、肾血管、肾实质、肾被膜内均有传入神经末梢。

2. 肾脏的传入神经传入哪个部位

肾传入神经主要经交感神经传入到第 10、11、12 胸神经。

六、肾脏的微细结构

1. 什么是肾实质与肾间质

肾脏的皮质和髓质含有大量肾单位和许多集合小管，它们密集分布，构成肾的实质部分。在这些结构之间，含有少量结缔组织，称为肾间质，内有血管、淋巴管以及神经。

2. 肾单位的组成

肾单位是肾脏的结构和功能基本单位，由肾小体和与之相连的肾小管组成。人的每个肾脏有 100 多万个肾单位，其各部分在肾内都有较固定的位置。

3. 肾单位分为哪两种

根据肾小体在皮质分布的位置及肾小管的长度不同，可将肾单位分为浅表肾单位（皮质肾单位）和髓旁肾单位。浅表肾单位的肾小体位于皮质浅层，其髓襻较短，只伸达髓质外带，其细段很短，甚至缺如。髓旁肾单位的肾小体位于皮质深层，靠近髓质，其髓襻较长，且有较长的细段呈襻状伸达肾乳头。髓旁肾单位的数量只占肾单位总数的 10%~20%，但对尿液浓缩与稀释起着很大作用，但其血液循环不如浅表肾单位丰富，故易受损伤。

4. 什么是肾小体

肾小体是形成原尿的重要结构，近似球形，直径 150~250μm，在皮质浅层的较小，靠近髓质的较大。肾小体的中央是肾小球，在肾小球的外面紧包着肾小囊，肾小囊有两极，小动脉出入肾小球处称为血管极，对侧与肾小管相连处称为尿极。

5. 什么是肾小球

肾小球也称血管球，入球小动脉进入血管极后分成 5~8 个主支，主支再分成小支，最终分成毛细血管网，由毛细血管襻盘曲形成肾小球，以后再汇成出球小动脉。入球小动脉粗而直，出球小动脉细而弯曲，从而构成了入球和出球小动脉间的压力差。在毛细血管与毛细血管之间，存在着球内血管系膜区，在血管极附近，系膜尤为明显。肾小球毛细血管的内皮很薄，在电镜下观察，内皮细胞之间呈紧密连接，但细胞体上有大量环形小孔，孔径 70~90nm，称为窗孔。窗孔的总面积约占肾小球滤过面积的 60%。内皮细胞表面被覆有富含唾液酸蛋白的多阴离子表面糖蛋白，故内皮细胞带有丰富的负电荷。内皮细胞可形成突起伸入管腔，称为细胞褶。在某些影响肾小球的疾病，可见细胞褶增大、增多。

6. 什么是肾小囊

肾小囊是肾小管盲端扩大并内陷所构成的双层球状囊，囊壁的外层称为壁层，内层称为脏层，在两层之间的腔隙称为囊腔。肾小囊壁层由单层扁平上皮构成，壁层上皮外有基膜，厚度为 1.2~1.5μm。在肾小体尿极壁层与近端小管曲部相连，在血管极与脏层上皮细胞相连。肾小囊脏层紧紧包在肾小球毛细血管及球内血管系膜区的周围，在脏层与毛细血管内皮、脏层与血管系膜区之间有共同基膜。脏层上皮为高度变态的单层上皮，其细胞是星状多突细胞，细胞体发出几个粗长的初级突起，每个初级突起又伸出次级突起，有的还分出三级突起。各级突起的周围伸出细的终末突起，称为足突。足突与本细胞及相邻细胞的足突作相嵌的指状交叉，顶端附于基膜。在足突之间有直径 40nm 的滤过裂隙，称裂隙孔，在此裂隙上覆有厚度为 5~6nm 的薄膜，称为滤过裂隙膜。上皮细胞胞体及足突表面也被覆着一层带负电荷的物质，主要由唾液酸蛋白组成。在上皮细胞与内皮细胞之间，有共同的基膜，在电镜下，基膜可分为三层：内疏松层、致密层及外疏松层。致密层最厚，位于基膜的中层，电子密度较大，分布着 5~7nm 的细丝，内疏松层位于基膜的血管侧，其结构较为稀疏，厚度约 30nm。外疏松层位于基膜的足细胞侧，有足突附着，其结构亦较为稀疏，厚度约 60nm，基膜的主要化学成分是胶原蛋白和糖蛋白。

肾小体是血液的滤过器。有孔的内皮细胞、完整的基膜和足突间隙的滤过裂隙膜这三层结构构成肾小体的滤过屏障，对滤过物质的分子大小具有选择性。正常情况下，血液流过肾小球毛细血管时，大分子的蛋白质以及有形成分被阻留于血管内，而相对分子质量较小的蛋白质以及氨基酸、葡萄糖、盐类、水等则可自由滤过到囊腔，形成原尿。内皮细胞、上皮细胞和基膜的内在负电荷构成滤过膜的电荷屏障，可拦阻带负电荷的物质滤过。

7. 什么是球内血管系膜

它是肾小球毛细血管之间的支持成分，含有少量系膜基质，位于毛细血管之间，与毛细血管的内皮直接相邻，无基膜相隔。在血管极，此区与球外血管系膜相连。球内血管系膜由球内血管系膜细胞和细胞周围的基质组成。球内血管系膜细胞，又简称为系膜细胞，呈星形，有多个突起。系膜基质由系膜细胞产生，为充填于系膜细胞之间的基底膜样物质。系膜基质内有一定的间隙，形成系膜微管系统，称为系膜通道。系膜细胞除对毛细血管襻有单纯的支持和保护作用外，还有吞噬、收缩、形成系膜基质、分泌细胞因子、参与免疫反应等功能，并可能具有传递信息的功能，系膜细胞伸到毛细血管腔内的突起可能起到渗透压感受器作用。系膜细胞之间有低电阻和容许小分子物质通过的缝隙连接，通过压力或电解质浓度的变化，系膜细胞在毛细血管腔与肾小球旁器之间起传递信息的作用。

8. 什么是肾小管

肾小管为细长迂回的上皮性管道，平均长度 30~38mm，具有重吸收和排泌功能，通常分为三段。

（1）近端小管：近端小管是肾小管各段中起重吸收作用的主要部位，它在肾小管的各段中最粗最长，直径 50~60μm，长约 14mm，管壁为单层立方上皮，外有 PAS 反应阳性的基膜。近端小管又可分成曲部与直部。

近端小管前段为曲部，亦称近曲小管，盘曲在肾小体附近，与肾小体尿极相连，其上皮细胞和基底膜与肾小囊的壁层上皮细胞和基底膜相延续。此段较长，构成皮质迷路的大部分。近曲小管上皮高且宽，呈立方形或锥形，光镜下细胞间界限不明显，在细胞的游离面有发达的刷状缘，在细胞的基底部有垂直于基底面的基底纵纹。细胞核较大，呈圆形，位于细胞基底部，胞质嗜酸性，略呈细颗粒状。在电镜下细胞内可见多数线粒体、内质网、核糖体及各级溶酶体，微管、微丝亦很发达。细胞顶端相邻细胞间存在有各种连接结构，包括紧密连接、中间连接、桥粒及缝隙连接等，并有向外伸出的突起，称为侧突，与相邻细胞的侧突形成指状交叉，因此，在光镜下近曲小管细胞的界限不明显。垂直于基底面的纵纹，是由细胞膜内陷而形成的基底褶。刷状缘是细胞游离面凸向管腔的大量细指状突起，称为微绒毛。微绒毛表面覆以细胞膜，其轴心为细胞质及纵行微丝，内含肌动蛋白。微绒毛深在部位，可见顶浆小管、顶浆小泡、顶浆大泡及吞噬溶酶体。顶浆小管系微绒毛基部的细胞膜内陷而成，脱落入胞质后形成顶浆小泡，顶浆小泡可融合为顶浆大泡，溶酶体与顶浆小泡和顶浆大泡相融合，形成吞噬溶酶体或次级溶酶体，其中含多种酶，这些结构是近曲小管上皮细胞进行内吞和细胞内消化的形态学表现。微绒毛的存在，使近曲小管上皮细胞游离面的细胞膜总面积大大增加，构成近曲小管能进行大量重吸收的结构基础。近曲小管上皮细胞侧面的突起及基底褶的存在，也使近曲小管上皮细胞侧面和基底面的细胞膜的面积大为增加，并与相邻细胞之间形成广泛而复杂的细胞联系。这些结构利于细胞与周围间质之间进行物质交换，利于重吸收的物质转移到肾小管周围的间质。侧突与基底褶的细胞膜上有 Na^+-K^+-ATP 酶存在，可作为钠泵将重吸收的钠离子主动泵入细胞间隙，引起氯离子和水向细胞间隙被动转移。

近端小管直部位于髓放线，构成髓襻降支的上段，管径粗于细段，故而又称降支粗段。直部亦由单层立方上皮构成，其结构与曲部近似，只是微绒毛较短，缺少侧突和基底褶，提示重吸收功能减弱。

（2）细段：细段为连接近端小管直部与远端小管直部之间的细直管，其长短依肾单位的类型而异，在浅表肾单位，只有很短的细段，构成髓襻降支细部，或者缺如；在髓旁肾单位，细段较长，达 10mm 以上，成为襻状，分为降支细部和升支细部，降支细部始于髓质外带，向内直伸至髓质内带或乳头，于不同深度作襻状反折，成为升支细部，伸至内、外带分界，移行为远端小管直部。细段管径细，只有 15μm，管壁也薄，被覆单层扁平上皮，细胞高度约 1~3μm。电镜下，细段上皮细胞仅有少量短小微绒毛，缺乏基底褶，侧突不发达，细胞间为单纯的紧密连接。细段通过水的主动和被动重吸收，在尿液浓缩中起重要作用。

（3）远端小管：远端小管的直部自髓质内、外带分界处向外伸展，穿过髓质外带，入髓放线，随后行至皮质迷路，在其发源的肾小体血管极处变为曲部，迂回走行于近曲小管之间，最后又至髓放线连于集合小管。曲部的起始处构成致密斑。

远端小管直部又称髓襻升支粗部，由单层立方上皮构成。电镜下，细胞游离面有短小的微绒毛，但不形成刷状缘，细胞的侧面有侧突，与相邻细胞的侧突作指状交叉，基底有基底褶。

远端小管曲部又称远曲小管，也由单层立方上皮构成。电镜下，细胞的游离面，有少数短小的微绒毛，但不构成刷状缘。在细胞的基底面有基底褶，在侧面有侧突，与相邻细胞的侧突呈指状交叉，并伸至基底褶。该处的细胞膜上均匀密布着 Na^+-K^+-ATP 酶。

（4）集合小管：集合小管非肾单位的组成部分，分为弓状集合管、直集合管和乳头管三段。浅表肾单位各以其连接部直接连于髓放线的直集合小管。髓旁肾单位则数个肾单位分别通过连接部汇于一条弓状集合管。弓状集合管作弓状走行，先由皮质深部向浅层上行，然后返折下行，入髓放线，连到直集合管。直集合管于髓放线内先后约与 11 个肾单位相连后，进入髓质，至髓质内带陆续与同级的直集合管双支合并，管径渐大，约经过 7 级合并，最后形成管径粗大的乳头管，开口于肾乳头尖。集合小管初为单层立方上皮，随着管径的增大，上皮细胞渐渐增高，至乳头管变成高柱状。

9. 什么是肾小球旁器

肾小球旁器位于肾小体的血管极旁，由球旁细胞、致密斑和球外血管系膜细胞所组成。

（1）球旁细胞：在入球小动脉进入肾小体之前的一段管壁上，其平滑肌细胞变态成上皮样细胞，称为球旁细胞。它呈单层排列，也可呈 2~3 层排列。在出球小动脉的壁上有时也可见到少数球旁细胞。病态下甚至可于小叶间动脉壁上见到球旁细胞。球旁细胞在切片上呈立方形、球形、长形或不规则形。在电镜下，胞质丰富，呈弱嗜碱性，粗面内质网、线粒体较多，核糖体散在，除含有与平滑肌细胞相似的肌丝和密体外，还含有许多分泌颗粒。分泌颗粒呈圆形或卵圆形，用荧光抗体方法证明，分泌颗粒内含有肾素。

（2）致密斑：在远曲小管起始部靠着肾小体血管极一侧，由较窄的高柱状上皮细胞形成一 $40\mu m \times 70\mu m$ 的椭圆形盘状区，称为致密斑。与远曲小管其他部分相比，此处的细胞核排列密集，位置靠近细胞游离端。致密斑与球外系膜细胞和入球小动脉有广泛接触，致密斑细胞间隙可随肾脏功能状态不同而改变。致密斑可感受尿液钠离子浓度，进而调节肾素分泌。

（3）球外血管系膜细胞：球外血管系膜位于致密斑与入球小动脉、出球小动脉三者之间的三角区，并与球内血管系膜连续，在此区内密集分布着几层扁形细胞，称为球外血管系膜细胞，别名有 Goormaghtigh 细胞、Lacis 细胞、Polkissen 细胞等。其形状像球内血管系膜细胞，有突起，胞核长圆形。在其胞质内有些细丝，有些细胞含有颗粒，靠其胞膜处有致密斑附着。球外血管系膜细胞可分泌肾素。

10. 什么是肾间质

肾单位和集合管间的间叶组织称为肾间质。在正常的肾皮质内，间质成分很少。在肾髓质内，自肾锥体的底到肾乳头尖，间质逐渐增多。主要由间质细胞、细胞外基质、少量网状纤维和胶原纤维组成。间质细胞成分以成纤维细胞最多，其次是巨噬细胞。在髓质内带和肾乳头，间质内有一种独特的细胞，称为肾髓质细胞，或简称间质细胞。间质细胞是一种内分泌细胞，能合成和分泌血管舒张物质前列腺素。

第二节　肾脏的血管、淋巴和神经

一、肾脏的血管

1. 肾动脉的走行及分支

双侧肾动脉起自腹主动脉的两侧，约在第 1 腰椎水平、肠系膜上动脉稍下方发出，于肾静脉的后上方横行向外，经肾门入肾。肾动脉（一级支）入肾门之前，多分为前后两支（二级支），由前后干再继续分出肾段动脉（三级支）。在肾窦内，前干走行于肾盂前方，发出上段动脉、上前段动脉、下前段动脉和下段动脉；后干走行在肾盂的后方，入肾以后延续为后段动脉。每条段动脉都有其独立供血区域：上段动脉供给肾上端；上前段动脉供给肾脏前面中、上部以及肾后面外缘；下前段动脉供给肾脏前面中下段以及肾后面外缘；下段动脉供给肾脏下端；后段动脉则供给肾后面的中间部分。

2. 什么是肾段，其临床意义是什么

每一段动脉供给的肾实质区域，称为肾段（renal segment），由此产生 5 个相应的肾段，即上段、上前段、下前段、下段和后段。各肾段动脉之间无吻合，因此，若某一动脉受阻，相应肾段就可能发生缺血坏死。

3. 肾段动脉在肾实质内如何走行

肾段动脉的分支，穿入到肾实质后，走行在肾柱内，位于肾锥体的侧方，称为叶间动

脉。叶间动脉走行到肾皮质和髓质交界处，发出与叶间动脉垂直的分支称弓状动脉。弓状动脉向皮质表面发出许多呈放射状分支，称小叶间动脉，进入肾皮质迷路。相邻的弓状动脉及小叶间动脉之间均缺少吻合支。

4. 肾小球动脉如何分布

肾小球入球小动脉主要来自小叶间动脉，但也有直接来自弓状动脉或叶间动脉的。入球小动脉进入肾小体内继续分出若干支，形成盘曲的毛细血管襻，彼此互相吻合构成肾小球。出球小动脉由肾小球内毛细血管汇合而成。出球小动脉多数只有 1 支，少数有 2 支或多支。肾皮质的表层和中部的浅表肾单位出球小动脉口径比入球小动脉细，出球小动脉离开肾小体后，迅即分支到附近肾小管周围形成球后肾小管周围毛细血管丛。皮质深部的髓旁区髓旁肾单位的出球小动脉与其入球小动脉的口径大致相同或甚至稍大，髓旁型出球小动脉多数有肌层，平滑肌的舒缩可调节肾髓质的血流。出球小动脉离开肾小体后，有的分布到邻近肾小管，但多数越过弓状动脉分布到肾髓质，形成较长的直小动脉。每支出球小动脉可分数支到数十支直小动脉，成束下行，走向肾乳头。在走行过程中，从直小动脉发出分支到髓质的肾小管和集合管周围，组成毛细血管丛。

5. 肾髓质的血液供应

肾髓质的血液供应是由与髓襻平行走行的直小动脉供给。直小动脉主要来自皮质深部髓质旁区肾小球出球小动脉，一部分是由弓状动脉或小叶间动脉直接发出，还有少部分来自皮质更表浅的肾小球出球小动脉。浅层的浅表肾单位出球小动脉形成的球后毛细血管丛集合成星状静脉，进一步汇合成小叶间静脉，并与肾被膜外静脉相吻合。小叶间静脉伴随小叶间动脉，到皮质与髓质交界处进入弓状静脉。

在髓质，肾小管毛细血管丛的静脉端注入直小静脉，直小静脉上升注入弓状静脉或小叶间静脉。小叶间静脉在弓状静脉弓的凸面注入弓状静脉，弓状静脉再注入与叶间动脉伴行的叶间静脉。叶间静脉又注入叶静脉，每支叶静脉引流一部分肾的血液，一般由上、中、下三支叶静脉合成肾静脉。肾静脉在肾动脉前方，在第 2 腰椎平面注入下腔静脉。肾的静脉系统与动脉系统伴行，但与肾动脉不同，肾静脉各支间存在广泛的吻合。

二、肾血液循环的特点

1. 肾血流量的分布情况如何

肾的血液供应很丰富，正常成人安静时每分钟有 1200ml 血液流过两侧肾脏，相当于心输出量的 20%~25%。其中约 94% 的血液分布在肾皮质，其余分布到肾髓质，其中 5%~6% 分布在外髓，约 1% 供应内髓。皮质血流速度快于髓质。

2. 肾血流量的调节方式有什么

包括肾血流量的自身调节和神经体液调节。

（1）自身调节：肾血流量的自身调节能力很强。离体肾实验观察到，当肾动脉的灌注压（相当于体内的平均动脉压）由 2.7kPa 提高到 10.7kPa（20~80mmHg）的过程中，肾血流量将随灌注压的升高而成比例地增加；而当灌注压在 10.7~24kPa（80~180mmHg）范围内变动时，肾血流量却保持在一个稳定的水平上不变，进一步加大灌注压，肾血流量又将随灌注压的升高而增加。关于自身调节的机制，有人提出肌源学说来解释。此学说认为，当肾灌注压增高时，血管平滑肌因灌注压增加而受到牵张刺激，这使得平滑肌的紧张性加强，血管口径相应地缩小，血流的阻力便相应地增大，从而保持了肾血流量稳定；而当灌注压减少时则发生相反的变化。由于在灌注压低于 10.7kPa 时，平滑肌已舒张到达极限，而灌注压高于 24kPa 时，平滑肌又达到收缩的极限。因此，在 10.7kPa 以下和 24kPa 以上时，肾血流量的自身调节便不能维持，肾血流量将随血压的变动而发生变化。只有在 10.7~24kPa 范围内的血压变动，入球小动脉平滑肌才能发挥自身调节作用，保持肾血流量的相对恒定。如果用罂粟碱、水合氯醛或氰化钠等药物抑制血管平滑肌的活动，自身调节便告消失。亦有人提出反馈调节学说，认为肾灌注压升高导致肾血流量和肾小球滤过率增加，使钠滤过量随之增多，刺激致密斑钠感受器，反馈促进肾小球旁器分泌肾素，使入球小动脉收缩，阻力增加，以维持血流量相对恒定。此外，还不能排除肾内组织液压力，代谢产物等因素在肾血流量自身调节中的作用。通过肾血流量的自身调节，使肾小球滤过率不会因血压波动而改变，从而维持肾小球滤过率的相对恒定。

（2）神经体液调节：肾血流量还受到神经和体液因素的调节。支配肾脏的神经具有肾上腺素能和胆碱能两种神经纤维，交感神经的作用主要是缩血管反应。目前对肾内胆碱能纤维的功能了解不多，可能与血管舒张效应有关。有人报道，电刺激肾神经可引起肾血管收缩，如从动脉内注入乙酰胆碱，则可抑制刺激肾神经引起的血管收缩；应用阿托品可阻断乙酰胆碱的作用。根据上述实验推测肾内胆碱能纤维可能对肾内交感神经起突触前抑制作用，并通过 M 受体起作用。此外，肾内乙酰胆碱的作用，可能部分通过前列腺素实现。肾血流量还受多种体液因素影响，如儿茶酚胺、乙酰胆碱、抗利尿激素等。肾上腺素可使入球小动脉舒张，出球小动脉收缩，使肾小球毛细血管压增加。去甲肾上腺素可使入球小动脉收缩，增加肾血管阻力，降低肾血流量，而且还影响肾血流的分配，使肾皮质血流不规则下降，髓质血流增加，使尿量减少。这一效应是通过 α 受体实现的。多巴胺有减少肾血流阻力，增加肾血流的作用。这种作用不受 β 受体阻断剂、阿托品、利血平及单胺氧化酶抑制剂的影响。因此，多巴胺的作用是通过肾血管上多巴胺受体来实现的。通过神经和体液因素的综合调节使肾血流量及肾内血流分配发生改变，从而与全身的血液循环调节相配合。

三、肾脏的淋巴管

肾脏淋巴管的分布情况如何

肾的淋巴管分为肾内、肾周两组。肾周淋巴管主要分布于肾纤维膜深面，引流肾被膜及其肾脂肪囊的淋巴；肾内淋巴管位于肾内血管周围，与肾血管伴行。皮质内由丰富的淋巴毛细管网，围绕于肾小囊周围，汇入小叶间血管周围的淋巴管，进而汇入弓状动静脉和叶间动静脉周围淋巴管。髓质的淋巴管网存在于肾小管和集合管周围，与直小血管伴行上升至弓状血管周围汇入较大淋巴管。肾周淋巴管与肾内淋巴管有广泛的吻合，于肾门处与肾内淋巴管汇合成较粗的淋巴管最后汇入各腰群淋巴结。

第三节　肾脏的胚胎发育

1. 人胚早期发育主要包括哪些过程

胚胎早期发育是较重要的时期，人体各个器官系统基本上是在这个时期形成的。人体的大多数出生缺陷，无论是遗传因素，或是外界环境因素造成的，也都是在这个阶段发生的。人胚早期发育主要包括卵裂、胚泡形成和植入、三胚层形成和三胚层的分化、胚胎的体形建立和器官形成等发育过程。

2. 泌尿系统和生殖系统胚胎发育过程

泌尿系统和生殖系统都由体节外侧的间介中胚层分化发育而成。它们的原始导管都开口于泄殖腔，在胚胎发育过程中，原始泌尿器官大部分退化，残余的部分衍化成为生殖器官的一部分。因此，这两个系统的典型畸形往往同时发生。

3. 肾脏胚胎发育过程

肾脏在胚胎期的发生发育过程中，个体发生重演种系进化的过程，即经过原肾、中肾和后肾三个阶段。在动物进化过程中，最早出现的泌尿器官是原肾，或称前肾。随动物进化出现中肾，最后出现后肾。人类胚胎发育时期，泌尿系统的发生也重演着原肾、中肾，最后出现后肾。前、中、后肾都由许多肾小管构成，但它们的结构由简单到复杂。它们在发生时间和胚胎内的位置上是连续的，而且原肾诱导中肾、后肾的发生，中肾对后肾的发生也有诱导作用。原肾和中肾是暂时的器官，在发育中相继退化，后肾则发育为永久性肾脏。

一、肾脏的胚胎发育过程

1. 前肾的胚胎发育过程

人胚的前肾存在时间很短。人胚第3周末，第7~14对体节外侧的间介中胚层分化出生肾节，是前肾的原基。生肾节形成7~10对横行的实心上皮细胞索，称前肾小管。前肾小管一端开口于胚内体腔，另一端向尾侧伸展，并相互连接成一条纵行的前肾导管，尾端开口于泄殖腔。前肾小管先后发生，在第4周末，先后全部退化，但前肾导管保留下来成为中肾导管。前肾在人胚发育中没有排泄功能。

前肾小管并非同时发生，当最初几对小管出现时，头端的一些小管已开始退化；在出生后约1周，最后发生的几对小管及尚未发育完全的前肾肾小管也都退化消失。但前肾管都保留下来，仍继续向胚体尾端延伸，以后改称中肾管。前肾在人类没有功能意义，约30天内即消失。

2. 中肾的胚胎发育过程

在人胚第4周，前肾小管退化时，中肾已开始发育。中肾小管首先发生于第14对体节两外侧的生肾索内，很快向尾端发展增多。中肾小管在每列体节相对应的部位发生2~3对，多可达9对，共约80对左右，也是横行排列。第14对体节外侧的生肾索内的细胞团形成中肾小泡，继之发育成横行弯曲的中肾小管，向外侧通入前肾导管，由于前肾已退化，前肾导管由此改称中肾导管，并向胚体尾端延伸通入泄殖腔内。中肾小管的另一端不像前肾小管那样开口于胚内体腔，而是扩大凹陷而形成肾小囊，囊内有来自背主动脉的毛细血管球，中肾小囊和其内的毛细血管球合称为中肾小体。中肾小管与中肾小体合称为中肾单位，中肾单位的集合体称中肾。中肾小体较大，与真正的肾小体相似。中肾内小管可分化为近端小管和远端小管，但无髓襻，相当于鱼类和两栖类的肾脏。虽然中肾小管总数可达80对之多，但因其发生与退化先后进行，所以同时期存在的中肾小管不超过40对。至胚胎第9周时，大部分中肾小管退化。中肾有一定的排泄功能，还参与生殖系统的发生。

中肾管邻近间介中胚层、位于原椎与体腔间。约28天时中肾管下降与尿生殖窦相接，以后通入泄殖腔。37天时中肾完全发育，成为一对器官在中线旁腹膜后向腹腔内凸出。第8周后，头端的中肾小管开始退化，尾端则继续发生，到第9周大部分已消失。残留的中肾小管一部分开始形成有用的结构，大部分则形成无用的结构，残存成为附件。在中肾小管大部分消失时，中肾管以后在男性则衍变为附睾管和输精管。在女性，胚胎发育的第4月末，中肾的绝大部分结构均已退化或萎缩，残留的小部分形成卵巢冠。胎儿时期，卵巢冠如不继续退化，存在残迹，将来可发生卵巢冠囊肿。

3. 后肾的胚胎发育过程

后肾又称恒肾，保持终生。后肾的输尿管、肾盂、肾盏及集合管与肾单位具有不同的起源，除肾单位外都从中肾管尾段发生、而肾单位则起源于胚体的腰部和骶部两侧的间充质。于胚胎发育的第5周初开始发生。后肾有两个来源：一为生后肾原基，形成肾单位；另一为输尿管芽，形成输尿管、肾盂、肾盏和集合管。

胚胎发育的第4周末，在中肾导管通入泄殖腔处向背侧，其管壁突出一个小盲管，即输尿管芽，就是产生输尿管的原基。这个原始输尿管芽逐步扩大成管状，原始输尿管的头部扩大形成原始肾盂。它迅速向头端生长，形成输尿管，其头端扩大，将来发育为肾盂、肾盏和集合管。在输尿管芽诱导下，胚体尾端两侧的生肾索分化为生后肾原基或称生后肾组织。起初，生后肾组织覆盖在输尿管芽末端，呈帽状，称生后肾组织帽，这部分将分化为肾单位。输尿管芽和生后肾组织相互存在诱导关系。若这一关系失常，会导致严重后果，甚至出现缺肾畸形。

输尿管芽伸入生后肾组织中，扩大形成原始肾盂之后，原始肾盂分成头尾两部分，即为将来的肾大盏。每个肾盏再形成两个新芽，这些新芽再反复分支，到胎儿第5个月时，分支出芽可达12级以上。输尿管芽的第2级分支吸收第3和第4级分支形成肾小盏，而第5级以后的各级分支则不被吸收，并伸长形成集合管。许多集合小管汇集在一起，凸向肾小盏呈圆锥状，称乳头，在乳头开口的集合小管称乳头管。乳头管最初几次的分支是直集合小管，顶端出现膨大，膨大部上端放射状向上长出2~5条新一代直集合小管分支，其顶端亦生出膨大。与此同时，在膨大的下端，放射状地长出2~5条弓状集合小管，在其末端连接有来自生后肾组织帽的团块，中空成泡，称后肾小泡。它伸长成S状小管，称后肾小管。后肾小管逐渐伸长弯曲分化为近端小管、髓襻及远端小管。远端小管的末端与集合管相连通。近曲小管盲端分化成为肾小囊和血管系膜细胞，包绕由肾动脉细小分支形成的毛细血管球，形成肾小体。远曲小管的一部分紧贴肾小体的血管极，上皮细胞呈高柱状，排列紧密，成为致密斑。血管极近旁的间充质细胞分别分化为球外系膜细胞及入球小动脉管壁的球旁细胞。

后肾发育到第3个月时已能分辨出皮质和髓质，并开始有排泄功能。胚胎第4个月，后肾逐渐接替退化的中肾之尿液分泌功能，尿液进入羊膜腔，因此在胎儿时期肾脏可能有助于调整羊水的量。因胚胎的代谢产物主要由胎盘排出，故即使没有肾脏的胎儿仍能存活。胎儿出生后，不再有新的肾单位形成。

后肾形成时位于盆腔内，以后逐渐沿背侧体壁上升到腹腔位置，成为腹膜后器官。后肾上升同时向内侧旋转90°而固定。由于后肾发生于生肾索的尾端，所以肾的原始位置较低，接近盆腔。起初后肾的位置较低，到第6周时，后肾约从第28对体节处上升4个体节，即从盆腔位置上升到腰部。肾脏位置的改变主要是由于胚胎的伸直过程以及身体尾部至后肾位置之间迅速生长发育、腰骶间距加大所致。在肾脏位置上升的过程中、肾脏的方位也发生改变。肾门由原来对向腹侧的方向变成对向内侧的方向，固定为永久位置；最初肾脏的血液供应来自主动脉骶部分支，当肾脏上升出盆腔后，相继由较高平面的分支血管供应，最后的肾动脉在第 2 腰椎水平。残留的低位腰椎所来的血管在肾脏上升时没有退化，即形成迷走血管。

至胚胎第 3 个月；后肾开始有了排泄功能，输尿管也开始输送尿液；输尿管的下端通入泄殖腔，在与膀胱相连的一部分—膀胱三角区组织，不同于由内胚层演变来的膀胱其他部位，而是由中胚层发生的。输尿管的发生开始很不完全，由下向上慢慢地展开，到胚胎第 5 个月时，也就是相当于胚胎 150mm 长时，才趋完整。发生过程中，输尿管各部位的结构也有差异，下 1/3 段管壁肌肉比较完善，有圆形内径；中 1/3 段较扩大、管壁也很松弛；上 1/3 段狭小而细长、管壁肌肉也少；到出生后下段输尿管壁肌肉较丰富，实际上从胚胎形成起就已是这样。随着胚胎本身蜷曲的身体逐渐伸直，以及后肾位置的旋转上升，输尿管也逐渐伸长变直，到出生时，每侧输尿管的长度均达 65mm 左右。

二、肾脏的畸形与异常

1. 肾脏畸形发生的机制是什么

由于后肾发生过程中需经过输尿管芽和生后肾组织的相互诱导和相互连接，而且位置和方向也不断发生变化，故只要其中某一环节发生异常便可能出现畸形或位置与数量的异常。

2. 肾脏主要的畸形与异常有哪些

肾脏主要的畸形与异常有肾缺如、肾旋转异常、异位肾、肾异常融合、双输尿管和异位输尿管、肾血管异常及各种肾囊肿病等。

3. 双侧肾不发育发病率如何

双肾不发育首先于 1671 年发现，Potter 在 1946 年和 1952 年对该病的临床表现做了全面的描述。双侧肾不发育罕见，每 3000~4500 个出生儿中有 1 例。文献中仅有 400 余例的报道，Potter（1965）估计 4800 个新生儿中有 1 例。婴儿和儿童的尸检发生率为 0.28%，并有显著的男性优势，几乎占 75%。

4. 双侧肾不发育患儿临床表现

病儿肾脏通常完全缺如，偶有一小块含初级肾小球成分的间质，构成未分化完善的器官，并可见细小血管从肾动脉发出后穿入该间质，罕有原始肾小球成分。输尿管可完全或部分缺如，膀胱多缺如或发育不良。

由于胎儿不产生尿，多合并孕妇羊水量过少，胎儿肺发育不全，体重为 1000~2500g，伴有 Potter 面容（早衰面容），表现为两眼上方有突起的皮肤皱褶，绕过内眦，呈半环状下垂，并延伸到颊部。鼻子扁平有时无鼻孔。小下颌、下唇和颈之间有一明显的凹陷，耳朵低位，紧靠向头侧，耳垂宽阔而搭拉向前方。皮肤异常干燥而松弛，手相对大并呈爪形。肺不发育，常见铃状胸。下肢常呈弓状或杆状，髋和膝关节过度屈曲，有时下肢肢端融合成并腿畸形。50% 的患者可合并心血管和肠道系统的畸形。

5. 双侧肾不发育患儿的合并症有哪些

有特征性的 Potter 综合征和羊水过少，能够确诊。但这个症状群不为双肾不发育者所特有，也可见于肾多囊性病变、双肾发育异常、尿道瓣膜等。羊膜结节，即一种小的白色的角化的小结在羊膜表面发现，也可提示这个缺陷。90% 的正常新生儿在生命的第 1 天内均有排尿，如果生命的第 1 个 24 小时之后无尿又无扩张的膀胱，提示肾不发育。由于肺发育不良，许多新生儿在生命的第 1 个 24 小时有呼吸困难，这将成为临床医师注意的焦点，而肾的畸形却可能被忽略。

6. 确诊双侧肾不发育患儿方法有哪些

确认这个联合畸形后，检查肾脏和膀胱，确定有无尿液。超声检查是最容易的方法，如果腹部超声检查无确定的结果，应当施行肾核素扫描。肾窝中放射性核素吸收缺乏，将提示双肾不发育的诊断。

7. 双侧肾不发育患儿预后如何

对于肾不发育这类畸形，患儿没有存活的社会意义。约 40% 的婴儿是死产，大多数活着出生的亦因肺发育不良存活期限很难越过 24～48 小时。个别存活数日者，最终死于肾衰竭。由于合并肺发育不全，不适宜做肾移植手术。

8. 单侧肾不发育发病率如何

一侧肾不发育称单侧肾。比双肾不发育的发生率要高。但因没有特异性的症状或体征能提示单侧肾不发育，故发病率不确切，大多数尸检组提示，约 1100 个新生儿中有 1 例。本病发生男女比为 1.8：1，肾缺如多在左侧，有家族倾向。

9. 单侧肾不发育患者有哪些合并症

半数以上的患儿有同侧输尿管缺如，或伴输尿管闭锁。膀胱三角区一侧不发育或不对称。10% 病例伴有同侧肾上腺缺如。10%～15% 的男性和 25%～50% 的女性合并生殖器畸形，无论男女，性腺通常是正常的，本病尚可合并肛门闭锁及脊柱畸形。对侧易有异位肾、肾旋转不良及肾输尿管连接部梗阻；对侧肾常呈代偿性肥大。其他系统的畸形，包括心血管系统占 30%、胃肠道占 25%，骨骼肌肉系统占 14%。单肾不发育也可发生在 Turner 综合征等患者中。

10. 单侧肾不发育患者的临床表现

单侧肾不发育，因对侧肾功能正常，临床上无任何症状，可以终生不被发现，偶于做心导管检查，或因感染、外伤，或对侧肾脏出现问题而行 B 超检查时发现。

11. 单侧肾不发育患者的诊断方法

体检时在男性发现输精管、附睾体、附睾尾的缺如，在女性有阴道发育不良或无阴道，合并单角或双角子宫时应想到单侧肾不发育的可能性。腹部 B 超和静脉尿路造影，可以显示一侧肾缺如和对侧肾代偿性增生。放射性核素扫描也有助于诊断。膀胱镜可观察到不对称的膀胱三角区或半个三角区。单侧肾不发育时对侧肾患病的机会并不增加。但如患病则其预后要比有两个正常肾者差。一侧肾不发育时对侧为先天性肾或输尿管积水者也有发生。

12. 什么是附加肾

在某一个体内有两个正常肾脏以外的第三个有功能的肾称附加肾（额外肾）。它有自己的集合系统、血液供应和肾被膜，与同侧正常肾完全分开，或由疏松结缔组织与之连接；输尿管可与正常肾的输尿管完全分开或二者呈分叉形。但它们不同于由单一肾被膜包绕的重复肾、双输尿管，很多人将附加肾与常见的重肾相混淆。

13. 附加肾畸形发病率如何

此病非常罕见，自从第 1 例在 1656 年被描述以来，仅有 66 例的报道。男女发生率无异，好发于左侧。

14. 附加肾的临床表现

附加肾形态正常，仍比同侧正常肾小，位于正常肾的头侧或尾侧，50%病例集合系统扩张、肾实质变薄。提示输尿管有梗阻。

此畸形在新生儿期虽已存在，但不产生症状。儿童期也很少发现，平均诊断年龄 36 岁。腹痛、发热、尿路感染和可触及的腹部肿块是常见的主诉。如果并发附加肾的输尿管开口异位，可有尿失禁，但很少见。附加肾可因其他原因行静脉尿路造影时被发现。它可位于下腹部，远离同侧正常肾，如果二者靠近，可使正常肾和输尿管轻微移位，如附加肾有积水可使同侧肾和输尿管扭曲。

15. 附加肾的诊断

诊断靠静脉尿路造影、B 超和逆行肾盂造影。膀胱镜可以观察到同一侧的 1 个或 2 个输尿管口，这取决于两输尿管是否是完全分开的和一个输尿管开口在膀胱内还是膀胱以外。偶有于术时或死后尸解发现附加肾者。

16. 什么是肾发育异常

肾发育异常不同于肾发育不全，但二者往往并存。肾发育异常是由于后肾胚基的分化停滞，大多数有尿路梗阻，尿路梗阻干扰后肾胚基的正常发育。肾或大或小，呈囊性或实质性，保存肾形态或失去肾形态，有功能或无功能。在显微镜下可以见到原始肾小球和肾小管，缺乏分化完全的肾小管，有的肾小管扩张成囊状。此外，在肾实质内还可见到软骨组织。单侧肾发育异常常合并同侧输尿管梗阻；双侧肾发育异常并发下尿路梗阻；节段性肾发育异常并发节段性输尿管梗阻。

17. 多房性肾囊性变的发病率和原因

多房性肾囊性变是先天性严重肾发育异常，约 4500 个出生儿中有 1 例，是新生儿期最常见的腹部肿块之一，无家族倾向，无性别差异，多为单侧病变。囊肿大小及数目不同，常伴患侧输尿管闭锁。如为双侧病变，则患儿不能存活。可能发生尿路感染、恶性变及高血压。本病可能是胎儿早期肾脏形成中输尿管梗阻的严重后果。

18. 多房性肾囊性变的临床表现

腹部肿块是本病最常见的症状，透光试验阳性。可合并远端闭锁的巨大输尿管积水，发生在重复肾者可因输尿管开口异位而出现尿失禁。双侧病变在新生儿期可有 Potter 面容、肺发育不良或羊水过少。有时伴有尿路感染症状，可出现高血压。

19. 多房性肾囊性变的诊断

新生儿期出现腹部肿块应疑及本病。本病可于产前经 B 超检出，出生后复查可确诊。静脉尿路造影患侧不显影，用大剂量造影剂时在肾实质期由于造影剂位于囊肿间的血管内，可见肥皂泡样的肾形态。对侧肾可呈代偿性肥大以及肾输尿管连接部狭窄所致肾积水表现。

20. 多房性肾囊性变的病理

大体标本看不到肾实质，患肾失去正常形态，被大小不等、数目不同的不规则分叶状囊肿代替，体积可大可小，外观像一堆葡萄，囊肿壁薄而透明，常伴患侧输尿管闭锁。显微镜下囊壁被覆立方形或扁平上皮，囊肿间组织可含有软骨灶，肾小球及肾小管呈初级阶段，但有时也可有正常肾小球及肾小管。多房性囊性变也可发生在重复肾的上肾部和马蹄肾的一侧。而肾的另一部分是正常的。

21. 多房性肾囊性变的治疗

常于出生后或 1 岁左右行患肾切除。因本病有自消可能，除非肿块增大，可随访观察。

22. 什么是肾发育不全

肾发育不全是指肾体积小于正常 50% 以上，但肾单位的发育及分化是正常的，输尿管也正常。本病是由于胚胎时期肾供血不足或其他原因，引起一部分后肾胚基失去正常发育，只有一部分发展为正常功能的肾单位。其集合系统缩小，输尿管及肾小管细小而无阻塞。

23. 什么是肾单位过少性发育不全

肾单位过少性发育不全是一种双侧性肾发育不全，特点为具有少数体积大但有功能的肾单位，肾很小，锥体数目少，肾小球在初期的体积比正常者大 2~3 倍，肾小管显著增大，在晚期出现肾小球透明变性和肾小管萎缩，这是出于肾单位超负荷而受损坏所致。本病与 Ask-Upmark 肾不同，不常伴有高血压。

24. 什么是 Ask-Upmark 肾

Ask-Upmark 肾又称节段性肾发育不全，1929 年首先报道，为一种特殊的肾发育不全，多为单侧性，特点是病变局限化，在肾脏表面有一个或几个深沟，为发育不全的病区与发育正常区的分界。目前有人认为本病为反流性肾病的一种形式，因为许多 Ask-Upmark 肾均伴有膀胱输尿管反流。但有一些确实不伴有膀胱输尿管反流的患者，有人认为此种才为先天性 Ask-Upmark 肾。

（1）临床表现：肾发育不全一般没有明显症状，仅在对侧肾有病变，或因高血压行检查时发现。如系双侧病变，可致慢性肾衰竭。Ask-Upmark 肾较罕见，常见于女性，常有高血压及膀胱输尿管反流。

（2）诊断：Ask-Upmark 肾患者伴高血压，有时伴血浆肾素升高，如进行分肾肾素测定，可发现患侧肾静脉肾素水平明显高于对侧。静脉尿路造影及腹部 CT 显示患肾皮质变薄，肾集合系统扩张。肾核素扫描可检出肾发育不全。排尿性膀胱尿道造影可显示有无膀胱输尿管反流。

（3）治疗：Ask-Upmark 肾如系单侧病变，肾功能严重受损，可做肾切除，肾切除后高血压可缓解。如是广泛肾病变的一部分，最好保守治疗。

25. 什么是肾旋转不良

正常成年人的肾上升到最终位置肾窝内时，其肾盏应转向外侧，肾盂指向中线。当这种排列紊乱时，称为肾旋转不良。更常见的旋转不良是与其他肾畸形并存，如异位肾、融合肾、马蹄肾等。单纯肾旋转不良，需与因受外力压迫引起的旋转不良相区别，如腹膜后肿块。肾旋转不良可为单侧或双侧，以单侧为多。Capbell 发现 939 例尸检中有 1 例肾旋转不良。男性2倍于女性，左右侧无差异。

正常胚胎发育过程中，肾位于盆腔脊椎对面，肾盂朝向前方。当躯干伸长时，肾亦上升及旋转，肾上升时正常的旋转是肾盂从腹侧向中线旋转90°，至8周时，位于腹膜后第2腰椎对面，肾门朝向内侧。

26. 按肾盂的位置将肾旋转不良分为哪4型

（1）腹侧位：由于肾上升时未发生旋转，故肾盂仍指向腹侧，肾盏指向背侧，这是最常见的类型，非常罕见的是360°的过度旋转。

（2）腹中线位：系旋转不全引起，肾盂指向内前方，肾盏指向后外方。

（3）背侧位：肾旋转180°，肾盂面向背侧，这种类型最少见。

（4）侧位：肾旋转大于180°，但少于3肋，或逆转180°，肾盂指向外侧，肾盏指向中线。

27. 肾旋转不良的临床表现和治疗

肾旋转不良本身不产生特异症状。但过多的纤维组织包绕肾盂、肾盂输尿管连接部和上段输尿管，以及附加的血管压迫可引起梗阻，而出现肾积水的症状或间歇性肾绞痛，也可出现血尿、感染和结石。常与异位肾同时出现，可以造成肾血管或输尿管受压而出现相应临床表现。

静脉尿路造影或逆行肾盂造影可显示肾盂、肾盏定位异常，肾盂拉长变平，上盏伸展，中下盏短直，1/3输尿管向外移位。双侧肾旋转不良需与马蹄肾相鉴别。

若无症状及肾积水，无须治疗。若并发梗阻或膀胱输尿管反流，则需治疗其合并畸形。

28. 什么是异位肾？ 如何诊断

异位肾可以是获得性的，如肾下垂，肾的血管及输尿管长度都是正常的。先天异位肾是指肾上升过程的停顿而没有上升至正常位置，或者上升超过正常位置或越过身体中线移至对侧。异位肾通常是小的，形态与正常肾不一致，因旋转不良，肾盂常位于前方。如肾轴是倾斜的，甚至横卧于水平位。输尿管短或仅轻度弯曲，在同侧进入膀胱而罕有开口异位。肾血管是异常的，肾的主要动脉来源于主动脉远侧或其分叉处，伴1个或多个来自髂总动脉、股外动脉，甚至肠系膜下动脉的迷走血管。异位肾通常男性多于女性，左侧多于右侧。常合并其他畸形如尿道下裂、隐睾、阴道不发育、心血管畸形、脑脊膜膨出、肛门闭锁及骨畸形等。

肾盂造影可协助异位肾的诊断，如肾影因受骨质或脾脏遮掩不能分辨时，肾扫描可明确辨认。

29. 什么是盆腔肾

盆腔肾是异位肾中最多见的一种，在尸检中发生率为1/2100~1/3000，孤立异位肾为1/22 000，双侧盆腔肾更少见。尸检中男、女发生率无差异，临床上多发生于女性，与女性泌尿系感染发生率高而接受检查频率高有关。左侧多于右侧。对侧肾多是正常的，但对侧患先天性畸形的也不少见。15%~45%患者有生殖器畸形，女性有双角或单角子宫伴一个角闭锁，子宫和近侧阴道或远侧阴道发育不全或缺如、双阴道等；男性有睾丸未降、双尿道、尿道下裂等。其他系统畸形多是骨和心脏畸形。

30. 盆腔肾的临床表现、 诊断和处理

盆腔肾的形成是由于发生早期肾蒂血管发出位置低，限制肾的上升。盆腔肾动脉常发于腹主动脉下段或髂总动脉，输尿管短，常伴肾旋转不良，肾门朝前。有症状的可高达

40%～50%，主要症状是尿路感染、腹部肿物或疼痛如胃肠道疾病，可误诊为急性阑尾炎或盆腔器官疾病；或因尿路感染进行检查时确诊。

肾脏位置越低，肾脏越不正常，可合并膀胱输尿管反流或肾盂输尿管连接部梗阻，可引起肾积水和结石。异位肾异常血管也可致肾性高血压。也可能是孤立肾，孤立的异位肾被误认为盆腔恶性病变而错误地被切除，将造成灾难性的结果。大的盆腔肾可以引起难产。静脉尿路造影、B超及肾核素扫描可协助诊断。无症状的异位肾不需任何治疗，如有并发症则做相应的处理。

静脉尿路造影易做出诊断，但因肾脏位于盆腔内，受骨骼和膀胱的掩盖可致误诊。肾脏CT、B型超声、放射性核素扫描、逆行肾盂造影有助于诊断。随着上述技术的广泛应用，无症状的异位肾的诊断率逐渐增加。

31. 什么是胸内肾？其临床表现、诊断及处理

胸内肾罕见，是指部分或全部肾穿过膈肌进入后纵隔。它不同于腹腔器官和肾同时进入胸腔的膈疝。胸内肾位于膈肌的侧后方，Bochdalek 孔内，此处膈肌变薄，似薄膜包住肾的伸入部分，因此肾不在游离胸腔内。胸内肾已完成正常旋转过程，肾的形态和集合系统正常。肾血管和输尿管通过 Bochdalek 孔离开胸腔，输尿管被拉长，但无异位地进入膀胱，对侧肾脏正常。

胸内肾占所有异位肾的5%。左侧多于右侧，约为 1.5：1，男性多于女性，约为 3：1。此病已发现在所有年龄组，从新生儿到75岁的老年人。胸内肾大多数无症状，多数在胸部 X 线检查时偶然发现，或为可疑的纵隔肿块手术时被发现。胸部 X 线检查可见患侧膈肌抬高，侧位片可见一光滑的圆形肿块从膈肌后方伸入胸腔，前后位图像肿块靠近中线。静脉尿路造影或逆行肾盂造影是主要的诊断方法。

32. 什么是交叉异位肾？其临床表现、诊断及处理

交叉异位肾是指一个肾越过中线至对侧，但输尿管仍从原侧进入膀胱。Pamarolus 于1654 年首先报道。男女发病率为 2：1，可以是单侧或双侧；如系单侧，则多位于左侧，两肾在同一侧，一上一下，异体肾常位于下方，体积较小。两个肾在同侧可以是融合的（即交叉异位融合肾），也可以是分开的。肾血管发出部位不定，常伴肾不旋转。McDonald（1957）把交叉异位肾分成4种类型：①交叉异位伴融合；②交叉异位不伴融合；③孤立性异位肾；④双侧交叉异位肾。90%交叉异位肾是融合的。当它们不融合时，非异位的肾保持其正常位置，异位的肾脏位于下方。孤立性交叉异位肾，常位于对侧肾窝内，且已完成其垂直轴线的旋转，当肾保留在盆腔内或仅上升到下腰部时，肾可呈横位，肾盂位于前面。双侧交叉异位肾，有完全正常位置的肾和肾盂；两输尿管在下腰椎水平交叉。

大多数交叉异位肾患者无症状，如果有症状常在中年发病，包括模糊的下腹痛、脓尿、血尿和泌尿系统感染。异常的肾位置和异位的血管可引起梗阻而致肾积水和结石形成。有的患者可有无症状的腹部肿块。临床上遇到下腹部活动性肿块时，应想到异位肾可能。

静脉尿路造影可以作出诊断。本病的膀胱输尿管反流率很高，故排泄性尿道膀胱造影很有必要。而肾核素扫描可了解肾功能和梗阻情况；因其他原因做B超和核素扫描，近年来发现更多无症状的病例。为确定肾轮廓，可以应用肾断层摄影也可以应用肾脏CT，因肾血管通常是畸形的，肾动脉造影在手术前是需要的。绝大多数交叉异位肾患者预后良好，有并发症者则应对症处理。

33. 什么是融合肾？ 其主要类型有哪些

在胚胎早期，肾在上升过程个发生相互融合，有各种类型，最常见的融合肾是马蹄肾。交叉异位肾的融合畸形由 McDnald（1957）分型为：①单侧融合肾伴下肾异位；②C形或 S 形融合肾；③块状肾；④L 形肾；⑤盘状肾；⑥单侧融合伴上肾异位。

34. 什么是马蹄肾？ 其临床表现、 诊断及处理

马蹄肾是最常见的融合肾畸形，两肾下极由横越中线的实质性峡部或纤维性峡部连接所致。每 600~1800 人中有 1 例，多见于男性。可见于任何年龄。至少 1/3 并发其他系统畸形，如肾盂输尿管连接部狭窄、膀胱输尿管反流、重复输尿管畸形、隐睾以及 Turner 综合征、脊柱裂、心血管及胃肠道系统畸形等。

马蹄肾位置较低，肾动脉发于腹主动脉下段或髂总动脉，可有多支肾动脉。

1/3 马蹄肾患者无症状。亦有误诊为腹部肿瘤者，或因并发肾积水、尿路感染或结石就诊。如有症状则与肾积水、泌尿系统感染和结石形成有关。约 80% 患者并发肾积水，有以下原因：①输尿管在肾盂高位开口；②由于肾盂受肾融合的限制而旋转不良，肾门朝向前内，两输尿管越过融合部向前移位，导致尿流不畅；③易并发膀胱输尿管反流。以上同时是易并发感染和结石的因素。1/5 患者发生结石，5%~10% 患者可扪及无症状的腹部肿块。

诊断主要靠静脉尿路造影和 CT，因为除腹部中线可触及横行肿块外，腹痛、感染、消化道等症状，都是非特异性的；典型的尿路造影表现为肾位置偏低，肾下极靠近脊柱，肾长轴的延长线与正常肾盂相反，在尾侧方向交叉，并可见肾下极肾小盏指向脊柱及输尿管移位。X 线片有时可见轴线不正常的肾及峡部阴影。B 超检查简单实用。CT 强化及三维重建可明确诊断，能清楚地显示肾脏结构和峡部厚度，以及集合系统受压积水的情况（图 1-1，图 1-2）。单纯在中腹扪及肿块而无其他症状者，不需治疗。

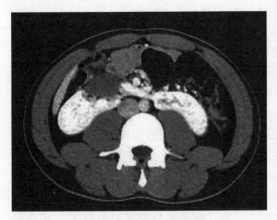

图 1-1　马蹄肾 CT 图像

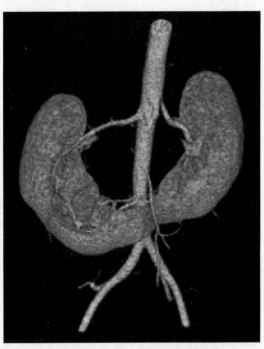

图 1-2　马蹄肾 CT 重建图像

有并发症者则根据具体情况处理。如有肾盂输尿管连接部狭窄则做肾盂成形术。峡部离断术可以改善引流、矫正肾脏及输尿管的位置，减轻肾脏积水和感染、结石等并发症。

35. 什么是乙状肾 （ 或 S 形肾 ）

为第二位常见的融合畸形，发病率在儿童尸检中为 1/4000。交叉异位的肾位于下面，在肾极部融合，每个肾已在各自的垂直轴线上旋转，但肾盂方向相反，两肾的凸缘相接，因此有"S"状外形，正常肾的输尿管经下肾的凸缘向下入膀胱，异位肾的输尿管越过中线由原侧入膀胱，易发生感染、结石。

36. 什么是团块肾

团块肾相对少见，两肾广泛融合成一个不规则的分叶状块，通常上升仅达骶骨岬水平，许多仍停留在盆腔内，肾门朝前，输尿管很短，两肾盂在前面分别引流分开的肾实质区域，输尿管不交叉，在膀胱内开口正常，血液供应常来自主动脉下段、髂总动脉或髂内动脉的分支而进入器官的上面。肾牵扯肾蒂而引起的下腹部疼痛不适为最显著的症状。亦可因耻骨上肿块、梗阻、感染等症状而引起注意；其轮廓很容易在腹下部触及，易误诊为腹内肿物。静脉尿路造影显示较短的输尿管和形状不规则的肾盂，偶见两侧肾盂相通。逆行造影诊断更为可靠。

由于血管和肾盂解剖上的复杂情况，外科技术上有相当难度，一般不考虑外科手术，出现并发症时可对症治疗。

37. 什么是 L 形肾

由交叉异位的肾横卧于正常肾的下极所形成。异位肾在中线或对侧中线旁下腰椎的前面可产生颠倒或反向的旋转，每个肾的输尿管在其同侧进入膀胱。

38. 什么是盘状肾

肾的两极内缘相连接，形成一个边缘厚、中央薄的肿块。当两肾沿中线融合范围更大时则更像一个盾状。每个肾的外侧缘保持其正常形态，肾盂位于前面，相互不通，输尿管不交叉。

第四节 肾脏的生理功能

1. 肾脏的生理功能大致可分为几个方面

（1）排泄机体的代谢废物：机体在代谢过程中产生的多种废物绝大部分由肾脏排出，如尿素、肌酐、肌酸等含氮代谢物可被肾小球滤出，代谢中产生的有机离子以及药物代谢产物等可通过肾小管的分泌作用被排泄。

（2）维持水、电解质和酸碱平衡：肾脏在维持机体渗透压、电解质和酸碱度的稳定中起重要作用，这与肾小管的浓缩稀释、排泄分泌功能密切相关。

（3）内分泌功能：①分泌激素：如肾素、前列腺素、激肽、活性维生素 D、促红细胞生成素等；②作为激素降解的场所：如胰岛素、胃肠道激素等；③作为肾外激素的靶器官：如抗利尿激素、甲状旁腺激素、心房钠尿肽、降钙素、胰高糖素等。

2. 肾脏的排泄机体代谢产物和维持水、电解质、酸碱平衡功能是通过什么过程实现的

肾脏的排泄机体代谢产物和维持水、电解质、酸碱平衡功能是通过尿的生成过程来实现的。

3. 尿的生成包括哪几个过程

尿的生成过程包括肾小球的滤过、肾小管和集合管的重吸收、肾小管和集合管分泌作用及尿液的浓缩和稀释等过程。

一、肾小球的滤过作用

1. 滤液（原尿）的形成过程

当血液流经肾小球的毛细血管时，除了血细胞和大分子的蛋白质外，血浆成分在此处发生超滤，血浆中的一部分水、电解质和有机物可以通过肾小球滤过膜进入肾小囊而形成肾小球滤液，即原尿。

2. 原尿的成分特点

原尿所含液体中各晶体物质的浓度与血浆中基本相同。这是肾脏生成尿液的第一个步骤。由于滤过膜的结构特征，不带电的中性分子，如直径小于 4nm 能直接通过；大于 8nm 则很难通过；对于蛋白质来说如果分子量小而且带正电荷，则容易通过，若带负电荷则很难通过，故肾小囊中的蛋白质含量很低，而后再经过肾小管的重吸收作用，最终使尿中不含蛋白质。滤液中除了不含大分子蛋白质外，其他成分如葡萄糖、氯化物、磷酸盐、尿素、尿酸、肌酐等都和血浆中的浓度很接近，滤液中的渗透压和酸碱度也与血浆基本一致。

3. 什么是肾小球滤过率

肾小球滤过率（glomerular filtration rate，GFR）即单位时间内从肾小球滤过的血浆毫升数，成人的 GFR 平均值约为 125ml/min。

4. 什么是滤过分数

单位时间内滤过的液量与肾血浆流量的比值称为滤过分数（filtration fraction，FF）。根据测定结果，当血液流经肾小球时，其血浆的 15%~20%经滤过进入肾小囊。正常人肾脏血流量约为 1200ml/min，若血细胞比容以 0.45 计算，则肾血浆流量（renal plasma flow，RPF）约为 660ml/min，故滤过分数即 GFR/RPF 为 0.19，即约有 1/5 进入肾小球的血浆由肾小球滤出形成原尿。

5. 什么是肾小球有效滤过压

肾小球滤液形成的多少取决于肾小球有效滤过压的高低。肾小球有效滤过压＝肾小球毛细血管压－（血浆胶体渗透压＋肾小囊内压）。单个肾单位肾小球滤过率（single nephron glomerular filtration rate，SNGFR）决定于有效滤过压（PuF）和超滤系数（K_f），后者又取决于毛细血管有效静水通透性（K 值）和滤过总面积（S），可用下列等式表示：$SNGFR = K_f \times PuF = K \times S \times PuF$。

6. 什么是肾小球滤过膜

肾小球滤过膜是由毛细血管内皮细胞、基膜及肾小囊脏层上皮组成。滤过膜三层结构各有大小不同的孔隙，电镜观察结果显示，以肾小囊脏层上皮细胞的筛孔最小，成为肾小球滤过的主要屏障。相对分子质量较小的物质如水、葡萄糖和无机盐等易于透过滤过膜，而相对分子质量较大的蛋白质则难以通过，如相对分子质量为 69 000 的血清白蛋白几乎不能通过，相对分子质量大于 90 000 的血浆球蛋白则完全不能通过滤过膜，滤过膜的通透性不仅与肾小囊上皮细胞筛孔大小有关，还与滤过膜上的电荷有关。在正常情况下，滤过膜内皮细胞和上皮细胞表面均覆盖着一层带有负电荷的酸性唾液蛋白。肾小球基底膜内外疏松层富含硫酸肝素，在人体体液环境中带负电荷。故滤过膜对带负电荷的蛋白分子或其他物质起阻拦作用。葡聚糖相对分子质量与白蛋白相对分子质量大小相等，而由于白蛋白带负电荷，因同性电荷相斥，故电中性的葡聚糖透过滤过膜的量远比白蛋白多。人体两侧肾脏约 200 万个肾单位，其滤过总面积约有 $1.5 \sim 2.0 m^2$ 以上。

7. 影响滤过作用的因素有什么

决定肾小球滤过率的因素有 2 个：有效滤过压和滤过系数。在肾小球毛细血管上的任意一点，超滤的动力是有效滤过压，其数值等于跨毛细血管静水压差和跨毛细血管胶体渗透压差的差值。

8. 什么是滤过系数，决定滤过系数的主要因素

滤过系数是指在单位有效滤过压的驱动下，单位时间内经滤过膜滤过的液体量。而决定滤过系数的两个主要因素是滤过膜的有效通透系数和滤过膜的面积。

9. 决定肾小球滤过率的因素有哪些

肾小球滤过率等于滤过系数与平均有效滤过压的乘积。因此凡能影响到毛细血管血压、血浆胶体渗透压、滤过膜面积和滤过膜通透系数的因素都可以影响 GFR。这里要特别注意一点，入球小动脉和出球小动脉的阻力也是 GFR 的影响因素：入球小动脉阻力增加时，减少血流量从而降低血压，最终导致 GFR 减小；出球小动脉阻力增加时，可使毛细血管压升高而导致 GFR 增大。滤液的形成与肾小球滤过膜的通透性和滤过总面积、有效滤过压以及肾血流量等因素有关。

10. 影响肾小球滤过膜的因素

生理状态下，肾小球滤过膜的通透性和滤过总面积都比较稳定，但在发生一些疾病，如急性肾炎、部分肾小球功能丧失等时，滤过膜的总面积减小，可以出现少尿，甚至无尿，而在炎症、缺氧或中毒时，滤过膜的通透性增加，膜上带负电荷的酸性唾液蛋白减少，可导致白蛋白滤过增加，形成蛋白尿，甚至大量血浆蛋白、红细胞等通过滤过膜。

11. 影响肾小球毛细血管压的因素

肾小球毛细血管压受全身动脉血压的影响，但由于肾血流具有自动调节作用，当平均动脉压在 $10.6 \sim 26.6 kPa$ 之间变动时，肾小球毛细血管压变化不大，对肾小球滤过率影响也不明显，只有当血压下降至 $9.3 kPa$ 以下时，超过自动调节的范围，肾小球毛细血管压下降，滤过减少。

12. 影响血浆胶体渗透压的因素

在正常生理状态下，人体血浆胶体渗透压变化很小，对肾小球的滤过率影响不明显。但任何使血浆胶体渗透压改变的因素都将影响有效滤过，进而影响肾小球滤过压，如静脉输注大量生理盐水，严重肝脏疾病导致白蛋白合成减少等。

13. 影响肾小囊内压的因素

一般肾小囊内压比较稳定，对肾小球的滤过率影响不大。但在肾盂、输尿管结石或肿瘤压迫引起尿路梗阻时，肾小囊内压升高，可引起有效滤过压降低而出现少尿，甚至无尿。

14. 影响肾小球滤过率的因素

肾血浆流量与单个肾单位肾小球滤过率（SNGFR）关系十分密切。单位时间内流经肾

小球的血流量越多，则滤过量就越大。而在大量失血、脱水等病理状态下，肾血流量减少，肾小球滤过率就下降。

15. 肾的神经调节对 GFR 的影响

电刺激肾神经可引起肾小动脉收缩，肾内阻力增加，肾血流量减少和肾小球滤过减少，此外，肾神经可调节肾内血流分配。弱电流刺激肾神经，在不影响全肾血流量的条件下，使皮质血流量减少，髓质血流量增加，皮质血流量下降，可引起肾小球滤过率的减少。

16. 激素及血管活性物质对 GFR 的影响

血管紧张素 II、抗利尿激素、心房钠尿肽、缓激肽等多种激素和血管活性物质可以影响肾小球滤过率和肾小管重吸收，从而对体液平衡进行综合调节。

17. 什么是肾血流量和肾小球滤过率的自身调节

肾脏有个特性，即当肾动脉灌注压在一个相当大的范围内（80~160mmHg）发生变化时，肾血流量能保持相对稳定。并且在将肾神经完全去除时和将肾脏与全身循环隔离时，此特性仍能保持，因此说，这是肾脏对其血流量的一种自身调节。

18. 肾血流量自身调节的机制是什么

肾血流量自身调节是通过肾脏自身调整血管阻力而实现的。

对于肾血流量自身调节的机制，一般认为包括以下两种：肌源性机制和管球反馈。

（1）肌源性机制：一般认为，肾血流量的自身调节是由肾脏小动脉血管平滑肌的特性决定的，称为肌源性机制。当动脉压降低时，肾脏入球小动脉壁的张力降低，血管平滑肌所受到的牵张减低，平滑肌就舒张，阻力降低；动脉压升高时，平滑肌同理收缩，阻力升高。这种调节保证了机体在进行各种各活动时 GFR 不随着动脉压的变化而发生大的波动，使水和电解质的排出保持稳定。

（2）管球反馈：管球反馈的全称是肾小管-肾小球反馈（tubuloglomerular feedback，TGF）。这是 GFR 自身调节的另一种机制，即当肾小管内液体的流量发生改变时，可以通过这一机制反馈性地调节同一肾单位的 SNGFR，使后者发生改变。TGF 的感受部位是致密斑。它与肾小球、远球小管、入球和出球小动脉都很靠近，因此当小管液的成分和流量发生变化时，信息被致密斑感受，发动 TGF 机制，调节肾小球的滤过活动。在这里，致密斑主要感受的信息是 Na^+、K^+、Cl^- 等离子的转运速率。

另外，TGF 的机制也与肾脏局部的肾素-血管紧张素系统有关。肾脏局部的前列腺素、腺苷和一氧化氮等可能也参与 TGF 过程。注意，腺苷在多数血管床引起血管舒张，但在入球小动脉却是使血管收缩。

19. 肾血流量和肾小球滤过率的神经体液调节

（1）神经调节：入球小动脉和出球小动脉的血管平滑肌都受到肾交感神经的支配。交感神经在平时就有紧张性活动，使血管平滑肌有一定程度的收缩。在某些情况下，交感神经兴奋时，会使入球小动脉明显收缩，导致肾血流量（renal blood flow，RBF）和 GFR 减少。这种作用主要是通过交感神经末梢释放递质去甲肾上腺素，后者作用于血管平滑肌的 α-肾上腺素受体，引起血管平滑肌收缩而进行的。

（2）体液调节：体内有许多体液因素可在不同的生理状态下调节入球小动脉、出球小动脉的舒缩状态来调节 RBF 和 GFR。如血管紧张素 II、前列腺素、一氧化氮、内皮素、缓激肽和心房钠尿肽。

血管紧张素 II 能使血管平滑肌收缩，从而使 RBF 降低；前列腺素可使肾脏小动脉舒张，RBF 增加，但 GFR 无明显改变；一氧化氮由血管内皮细胞产生，能使血管平滑肌舒张，使入球和出球小动脉舒张；内皮素可引起强烈的缩血管效应，使入球和出球小动脉收缩，降低 RBF 和 GFR；缓激肽在肾脏产生舒血管作用，也能引起一氧化氮和前列腺素生成，使 RBF 和 GFR 增加；心房钠尿肽能使入球小动脉舒张同时使出球小动脉收缩，增加滤过分数和 GFR。

二、肾小管和集合管的重吸收功能

1. 肾脏每天形成原尿和尿量分别是多少？ 为什么差别如此大

血浆在肾小球处发生超滤，是生成尿液的第一步。肾小管内的液体在肾小管和集合管内还要经过重吸收和分泌过程才能最终成为尿液。肾脏每天形成 180L 滤液，而每日尿量仅 0.5~2.5L，这有赖于肾小管与集合管的主动重吸收作用。

2. 什么是肾小管与集合管的重吸收和分泌

所谓重吸收，是指肾小管和集合管将小管液中的水分和各种溶质重新吸收回血液；分泌则是指将血液中的某些溶质转运入小管液。所以说重吸收和分泌都是指跨肾小管和集合管上皮的物质转运过程，是不同的小管上皮细胞的功能。

3. 原尿和尿液成分为什么不同

在正常人，肾小球超滤液中的水分在经过肾小管和集合管后，99% 以上被重吸收。其他溶质也发生不同程度的重吸收和分泌，因此终尿中各物质成分与血浆中有很大不同。

肾小管和集合管的这种功能，在维持机体体液的总量、渗透压、酸碱度以及各种物质的相对稳定中起着重要作用。

4. 肾小管和集合管重吸收是否具有选择性

肾小管和集合管重吸收是否具有选择性。滤液中葡萄糖被肾小管上皮细胞全部重吸收，99% 的水分被重吸收，Na^+、Cl^- 大部分被重吸收，尿素仅部分被重吸收，肌酐则完全不被重吸收。某种物质的重吸收量随肾小管液中该溶质浓度的增加而增加，但重吸收量有一定限度。如可被全部重吸收的葡萄糖，当血浆葡萄糖浓度在 4.4~6.7mmol/L 的正常范围内时，尿中的葡萄糖可被完全重吸收。当血浆葡萄糖浓度大于 10mmol/L 时，超过肾小管的重吸收限度，则尿中开始出现葡萄糖，此血浆浓度称为葡萄糖的肾阈值。小管液中溶质浓度的改变，即渗透压的改变，会影响水的重吸收。当某些原因影响了肾小管细胞的重吸收功能时，尿的成分和尿量也会发生改变。根皮苷中毒可选择性地抑制肾小管细胞对葡萄糖的主动重吸收而出现尿糖，同时尿量增多。Fanconi 综合征为先天性的肾小管细胞对葡萄糖、磷酸盐和氨基酸的重吸收障碍，可使这些成分在尿中大量排出。汞离子可以影响近端小管中含巯基酶系统的活性，从而抑制了近端小管对 Na^+ 的主动重吸收。

5. 肾小管和集合管重吸收方式

肾小管对滤液中各种物质的重吸收有两种方式：①主动重吸收：机体所需的物质如葡萄糖、氨基酸、Na^+、K^+、Ca^{2+} 均为主动重吸收，主动重吸收方式有多种，包括载体转运方式及离子泵转运方式等；②被动重吸收：如 Cl^-、水、尿素等物质为被动重吸收。当小管液中的 Na^+ 通过主动重吸收进入管周细胞外液后，Cl^- 仍保留于小管液内，使得小管液与细胞外液之间产生电位差，管外为正，管内为负，通过静电吸引作用，Cl^-弥散到细胞外液。当 NaCl 被重吸收后，小管液的渗透压降低，使水弥散进入渗透压较高的管周细胞外液。尿素也是顺浓度差从小管内扩散到管周细胞外液。多种物质的转运之间常有密切的联系。各段肾小管的重吸收能力与方式不尽相同，并受到多种调节因素的影响。

6. Na^+、Cl^-是如何重吸收的

正常成人，每天由两侧肾脏滤过的 Na^+ 总量约 580g，滤液中 99% 的 Na^+ 被肾小管和集合管重吸收。其中约 65% Na^+ 在近端小管重吸收，25% 的 Na^+ 在髓襻重吸收，其余在远端小管和集合管重吸收，从尿中排出仅有 1%，即 3～5g。关于近端小管对 Na^+ 重吸收的机制，常用泵漏模式来解释。近端小管顶部（小管腔面）有紧密连接，底部与小管周围毛细血管相邻，上皮细胞侧膜上存在着钠泵，将细胞内的 Na^+ 主动转运至细胞间隙，使细胞内的 Na^+ 浓度和电位降低，顺着浓度差和电位差，小管腔内的 Na^+ 被动扩散进入小管细胞内，进入细胞的 Na^+ 再经钠泵驱至细胞间液。故虽然 Na^+ 从小管液进入小管细胞是被动扩散过程，但实际上是通过小管细胞基底侧主动消耗能量来完成的。

7. Na^+的转运过程如何

Na^+ 的转运过程是和许多其他物质的转运相耦合的，如葡萄糖、氨基酸、有机酸等，称为协同转运，主要通过近端小管细胞刷状缘上的载体蛋白来完成。近端小管还存在 Na^+-H^+ 逆向转运蛋白，使 Na^+ 进入小管细胞，H^+ 进入管腔。伴随着 Na^+ 的重吸收，还有 Cl^- 等负离子的重吸收。

8. 什么叫回漏

随着离子的重吸收，细胞间隙形成局部高渗，渗透压差促使水的重吸收。水进入细胞间隙使该处静水压升高，以压力促使 Na^+ 和水通过基膜进入细胞间液和相邻的毛细血管，也可使 Na^+ 和水通过紧密连接再返回肾小管腔内，称为回漏。

9. 集合管各部位重吸收的特点如何

在髓襻，降支对 Na^+、Cl^- 通透性极低，仅有水在该处重吸收。浅表肾单位髓襻升支细段则对 Na^+、Cl^- 有极高通透性，但缺乏 Na^+-K^+-ATP 酶，Na^+、Cl^- 主要通过被动扩散重吸收。在升支粗段因含有丰富的 Na^+-K^+-ATP 酶，故 Na^+ 在该段为主动重吸收。远端小管也含 Na^+-K^+-ATP 酶，对 Na^+ 的重吸收也是主动的，但其吸收量较少，约为滤液中 Na^+ 总量的 6%。但由于远端小管上皮细胞间隙的紧密连接对 Na^+ 的通透性较低，回漏入管腔的量较少。近端小管和髓襻对 Na^+、Cl^- 的重吸收主要受有效循环血量、交感神经活性、体液酸碱度、肾素-血管紧张素水平等因素影响。远端小管对 Na^+、Cl^- 的重吸收主要受小管液 NaCl 含量及小管液流速影响。

10. 集合管的重吸收受哪些因素影响

集合管对 Na^+、Cl^- 的重吸收则受多种体液因素的影响，如醛固酮、心房钠尿肽、抗利尿激素、前列腺素、利尿剂等。

11. K^+的重吸收机制如何

绝大部分的 K^+ 在近端小管被重吸收，终尿中的 K^+ 主要是远曲小管和集合管分泌的。在近端小管上皮细胞的管腔面细胞膜上具有钾泵，它能主动将小管液中的 K^+ 转运至细胞内，使细胞内的 K^+ 浓度高于细胞间液的 K^+ 浓度，然后细胞内的 K^+ 顺浓度差向细胞间液扩散而被重吸收。髓襻降支主要分泌 K^+，而上升支可继续重吸收 K^+。主要通过小管细胞基

底侧 Na^+-K^+-ATP 酶将 K^+ 泵入细胞外液，造成小管细胞与小管液间的浓度差、电位差，而使 K^+ 顺电化学梯度进入小管细胞。远端小管曲部仍可重吸收 K^+，但重吸收能力远低于髓襻升支粗段。

12. HCO_3^- 的重吸收机制如何

HCO_3^- 的重吸收主要在近端小管和髓襻升支粗段中进行。HCO_3^- 在血浆及小管液中以钠盐（$NaHCO_3$）的形式存在，解离为 Na^+ 和 HCO_3^-。肾小管细胞能分泌 H^+，H^+ 与 $NaHCO_3$ 中的 Na^+ 进行交换，使 Na^+ 重吸收回血，余下的 HCO_3^- 与 H^+ 结合生成 H_2CO_3，而后 H_2CO_3 分解为 CO_2 和 H_2O。CO_2 是高度脂溶性的物质，能很快通过刷状缘细胞膜向细胞内扩散而被吸收。因此，肾小管重吸收 HCO_3^- 是以 CO_2 的形式进行的，而不是以 HCO_3^- 的形式进行的。进入细胞内的 CO_2 和 H_2O 在细胞内碳酸酐酶的催化下，生成 H_2CO_3，然后解离为 HCO_3^- 与 H^+，HCO_3^- 可随 Na^+ 重吸收回血，而 H^+ 则分泌入小管腔。在正常情况时，肾小管细胞分泌的 H^+ 很丰富，可以在 $NaHCO_3$ 中的 Na^+ 进行充分交换，使这一部分 Na^+ 全部吸收回血。余下的 HCO_3^- 与 H^+ 结合成 H_2CO_3，而后者能完全分解为 CO_2 和 H_2O。因此，尿中一般不含 $NaHCO_3$。小管内 HCO_3^- 浓度增加、GFR 增加、管周 HCO_3^- 下降、Na^+ 摄入增加、交感神经兴奋、代谢性酸中毒、低钾、糖皮质激素、生长激素、血管紧张素 Ⅱ 等均可促进 HCO_3^- 重吸收。抗利尿激素、甲状旁腺素、血浆渗透压增加等因素均可抑制 HCO_3^- 重吸收。

13. 水的重吸收机制如何

正常肾对水的重吸收量很大，排出量只有滤液的 1%。除髓襻升支（粗、细段）对水几乎不能通透外，其他部位的肾小管和集合管均能吸收水。其中 65%~70% 的水分在近球小管，10% 在髓襻降支细段，10% 在远曲小管，10%~20% 在集合管重吸收。肾小管和集合管对水的重吸收基本可分为两种类型：①在近端小管和髓襻降支细段，水随溶质的吸收而被动重吸收，因在原尿中 NaCl 溶质浓度最多，所以伴随 NaCl 吸收而吸收的水分最多。近曲小管对水通透性较大，比远曲小管大 3~4 倍，再加上近端小管上皮细胞腔面有许多刷状缘，增加了对水的通透面积。因此，近端小管上皮对水的总通透能力是很强大的。②在远曲小管和集合管，如果不存在血管升压素，远曲小管和集合管对水通透性很小。血管升压素可增加远曲小管和集合管上皮对水的通透性。当机体缺水时，血管升压素分泌增加，水重吸收增加。水分在这里的重吸收量是按机体需要而加以调节的。

14. 葡萄糖的重吸收机制如何

葡萄糖的重吸收仅限于近端小管。葡萄糖的重吸收分为两种形式：①依赖于 Na^+ 的主动重吸收：葡萄糖、Na^+ 与管腔膜、刷状缘上的载体蛋白结合后，在 Na^+ 易化扩散入细胞的同时，葡萄糖被载体伴随转运。钠泵活动造成管腔和细胞间产生 Na^+ 浓度差，是葡萄糖、Cl^- 主动重吸收的原动力。抑制钠泵后，将抑制转运过程。②不依赖 Na^+ 的主动重吸收：细胞内葡萄糖浓度升高后，顺浓度差经载体被动易化扩散进入细胞间隙并吸收入血。当葡萄糖血浆浓度超过肾糖阈时，小管液中滤出的葡萄糖将不能被全部重吸收。

15. 蛋白质的重吸收机制如何

近端小管上皮细胞有吞饮功能。当近端小管管腔面的细胞膜接触到蛋白质分子时，小管细胞膜可发生内陷，其周围形成突出的伪足，把蛋白质分子包围起来形成小泡而进入细胞内，细胞质中的小泡再经溶酶体的作用，水解为多肽和氨基酸而被转运到小管周围的毛细血管中。一昼夜从肾小球滤出 $20\sim40g$ 蛋白质，几乎全部被肾小管重吸收，不到 1% 随尿排出，因此在肾脏功能正常时，尿中一般不能检出蛋白质。

16. 重吸收功能的调节有哪些机制

（1）球-管平衡：肾小球的滤过率和近端小管的重吸收率是密切相关的。肾小球的滤过率增加时，近端小管的重吸收率也增加，近端小管的重吸收量为肾小球滤过率的 $60\%\sim70\%$，这种现象称为球-管平衡。水分和电解质都存在这种现象。球-管平衡的机制，目前主要有两种假说：①球-管平衡与滤过分数假说：滤过分数的变化可以影响肾小管周围的静水压和胶体渗透压。滤过分数增加时，小管周围毛细血管静水压降低，胶体渗透压升高，促使细胞间管液进入小管周围毛细血管增加，钠和水的回漏减少，从而使钠和水的重吸收增加。②球-管平衡与致密斑反馈假说：当肾小球滤过率增加时，通过致密斑的钠负荷增加，使肾源性血管紧张素 II 生成增加，入球小动脉收缩，肾小球滤过率降低，恢复球-管平衡。

（2）肾血流量：肾血流量减少可导致肾小球滤过减少，肾小管重吸收功能下降。肾小球血流的重新分配也对重吸收有调节作用。浅表肾单位的髓襻短，有的仅延伸至髓质外带，甚至不到达髓质，因此，不利于水、钠的重吸收。髓旁肾单位髓襻长，一直伸展到髓质内带，有利于水、钠的重吸收。因此，当肾血流从皮质向髓质转移时，有利于水、钠的重吸收，具有保水、保钠作用。休克时，肾血流从皮质向髓质转移，有利于水、钠重吸收，对维持机体血容量有一定意义。

（3）神经调节：肾脏的交感神经可直接作用于肾小管，促进钠和水的重吸收，而不一定要通过肾脏血流动力学的变化，肾脏交感神经对各段肾小管钠和水的重吸收影响是不同的，它主要促进近端小管钠和水的重吸收。肾神经还可通过肾素、前列腺素等体液因素起作用。

（4）激素及血管活性物质的影响。

三、肾小管和集合管的分泌和排泄功能

1. 什么是肾小管和集合管的分泌作用和排泄作用

肾小管和集合管的分泌作用是指肾小管上皮细胞通过新陈代谢将细胞所产生的物质分泌入小管液的过程，如 H^+、NH_3 等的分泌。肾小管和集合管的排泄作用是指肾小管上皮细胞将血液中某些物质排入小管液的过程，如青霉素、酚红等的排出。然而这两种过程有时难以严格区分。肾的分泌和排泄功能在调节机体电解质酸碱平衡中起重要作用。

2. 尿液中 H^+ 的主要来源是哪里

肾小管各段和集合管上皮细胞均有分泌 H^+ 的作用。H^+ 来自细胞内 CO_2。细胞内 CO_2 由细胞本身代谢产生或由细胞外液扩散入细胞，小管液中 CO_2 也可顺浓度差扩散入小管上皮细胞内。细胞内 CO_2 与 H_2O 在碳酸酐酶催化下生成 H^+ 与 HCO_3^-。

3. H^+ 主要依靠什么机制分泌入管腔

（1）Na^+-H^+ 交换：Na^+ 与 H^+ 以 $1:1$ 经管腔膜刷状缘上的载体蛋白逆向同步转运。泌 H^+ 动力来自钠泵活动提供并维持的管腔膜内外 Na^+ 的浓度差，Na^+ 内流的同时，H^+ 被释放进入管腔内。若钠泵活动受到抑制，则 H^+ 的分泌大大减少。被吸收的 Na^+ 与 HCO_3^- 同时吸

收入血，这一过程中产生了大量的 H^+，使肾小管 Na^+-H^+ 交换得以维持进行，而机体保留大量的"碱储"，对维持酸碱平衡具有十分重要的意义。在远端小管和集合管处，除存在 Na^+-H^+ 交换外，还有 Na^+-K^+ 交换，这两种交换之间有竞争作用，即 Na^+-K^+ 交换增多时，Na^+-H^+ 交换减少。如在酸中毒时，小管细胞内的碳酸酐酶活动增加，H^+ 生成增多，Na^+-H^+ 交换加强，限制了 Na^+-K^+ 交换。所以酸中毒时，尿内排 K^+ 减少，以致常伴有血 K^+ 过高的现象。

（2）氢泵主动泌 H^+：20 世纪 80 年代初发现，肾内尚存在有不依赖 Na^+ 转运的主动泌 H^+ 机制。对肾小管和集合管内外电位差和 H^+ 浓度测定结果提示：H^+ 由细胞进入管腔是逆电位和逆浓度差的，由此这一过程为主动过程，氢泵可能位于管腔膜上。近曲小管是否存在氢泵，日前尚无定论。

4. 为什么说 NH_3 的分泌和 H^+ 的分泌密切相关

肾小管和集合小管的上皮细胞能不断地生成 NH_3，这些 NH_3 主要由谷氨酰胺脱氨而来，其次来自其他氨基酸。NH_3 是一种脂溶性的物质，能通过细胞膜向小管周围组织间液和小管液自由扩散。扩散的量主要决定于两种液体的 pH，小管液的 pH 比小管周围组织间液的 pH 低，故 NH_3 通常向小管液内扩散。扩散进入小管液中的 NH_3 与 H^+ 结合生成 NH_4^+，降低了 NH_3 的浓度，进而加速 NH_3 向小管液内扩散。NH_4^+ 再与小管液中的 Cl^- 或 SO_4^- 结合成铵盐排出。因此，NH_3 的分泌与 H^+ 的分泌密切相关。当体内代谢产生大量酸性物质时，肾小管和集合管 NH_3 和 H^+ 的分泌活动均加强。正常情况下，NH_3 的分泌发生在远曲小管和集合管，但在酸中毒的情况下，近曲小管也可分泌 NH_3。而且若 H^+ 与小管液中含量最多的负离子 Cl^- 结合成强酸 HCl，则管腔液 pH 迅速下降，会阻碍 H^+ 进一步分泌，而若 H^+ 与 NH_3 结合形成 NH_4^+，再与 Cl^- 结合成酸性铵盐 NH_4Cl，则有利于 H^+ 持续分泌。

5. 尿中的 K^+ 的分泌机制

尿中排出的 K^+ 和 Na^+ 来源有所不同。尿中的 Na^+ 是通过肾小球的滤过未被肾小管与集合管吸收的多余的 Na^+，而尿中的 K^+ 则少量为吸收剩余的 K^+，大量的 K^+ 则来源于远曲小管和集合管分泌的 K^+。K^+ 的分泌与 Na^+ 的重吸收有着密切的联系，当 Na^+ 被主动重吸收时，小管内外出现电位差，管内为负，管外为正，这一电位差促使 K^+ 从组织间液向管腔内扩散。管腔内负电荷越多，K^+ 分泌也越多。

6. 肾脏分泌和排泄功能的调节

（1）管腔流量：管腔流量增加可促进 NH_4^+、H^+ 分泌增加，K^+ 排泄增加。

（2）电解质的改变：低血钾可导致 NH_4^+ 分泌增加，抑制 K^+ 排泄。

（3）酸碱平衡改变：管腔及管周 pH 降低可导致 NH_4^+、H^+ 分泌增加和 K^+ 排泄减少。

（4）激素影响：醛固酮、抗利尿激素、糖皮质激素、儿茶酚胺、前列腺素及胰岛素等多种激素均可影响肾小管的分泌和排泄功能。

四、尿液的浓缩与稀释

1. 肾脏主要通过什么功能维持内环境渗透压恒定

人体在不同生理情况下，为维持内环境渗透压恒定，肾脏可以形成浓缩或稀释的尿液。正常人体血浆渗透压约为 773kPa（37℃），但排出尿液的渗透压差别很大，其波动范围在 1289~3609kPa（37℃）之间。说明肾脏具有极强的浓缩稀释尿液的能力。机体缺水时，肾脏排出高渗尿，以防止体内水分过多的丢失；大量饮水，肾脏可以排出低渗尿，以排出体内过多的水分。

2. 肾脏浓缩和稀释尿液的机制是什么

1942 年 Kuhn 和 Ryffel 提出用逆流倍增假说来解释肾脏尿液的浓缩和稀释过程，经过几十年的研究，这一假说逐渐得到证实和接受。

3. 什么是逆流倍增

逆流倍增是一个物理学的概念。液体流过"U"形管时，在"U"形管的升支和降支中的流动方向是相反的，故称为逆流。如果"U"形管升支和降支之间的隔膜具有特殊的通透性，它可以将升支中的溶质分子（如 NaCl）主动地转运至降支，于是升支中的溶质分子不断透入降支，其浓度沿着升支由下而上越来越稀，其渗透压亦越来越低。与升支相反，降支不断接受由升支转移来的溶质分子，沿着降支由上而下，溶质分子越来越浓，其渗透压亦越来越高。结果，降支底部的渗透压可较初进入降支时溶液的渗透压增加许多倍，此称倍增。要形成逆流倍增必须满足以下条件：①"U"形管道；②升支和降支对溶质分子的特殊通透性；③能主动转运的溶质分子。逆流增的结果是"U"形管内的溶液出现渗透梯度。具有这三个基本条件的管道系统称为逆流倍增器。

4. 什么是逆流交换

逆流交换亦是一个物理学的概念。假设"U"形管底部浸浴在 100℃的热水盆内，20℃液体从降支流进，升支流出。若升、降支之间不能进行热量交换，降支中的冷水在流进热源之前得不到加温；而升支中的温水、在离开热源之后则不易降温。这样，冷水通过热源可以带走大量的热量，使热源中温度能迅速降低。而若"U"形管的升支和降支之间可以进行热交换，降支中的冷水在进入热源之前，可被升支透过来的热量所加温；而升支中的温水，由于热量不断透入降支而逐渐降温。这样，冷水通过热源所带走的热量是有限的，使热源中的温度不易迅速降低，这种情况称为逆流交换。通过逆流交换，可使热源的热量不至迅速丢失，从而对热源的热量起着某种"保留"作用。

5. 肾脏浓缩和稀释功能的生理基础是什么

（1）肾脏组织渗透压分布情况：早在 20 世纪 50 年代初期，Wirtz 等应用快速冷冻肾组织切片方法测定肾脏各部位组织的渗透压值，结果发现在肾脏组织中，髓质部渗透值远较皮质高，其中内髓又较外髓为高，肾乳头部最高；外髓渗透值较皮质部为高，但在近皮质部处，即交界处，基本上与皮质相似。在皮质部没有明显的渗透梯度。整个皮质间质部的渗透值几乎都与血浆渗透压相等。离开皮质越向髓质深处的渗透值总是越高，而同一平面各个部位则几乎相同。因此肾脏的髓质间质实际上有一个由低到高的渗透梯度，这种梯度在抗利尿情况下甚为明显，在盐水利尿情况下也同样存在，不过各段渗透值的绝对值此时较抗利尿情况下略低。

（2）肾脏髓质高渗状态的形成与维持：最早认为肾脏髓质高渗状态形成的原因是小管髓襻升支细段对 Na^+ 的主动重吸收，但 1974 年 Kokko 和 Rector 发现，小管髓襻升支细段并没有主动重吸收 Na^+ 的能力，而髓襻升支粗段可以主动重吸收 Cl^-，Na^+ 的重吸收是随着 Cl^- 的重吸收而被动吸收的。另外，从肾皮质至髓质，尿素的浓度亦是逐渐升高的，而且尿素在髓质积聚的多少与尿的浓缩能力呈平行关系，提示尿素在尿的浓缩稀释机制中亦具有重要作用，进而提出了肾脏尿液浓缩的逆流倍增被动平衡学说。该学说认为，小管髓襻升支细段不能重吸收 Na^+，但其粗段（外髓层）可以主动重吸收 Cl^-，使外髓部小管髓襻粗段管内外出现的跨小管电位差（约 7mV），其管内为正，管外为负。由于电化学梯度，使 Na^+ 被动向管外扩散，以维持电化学平衡，从而使外髓层小管液渗透压降低，组织间液渗透压升高，产生外髓层高渗状态。远端小管和外髓层集合管，对尿素的通透性极低，但在抗利尿激素的作用下，可以重吸收水分。这样，从皮质到髓质，小管内尿素的浓度逐渐增高。当高浓度尿素的小管液体进入内髓层的集合管以后，在抗利尿激素的作用下，集合管对尿素的通透性显著提高。使大量尿素进入髓质内层组织间液，使内髓层的渗透压升高。小管髓襻降支细段对水有高度通透性，但对 Na^+ 则不易通过。这样，由于髓质内高浓度尿素的作用，降支中的水分不断外渗，使小管内 NaCl 不断浓缩。渗透压逐渐增加，造成降支内的渗透梯度。髓襻升支细段与降支的通透性不同，它对水不易通过，但允许 NaCl 自由通过。这样，当高渗透压的小管液流经升支细段时，大量 NaCl 顺着浓缩梯度，从管内透入组织间液，使髓质中渗透压升高，而小管内渗透压逐渐降低，从而产生了内髓层的渗透梯度。被动逆流倍增学说认为，髓质外层的渗透梯度主要是由于小管髓襻升支粗段 Cl^- 主动重吸收所造成的，它需要消耗能量，是逆流倍增的始动因素，而 Na^+ 重吸收是被动的；在内层髓质，Na^+ 重吸收亦是被动的，它是浓缩尿素的继发作用。髓质高渗区得以维持则是靠直小血管的逆流交换作用来实现的。伸入髓质的直小血管亦呈"U"形结构，且与髓襻相伴行。升降支中血流方向亦为逆向流动。但其特点是直小血管的升降支之间并无明显的通透性差异，均能让水分和盐类自由通过，因而在升降支之间可以单凭扩散和渗透作用而发生溶质和水分的交换。当血液由直小血管的降支向下流动时，由于血管周围是逐步高渗的组织间液，钠、盐、尿素等即不断地从浓度较高的组织间液扩散入血管。使降支血液的溶质浓度逐渐增高，至转弯处达到最高值。当血液由升支向上流动时，钠、盐等溶质则反过来由血管内向组织间液扩散，并由该处再进入浓度较低的降支。这样，通过逆流交换作用，就会使钠盐、尿素等在直小血管的升降支之间不断循环，不至于大量被血流带走而保存于肾髓质内，以利于髓质高渗状态的维持。由于直小血管的血流速度大于血管内外进行渗透平衡的速度，因而直小血管降支内的渗透压略低于同一水平的组织间液，血液中的水分即向管外渗出。在升支则血管内的渗透压略高于同一水平的组织间液，水分即从组织间液渗入管内，随血流带走。血浆蛋白质所形成的胶体渗透压，在水分的移除中也起着一定的作用。

6. 肾脏浓缩和稀释的具体过程如何

由于肾组织由内向外渗透压逐渐降低，故来自小管髓襻升支的小管液为低渗，在抗利尿激素的作用下，远端小管和集合管上皮细胞对水的通透性发生改变，从而达到尿液的浓缩和稀释效应。

7. 尿液的浓缩过程

体内缺水时，组织渗透压升高，通过渗透压感受器，作用于中枢神经系统，促进神经垂体分泌抗利尿激素。在抗利尿激素的作用下，远端小管和集合管上皮细胞对水的通透性明显提高，来自小管髓襻升支的低渗小管液［约 258kPa（37℃）］，流经远端小管和皮质集合管时，水分不断外渗，小管液逐渐变为等渗。当等渗小管液进入髓质的集合管后，水分仍继续外渗，加之髓质的组织间液是高渗的，另外集合管上皮细胞通过 Na^+-K^+、Na^+-

H^+ 和 Na^+-NH_4^+ 交换，可将一部分 Na^+ 重吸收进入组织间液，这使得大量的水分迅速透出集合管，直至管内液与髓质组织间液的渗透压达到平衡为止。这就使得集合管内液体大为减少，最后形成浓缩尿，其渗透压可达 3093~3609kPa，相对密度可达 1.030~1.035。

8. 尿液的稀释过程

体内水过多时，血浆渗透压降低，抑制神经垂体分泌抗利尿激素。在抗利尿激素缺乏的条件下，远端小管和集合管对水通透性的下降。经小管髓襻升支流入远端小管和集合管的低渗液，水分仍不能及时被重吸收，于是大量的低渗液直接汇集于肾盏。再加上在远端小管和集合管还可重吸收部分 Na^+ 进入组织间液，小管液的渗透压便越来越低，最后汇集于肾盏而成为低渗的稀释尿。其渗透压可低至 77~103kPa（37℃），相对密度可降至 1.001 左右。

9. 影响尿液浓缩和稀释的因素

（1）髓襻逆流倍增效率：浓缩和稀释的基础是髓质渗透梯度，渗透梯度又是肾脏逆流倍增的结果。肾脏逆流倍增效率高，髓质渗透梯度大，浓缩功能好；反之，逆流倍增效率低，渗透梯度小，浓缩功能亦差。而逆流倍增效率又与髓襻长短，通透性和髓质的组织结构有关。髓襻越长，逆流倍增效率越强，皮质至髓质的渗透梯度越大，浓缩效率亦越高。

（2）直小血管的逆流交换效率：直小血管的逆流交换具有"留钠排水"、维持髓质渗透梯度的作用。它是实现逆流倍增的一个重要辅助条件。逆流交换效率与髓质血流量、血流速度密切相关，若血流速度快，流量大，逆流交换不充分，"留钠排水"的效率低，髓质中的渗透梯度不易维持，从而浓缩的功能也降低。一些高血压患者，在开始出现肾功能损害症状时，其浓缩功能常常减退，可能是因为高血压使直小血管血流加速，髓质中大量溶质被带走，妨碍髓质高渗区的形成所引起的。失血性休克发展到一定程度时，由于交感神经兴奋性增加，肾内血流重新分配，皮质血流量减少而髓质血流量增加。这样，一方面使肾小球滤过率减少，进入髓襻的溶质减少；另一方面，髓质血流量多，可带走更多 NaCl 和尿素，使髓质高渗区不易形成，从而不能排出浓缩尿。

（3）肾小球滤过率与肾小管内的溶质浓度：在正常情况下，肾小球滤过率一般对尿的浓缩和稀释功能无明显影响。但严重肾脏病，肾小球受累过多，或大失血，动脉血压过低，肾小球滤过率明显降低时，进入髓襻的滤过液过少，则相应的尿量亦显著减少。肾小管内溶质浓度亦可影响尿的浓缩和稀释功能。肾小管内溶质浓度过高，如渗透性利尿、糖尿病、注射高渗糖、甘露醇或尿素等，由于过多的溶质分子可以减少集合管对水分的重吸收，从而影响髓质渗透梯度的形成；此外，一些渗透性利尿剂可以增加髓质直小血管的总循环血流量，从而使逆流交换率降低，而使尿量增加。肾小管内溶质浓度过高，可使尿液浓缩功能降低，而不能形成浓缩尿；但又因为尿中有多量的糖及其他溶质，保持着尿中一定的渗透压，所以尿液亦不是稀释的。此外，在一些病理条件下，如充血性心力衰竭、肝硬化、肾病综合征等，有效循环血量减少而伴有血钠降低时，近端小管对钠和水重吸收增加，从而使进入髓襻和集合管的液体亦减少，以致缺乏足够的水分来稀释尿，所以发生这些疾病时肾小管往往可出现稀释功能降低。醛固酮可以促进肾小管对 Na^+ 和水的重吸收，增加髓质渗透梯度，减少集合管中的水分，所以醛固酮分泌过盛，就会出现尿少而浓缩。逆流倍增是肾脏浓缩和稀释功能的一个基本条件，通过逆流倍增可以调节体内水和电解质平衡。一些药物，如静脉肾盂造影剂等，亦可由于逆流倍增效应，在髓质肾小管内过分浓缩而损害肾脏，引起肾小管急性坏死。又如，休克时输入大量低分子右旋糖酐，亦可通过逆流倍增效应过分浓缩，使尿液黏滞度增加，引起肾小管阻塞，产生急性肾衰竭。此外，髓质高渗状态可以抑制白细胞的活动，因而易受细菌的感染。

（4）抗利尿激素（antidiuretic hormone，ADH）：ADH 是肾浓缩-稀释机制的一个必要条件和主要调节者。

10. 小儿尿液为何多而稀

人和动物髓襻长度随着个体生长发育而逐渐延长，小儿髓襻较成人短，逆流倍增效率低，所以儿童的尿多而稀。

11. 襻利尿剂的利尿机制

一些"襻利尿剂"，如呋塞米、依他尼酸可以抑制升支粗段 Cl^- 的主动重吸收，从而降低外层髓质的渗透梯度，进而影响远端小管和集合管水分的重吸收，并导致集合管和内髓层的尿素浓度不能升高，亦影响内髓层渗透梯度的形成，使小管液体不能浓缩，而达到利尿的目的。

12. 抗利尿激素的作用

抗利尿激素（ADH）可以提高远端小管和集合管的通透性。若 ADH 分泌不足或肾小管对 ADH 反应障碍，则肾小管不能重吸收水分，集合管内的尿素得不到浓缩，髓质渗透梯度形成障碍，尿液不能浓缩，而排出大量稀释尿。ADH 是下丘脑视上核分泌的多肽激素，作用时首先与受体结合，集合管上皮细胞的基底侧有 ADH 的 V_2 受体，经与 ADH 结合以后，可以活化与膜结合的腺苷酸环化酶，后者催化生成环磷酸腺苷（cAMP）。cAMP 可再作用于细胞质内的一种特异性蛋白激酶，从而使管腔侧的细胞膜对水的通透性明显增加，在肾脏髓质间质由逆流倍增及尿素再循环等因素造成的髓质间质高梯度的背景下，大量水分得以从该处重吸收。ADH 改变管腔侧膜对水通透性的详细机制近年来虽然有许多研究，但仍然未完全清楚。大多数人认为，蛋白激酶被活化以后，使管腔面上的一些蛋白质成分磷酸化，经过构型上的变化，改变了对水的通透性。应用冻蚀方法电子显微镜观察可以发现到当 ADH 加入后，管腔侧可见到许多集团样小颗粒形成，其数量与 ADH 加入的多少成正比，而且与水通透性的增加也成正比。蟾蜍膀胱对离子和水通透特性与集合小管相似，在禁水情况下，在这些膀胱上皮细胞内也可看到类似滤泡颗粒的存在。如果蟾蜍处在水化情况下，则这些颗粒在靠近管腔侧的胞质中存在，但并不与管腔膜相结合。一旦给予 ADH 以后，这些小滤泡颗粒即与管腔膜相融合，从而可以促进水通透性的增加。许多实验也证实，上述作用还需要胞质内器中的微管以及另外一些颗粒性物质参与才能完成。某些可以抑制胞质内器功能的药物，例如秋水仙碱、细胞松解素 B 等，可消除 ADH 的作用，但 cAMP 的形成并不减少。ADH 的作用可为前列腺素所对抗。应用 PGE_2 以后，ADH 作用明显减弱，使用阻断前列腺素产生的环氧化酶抑制剂如吲哚美辛等后，ADH 作用加强。许多实验证实 ADH 本身可以刺激集合小管部位合成 PGE，主要通过刺激磷酸肌醇通路而完成，此外，心房钠尿肽、钙等也可对抗 ADH 的作用。

五、肾脏的内分泌功能

1. 肾脏的主要内分泌激素有哪些

（1）肾素-血管紧张素-醛固酮（renin-angiotensin-aldostero，RAA）系统。

（2）花生四烯酸代谢产物。

（3）血管升压素（antidiuretic hormone，ADH）。

（4）心钠尿肽（atrial natriuretic peptide，ANP）。

（5）利尿钠激素。

（6）内皮素（endothelin，ET）。

（7）一氧化氮。

（8）促红细胞生成素（erythropoietin，EPO）。

（9）活性维生素 D_3。

（于 江 潘美洲）

参 考 文 献

1. Ogawa Y, Miura Y, Harazono A, et al. Proteomic analysis of two types of exosomes in human whole saliva. Biol Pharm Bull, 2011, 34（1）：13-23.

2. Filipazzi P, Burdek M, Villa A, et al. Recent advances on the role of tumor exosomes in immunosuppression and disease progression. Semin Cancer Biol, 2012, 22（4）：342-349.

3. Fang DY, King HW, Li JY, et al. Exosomes and the kidney：blaming the messenger. Nephrology（Carlton），2013, 18（1）：1-10.

4. van Balkom BW, Pisitkun T, Verhaar MC, et al. Exosomes and the kidney：prospects for diagnosis and therapy of renal diseases. Kidney Int, 2011, 80（11）：1138-1145.

5. Esteva-Font C, Wang X, Ars E, et al. Are sodium transporters inurinary exosomes reliable markers of tubular sodium reabsorption in hypertensive patients. Nephron Physiol, 2010, 114（3）：25-34.

6. Moon PG, Lee JE, You S, et al. Proteomic analysis of urinary exosomes from patients of early IgA nephropathy and thin basement membrane nephropathy. Proteomics, 2011, 11（12）：2459-2475.

7. Trnka P, Ivanova L, Hiatt MJ, et al. Urinary biomarkers in obstructive nephropathy. Clin J Am Soc Nephrol, 2012, 7（10）：1567-1575.

8. Ramirez-Alvarado M, Ward CJ, Huang BQ, et al. Differences in immunoglobulin light chain species found in urinary exosomes in light chain amyloidosis（Al）. PLoS One, 2012, 7（6）：38061.

9. Pant S, Hilton H, Burczynski ME. The multifaceted exosome：biogenesis, role in normal and aberrant cellular function, and frontiers for pharmacological and biomarker opportunities. Bio Chem Pharmacol, 2012, 83（11）：1484-1494.

10. Li Z, Zhao ZZ, Wen JG, et al. Early alteration of urinary exosomal aquaporin 1 and transforming growth factor beta1 after release of unilateralpelviureteral junction obstruction. J Pediatr Surg, 2012, 47（8）：1581-1586.

11. Cai Z, Yang F, Yu L, et al. Activated T cell exosomes promote tumor invasion via Fas signaling pathway. J Immunol, 2012, 188（12）：5954-5961.

12. Fernandez-Llama P, Khositseth S, Gonzales PA, et al. Tamm-Horsfall protein and urinary exosome isolation. Kidney Int, 2010, 77（8）：736-742.

13. Biancone L, Bruno S, Deregibus MC, et al. Therapeutic potential of mesenchymal stem cell-derived microvesicles. Nephrol Dial Transplant, 2012, 27（8）：3037-3042.

14. Carayon K, Chaoui K, Ronzier E, et al. Proteolipidic composition of exosomes changes during reticulocyte maturation. J Biol Chem, 2011, 286（39）：34426-34439.

15. Street JM, Birkhoff W, Menzies RI, et al. Exosomal transmission of functional aquaporin 2 in kidney cortical collecting duct cells. J Physiol, 2011, 589 (Pt 24): 6119-6127.

16. Hogan MC, Manganelli L, Woollard JR, et al. Characterization of PKD protein-positive exosome-like vesicles. J Am Soc Nephrol, 2009, 20 (2): 278-288.

17. Gonzales PA, Pisitkun T, Hoffert JD, et al. Large-scale proteomics and phosphoproteomics of urinary exosomes. J Am Soc Nephrol, 2009, 20 (2): 363-379.

18. Gildea JJ, Carlson JM, Schoeffel CD, et al. Urinary exosome miRNome analysis and its applications to salt sensitivity of bloodpressure. Clin Biochem, 2013, 46 (12): 1131-1134.

19. Rood IM, Deegens JK, Merchant ML, et al. Comparison of three methods for isolation of urinary microvesicles to identify biomarkers of nephrotic syndrome. Kidney Int, 2010, 78 (8): 810-816.

20. Miranda KC, Bond DT, Mckee M, et al. Nucleic acids within urinary exosomes /microvesicles are potential biomarkers for renal disease. Kidney Int, 2010, 78 (2): 191-199.

第二章 多囊肾的基础研究

第一节 常染色体显性遗传性多囊肾病的基础研究

一、常染色体显性遗传性多囊肾病致病基因和蛋白的基础研究

1. 什么是人类常染色体显性遗传性多囊肾病

人类常染色体显性遗传性多囊肾病（autosomal dominant polycystic kidney disease，AD-PKD）是一种常见的遗传性肾功能紊乱综合征，以患者双侧肾脏中出现数量众多并且日益增长的充满液体的囊肿为特征。

2. ADPKD 的流行病学，其主要危害有哪些

ADPKD 多发于成人，发病率超过 0.1%，全球有 400 万~600 万人受累，在我国约有 1500 万患者，50%的患者在 60 岁时发展为终末肾衰竭（end-stage renal disease，ESRD），约占全部终末肾衰竭患者的 8%~10%，是全世界导致晚期肾衰竭的第四大主要原因。除肾病表型外，ADPKD 还伴随肝脏和胰腺囊肿、胆管以及胰管扩张、心脏瓣膜异常、颅内动脉瘤、结肠憩室、腹股沟疝、骨与软骨发育异常等系统性病变。

3. ADPKD 是否存在地域和种族差异

可能存在地域和种族差异，据研究估计在哥本哈根的常染色体显性遗传性多囊肾病发病率约为 1/1000。在美国奥姆斯特郡的一项研究表明，通过临床观察及尸检得出的常染色体显性遗传性多囊肾病发病率约为 1/400，而临床确诊率约为 1/1000。法国多囊肾发病率较低，约为 1/1111。英国威尔士多囊肾发病率约为 1/2459，日本多囊肾发病率为 1/4033。在非洲塞舌尔群岛，多囊肾发病率约为 1/544，而岛内黑种人很少发生多囊肾。

4. ADPKD 多为双侧性，单侧发病率是多少

常染色体显性遗传性多囊肾病多为双侧性，单侧发病约为 10%，在一项多囊肾 178 例遗传家系研究中，有 16 例（9%）只发现一侧肾脏有囊肿，但在尸检中发现 7 例对侧肾脏中也有囊性病变。

5. ADPKD 的基因分型比例？　发病及进展为终末期肾病的中位年龄分别是多少

一项针对上海 43 个染色体显性遗传性多囊肾病家族的调查显示，3 个家族与 PKD1 基因突变连锁，占 84%，其余 16% 为 PKD2 基因突变所致常染色体显性遗传性多囊肾病以 30~60 岁为发病高发年龄，一般在 35~45 岁出现症状，极少部分在儿童发病，也有迟至 70~80 岁才发病。我国一项对 271 例常染色体显性遗传性多囊肾病患者分析显示，明确诊断在 12~81 岁（中位年龄在 49 岁），30~60 岁起病者 195 例，（占 71.9%），年龄与肾小球滤过率（GFR）呈显著负相关，60 岁以上的患者，50% 进展至终末期肾衰竭。在上海市汉族常染色体显性遗传性肾病异质性和表型差异一文中指出，Ⅰ型和Ⅱ型患者发生终末肾病的中位数年龄分别为 51.2 岁和 64.7 岁，Ⅰ型提早 11.3 年。在所有研究中都发现Ⅰ型发生终末期肾病的时间较Ⅱ型早 10~20 年，预后较差。

6. ADPKD 占终末期肾病病因的第几位，比例大约是多少

常染色体显性遗传性多囊肾病是我国终末期肾病的第 4 位病因，约占 5%。

7. ADPKD 两个主要致病基因的定位

ADPKD 主要与两个致病基因有关：Ⅰ型多囊肾病基因（PKD1）和Ⅱ型多囊肾病基因（PKD2）（表 2-1）。其中约有 85%~90% 的 ADPKD 患者由 PKD1 基因突变所致，约 10%~15% 的 ADPKD 患者则为 PKD2 基因突变所致。早在 1985 年，人们首次发现 16 号染色体上的一个区域与 ADPKD 相关，但直到 1994 年才完成 ADPKD 致病基因 PKD1 的克隆和突变分析，并将其定位于 16p13.3。20 世纪 90 年代早期，人们还通过连锁分析方法发现 ADPKD 第二个致病基因 PKD2 位于 4q21-23。

表 2-1　ADPKD 致病基因 PKD1、PKD2 及其基因产物

致病基因	染色体定位	基因产物	氨基酸	功能
PKD1	16p13.3	多囊蛋白-1 Polycysctin-1（PC1）	4303	受体，纤毛感受器，细胞黏附等
PKD2	4q21-23	多囊蛋白-2 Polycysctin-2（PC2）	968	钙离子通道

8. Ⅰ型多囊肾病基因和多囊蛋白-1 的具体结构

PKD1 基因定位于人类染色体 16p13.3，由 46 个外显子组成。PKD1 基因组序列约 54kb，其中在 16p 近端区域的 50kb 至少重复 3 次，重复拷贝与 PKD1 有 95% 的相似性，只有在 3′端的 5.7kb 为单拷贝序列。这些同源序列的存在，增加了基因重组和基因转换的可能性。人类的 PKD1 内含子 21 和 22 存在多嘧啶区，其中人类基因组中发现的最长的多嘧啶区域位于 21 内含子中，长 2.5kb。目前推测多嘧啶区的存在可能引起三螺旋体的形成，因而增加了突变发生的概率。

9. PKD1 基因突变种类

PKD1 基因突变种类很多，包括单核苷酸无义和错义突变，剪接位点缺陷或插入突变及移码突变。到目前为止共检测到 56 种突变，其中 2/3 的突变都位于 3′末端单一序列处，仅仅代表了 20% 的编码序列。为了对 5′末端重复区进行突变扫描，研究者探索了许多不同的方法来解决这个问题。由于新方法和技术的采用，重复区的突变逐渐被发现并得到研究，这对 ADPKD 的诊断和发病研究有重要意义。

10. *PKD1* 基因转录产物 PC1 有哪些重要的结构域

PKD1 转录一个大小为 14 135bp 的 mRNA，编码一个由 4303 个氨基酸组成的 11 次跨膜糖蛋白 Polycystin-1（PC1）。根据其蛋白序列分析，PC1 具有一个受体或黏附分子结构，包含一个较大的细胞外氨基端区域（3074aa），11 个跨膜结构域（1032aa）以及一个较短的细胞内羧基端区域（197aa）。由 3074 个氨基酸组成的 PC1 胞外区从其氨基末端依次排列着多个具有重要功能的结构域：2 个亮氨酸富集重复区（LRR）、WSC 结构域、一个免疫球蛋白样的 PKD 功能域、C 型植物凝集素区、富含半胱氨酸的低密度脂蛋白结构域（LDL）、15 个串联的 PKD 功能域、卵胶膜受体结构域（REJ, receptor for egg jelly）以及一个 G 蛋白偶联的受体样蛋白水解位点（GPS）。从氨基端开始的第一胞内区含有一个脂氧合酶结构域（PLAT, lipoxygenase domain）。胞内由 226 个氨基酸组成的羧基末端则含有一个 Coiled-coil 结构域及几个潜在磷酸化位点。PC1 蛋白于 G 蛋白偶联受体样蛋白水解位点（GPS）被切割形成一个羧基端区域（150kDa）和一个氨基端区域（400kDa）。GPS 位点突变的小鼠在出生后第 3 天开始出现大量肾脏囊肿，存活期不超过 1 个月。因此 PC1 在 GPS 位点的剪切对维持正常肾脏形态发育是必需的。

11. PC1 的羧基端、氨基端区域的功能研究现状如何

PC1 切割后的羧基端区域不仅可与 Gi/Go、c-Jun N-terminal kinase（JNK）、AP-1、RGS7、Na^+-K^+-ATP 酶和 Jade-1 等多种分子相互作用，而且还可转移至细胞核中参与调节 STAT、Wnt 等多种信号通路，但对于 PC1 氨基端区域的功能研究目前仍不完善。

12. PC1 在肾上皮细胞中的表达及分布情况

PC1 在组织和细胞中分布相当广泛，并且其表达在胚胎发育过程受到调控。PC1 在早期肾发育中并不是起主要作用，它在诱导及未诱导的间充质中有弱表达，在输尿管憩室和 S 形小球则无表达；随着肾的发育和肾小管的形成，PC1 在生肾索的间充质细胞和上皮细胞表达明显增加。在鼠胚胎肾脏发育过程中，PC1 主要表达于输尿管芽和集合管的顶端和基底侧细胞膜。后肾发育阶段，PC1 在集合管分支延展和依赖平面细胞极性的汇聚延伸阶段集中表达。出生后 PC1 则主要表达于远曲小管的顶端和基底侧细胞膜、细胞-细胞连接和初级纤毛等亚细胞结构中。PC1 表达的时空变化说明 PC1 在肾小管的发生和维持肾小管结构中发挥重要作用。

13. PC1 在肾上皮细胞之外的表达及分布情况

PC1 除了表达于肾上皮细胞外，在血管平滑肌细胞、骨细胞、心肌细胞、神经元等中也有表达。在胚胎发育早期或细胞亚融合状态下，PC1 与 paxillin、α-actinin 以及 tensin 等共定位于细胞黏附斑处；而在已经建立连接的细胞则与一些桥粒蛋白共定位；在具有极性的成熟上皮细胞内，PC1 则与 E-钙黏蛋白（E-cadherin）等位于细胞黏合连接处。另外 PC1 还存在于上皮细胞的纤毛和中心体内，提示 PC1 可能与细胞黏附以及细胞极性的发生和建立有关。

14. PC1 在囊肿衬里上皮细胞中的表达及分布情况

相比而言，在囊肿衬里上皮细胞中多囊蛋白-1 表达水平相似而分布不同，主要表达于细胞内而在细胞膜表达很少，这可能是由磷酸化状态不同引起。磷酸化状态是上皮细胞分化和形态发生的一个重要触发因素。用 ^{32}P-磷酸盐标记培养正常肾小管细胞和囊肿衬里上皮细胞，发现与正常细胞相比，囊肿衬里上皮细胞中多囊蛋白-1 高度磷酸化。

15. PC1 的主要功能是什么

多囊蛋白-1 在早期后肾发育的输尿管芽上皮的基膜上高度表达，敲除 *PKD1* 基因的小鼠会出现多囊肾且在胚胎期或出生前后死亡。因此，推测多囊蛋白-1 的功能是细胞外基质和肌动蛋白骨架通过局部的黏附蛋白相联系的基质受体。它的主要功能是介导细胞与细胞、细胞与基质的相互作用；促进上皮细胞分化、细胞极性维持；可能有离子钙和钠通道的作用。当配体与多囊蛋白-1 结合后，产生的细胞内信号传至细胞核，抑制胚胎基因转录。当多囊蛋白-1 发生异常，信号不能传至细胞核，胚胎基因转录增强，引起一系列细胞生物学行为改变。

16. PC1 作为细胞膜表面受体时与哪些配体有相互作用

PC1 作为细胞膜表面受体，可以与多种蛋白、糖、脂类结合并发生交互作用。在肾小管细胞中，PC1 可与 E-钙黏蛋白和 β-链蛋白（β-catenin）形成复合物（PC1/E-cadherin/β-catenin）。当 Ca^{2+} 浓度很低时，PC1 和 E-cadherin 被包裹在细胞质的囊泡内；Ca^{2+} 浓度的升高会促进 Ca^{2+} 依赖的细胞间黏附的形成。该细胞间黏附对上皮细胞组织形态发生及发挥功能起重要作用。在 ADPKD 中，PC1/E-cadherin 复合体被破坏，一部分 E-cadherin 转变为 N-钙黏蛋白（N-cadherin），从而影响细胞间正常的紧密连接的形成。除此之外，PC1 还与多种黏着斑蛋白如：$α_2β_1$ 整合素（$α_2β_1$integrin）、踝蛋白（talin）、桩蛋白（paxillin），纽蛋白（vinculin），辅肌动蛋白（α-actinin），黏着斑蛋白激酶（focal adhesion kinase）等相互作用，维持细胞的稳定。在 ADPKD 的肾小管上皮细胞中，PC1 的高度磷酸化导致 E-cadherin/β-catenin/a-actinin 复合物解体，从而引起相关的一系列细胞功能的异常。PC1 与中间丝蛋白，包括波形蛋白（vimentin）、细胞角质素 8/18（cytokeratins K8 and K18）和肌纤维蛋白（desmin）直接结合，起到稳定细胞骨架的作用。最新研究发现，PC1 还可以与神经元蛋白激酶 C 酪蛋白激酶底物 2（protein kinase C and casein kinase substrate in neurons proteins，PACSIN 2）形成复合物，调控肌动蛋白细胞骨架重排和定向细胞迁移。

PC1 还与多种蛋白存在相互作用关系。PC1 的 PLAT 结构域可与酪蛋白激酶Ⅱβ亚基（β-subunit of casein kinase Ⅱ，CK2b）结合。CK2 的磷酸化可以活化 PC1/PC2 复合物中 PC2 离子通道活性。PC1 与 Teburin 的结合可以帮助 PC1 定位至肾上皮细胞侧面细胞膜。PC1 的 LRR 结构域与钙磷脂结合蛋白（Annexin A5）的相互作用会妨碍细胞黏附连接的 E-cadherin 招募。PC1 与 Flotillin-2 结合可以协助 PC1/PC2 复合物与 E-cadherin/β-catenin 的相互联系。PC1 与 Siah-1 的结合可以促进 PC1 通过泛素-蛋白酶体途径的降解。此外，PC1 还可以与 Homer-1a/Vesl-1S 结合参与海马神经元的突触重塑形。

与 PC-1 相结合的蛋白还包括 $α_2β_1$ 整合素、受体蛋白酪氨酸磷酸酶以及细胞内黏着斑内的蛋白组分、成簇黏附激酶（FAK）、肾囊素（nephrocystin，NPH1）、富脯氨酸激酶 2 等，调节细胞-基质局部黏附和细胞间粘连。PC-1 与几种中间丝蛋白，包括波形蛋白、细胞角质素 8、细胞角质素 18 和肌纤维蛋白直接结合，发挥稳定细胞骨架的作用。PC-1 与细胞外基质也有直接作用，Weston 等克隆表达了 PC-1 的 C 型凝血区，证实它在体外可与Ⅰ、Ⅱ、Ⅳ型胶原结合，Ca^{2+} 存在时这种结合显著增强，并能被可溶性糖类如 2-脱氧葡萄糖和右旋糖酐抑制。PC-1 的 LRR 区可以调节它与Ⅰ型胶原、纤维结合素、层粘连蛋白及来自囊液的层粘连蛋白碎片的结合效应，这种结合呈剂量依赖的增殖抑制。

17. PC-1 参与的信号转导途径有哪些

已证实 PC-1 参与多条信号转导途径，包括 Wnt、JAK-STAT、G 蛋白偶联信号途径以及转录因子 AP-1。cAMP 作为胞内重要的第二信使，也可能在多囊肾发生中起一定作用，在 M1 细胞过表达 PC-1 胞外段可以提高 cAMP，抑制 M1 细胞生长速度。这些信号途径起着调控细胞增殖、分化、存活和肾小管发生等重要作用，但是每条路径的精确作用以及上游活化机制有待进一步阐明。

18. Wnt 信号途径的作用

Wnt 是一个高度保守的信号分子家族，参与胚胎诱导、细胞极性产生和凋亡等过程。Wnt 信号途径包括抑制糖原合成酶 GSK-3β，进而使可溶性 β-链蛋白在胞质聚集，并移位至细胞核内，β-链蛋白与转录因子 TCF/LEF 家族的成员作用导致反式激活，调节 Wnt 应答基因表达。瞬时表达 PC-1 胞外段可以抑制 GSK-3β 的活性，表明 PC-1 可能参与调节 Wnt 信号途径。过表达 c-myc 或 β-链蛋白导致小鼠发生致死性多囊肾病，进一步支持 Wnt 信号途径参与肾囊肿的发生。Rodova 等分析了 *PKD1* 的启动子区，确定了包括 TCF4 的很多反式激活因子，并证实 *PKD1* 基因是 β-链蛋白/TCF 途径的作用靶标。

19. JAK-STAT 信号途径的作用

PKD1 基因敲除小鼠胚胎 STAT1 磷酸化和 p21 诱导缺陷。p21 是一种调控细胞周期 G1 期向 S 期过渡的蛋白，可以抑制细胞周期蛋白依赖性激酶，使细胞周期停滞在 G1 期。在细胞中过表达全长 PC-1 能抑制细胞增殖和囊肿形成，而 PC-1 缺失导致细胞增殖率增高，引起不成熟的 G1-S 期过渡，并降低细胞中 p53 的含量，说明 PC-1 起着调节 G1 节点的作用。推测 PC-1 活化 JAK-STAT 途径后，上调 p21，诱导细胞周期停滞在 G0/G1 期。

20. G 蛋白偶联信号途径的作用

Delmas 等第一次用实验证明了全长的 PC-1 可以作为非经典的 G 蛋白偶联受体，活化 G 蛋白，释放 Gβγ 亚基并调节 Ca^{2+}、K^+ 通道。PC-1 在 GPS 区发生剪切，剪切后大部分氨基端片段仍束缚在细胞表面，只有很少部分被分泌。这种剪切需要 REJ 区参与，REJ 区突变后剪切功能异常，不能活化 G 蛋白，这种活性还受到 PC-2 的调节。

21. 突变的 PC1 引起囊肿衬里上皮细胞不断增殖的机制

ADPKD 的特征主要包括增殖和凋亡失衡、肾小管极性改变、囊液异常分泌，PC-1 在这几部分中都起到了一定的作用。突变的 PC-1 参与的多条信号转导途径异常，从而扰乱了调节增殖/凋亡的信号，凋亡异常持续存在，破坏肾实质从而允许囊肿衬里上皮细胞不断增殖。

有研究表明 PC-1 直接介导细胞间黏附，细胞间黏附的断裂可能是 ADPKD 囊肿形成的早期事件。ADPKD 肾小管上皮细胞处于向部分脱极化状态改变的阶段，这可能部分由于突变使 PC-1 在细胞表面表达缺失，不能与 E-钙黏蛋白形成多蛋白复合体，导致细胞间黏附和 PC-1 信号途径改变，从而触发的脱极化。囊肿扩张需要囊腔内液体积聚，这与囊肿衬里上皮细胞异常分泌氯化物有关。Na^+-K^+-ATP 酶定位异常，使 Na^+ 梯度形成障碍。在许多上皮细胞系，胞外 ATP 对氯化物的分泌是一种有效刺激，PC-1 融合蛋白的表达能调整 ATP 依赖的顶端氯化物传导，延长传导时间，促进囊液积聚和囊腔扩大。毫无疑问，PC-1 在 ADPKD 的发生发展中起着重要的作用，但其精确机制有待阐明。确定多囊蛋白特别是 PC-1 及其参与的信号转导途径与囊肿发生的联系将有重要的意义，而阐明这些机制也将为 ADPKD 的治疗提供新的、有效的方法。

22. 肾小管极性的改变主要包括什么

肾小管极性的改变主要包括胎儿形式的 Na^+-K^+-ATP 酶、表皮生长因子受体以及组织蛋白酶 B、基质金属蛋白酶 2、E-钙黏蛋白异常定位于细胞膜顶侧而不是基侧,与胚胎中存在部位相同,提示存在成熟进程的阻断和逆转。

23. Ⅱ型多囊肾病基因和多囊蛋白-2 的具体构成

PKD2 位于人染色体 4q21-23,在基因组上占据 68kb 的序列,由 15 个外显子组成,转录一个长度为 5089bp 的 mRNA。*PKD2* 在人类基因组中是单拷贝,并不含多嘧啶区,但它的第一个外显子富含 GC,从而使得此处易于突变。

24. *PKD2* 突变检测的方法有哪些

连锁分析是最早应用于 *PKD2* 突变检测的方法。微卫星 DNA 分析就是目前常用的一种方法。常用的微卫星 DNA 有 D4S414、D4S423、D4S1542、D4S1563 等。1998 年我国多个实验室开始利用微卫星 DNA 技术对汉族等 ADPKD 家系进行 *PKD1* 基因连锁分析,但直到 2002 年,丁兰等最先在国内研究报道了 D4S1534 等微卫星标记在汉族人群中的多态性分布特点,其发现 D4S1534、D4S1563、D4S423、D4S414 分别可扩增出 11、14、17 和 15 种等位片段,多态信息含量(简称 PIC)分别为 0.872、0.844、0.921 和 0.871,从而为下一步利用该方法对汉族人进行 *PKD2* 间接突变诊断提供了帮助。在此基础上,孙岩等进一步对 1 个 ADPKD 家系(3 代,受检的 5 个成员中有 3 位患者)进行了基因分型,结果不仅发现 D4S1563、D4S423、D4S414 是有信息的,推测患者很可能为 *PKD2* 突变,而且还发现患者间有明显的表型异质性。目前采用微卫星 DNA 连锁分析方法已成为对 ADPKD 患者进行初步诊断分型的常规途径。

与微卫星 DNA 分析方法相比,利用直接突变检测方法,对确定 *PKD2* 突变具体位点和类型以及揭示其分子突变机制却具有不可替代的优势。2003 年,张殿勇等在原先自己建立的 PCR-SSCP 检测体系基础上,也进一步借助 DHPLC 技术以改进汉族人 ADPKD 致病基因突变的检测效果。许多研究表明,与 *PKD1* 突变特点相似,已鉴定出的 *PKD2* 突变散布于其基因的各个区域,未发现有突变热点的存在;除移码突变外,无义突变和错义突变中 *PKD2* 变异大都以 DNA 碱基转换为主,因而对 *PKD2* 等全基因编码区进行全面的突变检测是目前对 ADPKD 患者进行突变诊断以及突变机制研究的重要途径。

25. *PKD2* 基因编码的蛋白 Polycystin-2(PC2)的结构域有哪些

PKD2 基因编码的蛋白 Polycystin-2(PC2)为膜相关蛋白。PC2 具有 6 个跨膜结构域,其 N 端、C 端均在胞内。由于其功能和结构的特征被归类为瞬时感受器电位(transient receptor potential channel,TRP)蛋白超家族中的一员,并被命名为 TRPP2。早期研究结果显示在 PC2 氨基端包含一个纤毛锚定结构域(ciliary targeting motif),羧基端依次排列一个 Ca^{2+} 结合域(EF hand)、一个内质网定位信号区域(reticulum retention signal)和一个 Coiled-coil 结构域(Coiled-coil domain)。后经分子模型和生物物理分析预测出羧基端还存在一个球型 EF-hand 基团和一个 Coiled-coil 结构域延伸出的新的 Coiled-coil。上述两个结构域通过连接体相连接。球型 EF-hand 基团并可以被 Ca^{2+} 诱导发生构象改变。新鉴定的 Coiled-coil 结构域对于 PC2 与 PC1、TRPC1、KIF3A 等分子相互作用以及 PC2-PC2 寡聚作用是必须的。

26. PC2 在细胞内的定位

PC2 由 968 个氨基酸构成，其中 25% 和 50% 的序列（约 450 个氨基酸）分别与 PC-1 相同和相似，PC2 相对分子质量约 11 万，含有 6 个跨膜区，和 PC-1 一样，PC-2 也是一个跨膜蛋白，不同的是 PC-2 的氨基端和羧基端均位于细胞内。PC-2 在细胞内的具体定位仍存在许多争论，有研究认为 PC-2 含有 46% 的氨基酸序列与 α1 亚基核心区同源，而该亚基为一种电压门控型 Ca^{2+} 通道蛋白，分布于肾小管上皮细胞的细胞膜上；但也有研究发现，PC-2 位于细胞的内质网腔内，因为其羧基端含有内质网定位信号，可通过 N-乙酰糖基化等修饰加工、分拣和折叠后，在内膜系统内进行运输和转运。目前推测 PC-2 的分布可以受基因变异、细胞种类等多种因素的影响，其定位有多种可能，尤其是 PC-1 可通过羧基端与 PC-2 羧基端的相互作用，可封闭 PC-2 内质网定位信号以防止其向细胞内膜系统转移。PC-2 的 C 端具有螺旋结构，但研究证实，当 PC-1 和 PC-2 形成异二聚体时是通过 PC-1 螺旋结构，只有当 PC-2 形成同二聚体时才通过 PC-2 的螺旋结构起作用。PC-2 具有 EF 基序这种典型的钙离子结合蛋白，提示 PC-2 功能是一种 Ca^{2+} 通道，但它的特性与以往所知的细胞内离子通道不同。PC-2 在一较大的电压范围内经常性的开放和关闭，其活性随着胞内 Ca^{2+} 浓度的升高而短暂的增高。因此研究认为 PC-2 可能兼有两个功能：一是与 PC-1 形成异二聚体，担当肾小管上皮细胞表面纤毛内的压力感受器，感受来自肾小管腔液压的变化而向细胞内传递信号；二是作为一种电压门控性 Ca^{2+} 通道蛋白，调控肾小管上皮细胞内 Ca^{2+} 浓度，经 Ca^{2+} 磷脂依赖性蛋白激酶途径参与肾小管上皮细胞增殖与分化过程，在此过程中 PC-2 功能活性通过 G 蛋白途径可受 PC-1 影响。当 PC-2 功能受损，造成细胞内钙离子动态平衡的紊乱，促进了 ADPKD 的发生和发展。PC-2 功能的异常是通过 PKD2 等位基因的二次突变造成的。有关 PKD 基因通过二次打击途径而导致 ADPKD 发生的致病假说已普遍为公众所接受。现有研究认为，其中第二次突变可以是同一致病基因的纯合性突变，也可以是 PKD1 与 PKD2 不同致病基因间的杂合性变异。

27. PC2 的功能有哪些

研究表明，PC2 大量表达于细胞的内质网，是一种 Ca^{2+} 离子释放通道，而表达于细胞膜的 PC2 是一个非选择性钙调节阳离子通道蛋白。目前推测 PC2 很可能兼有两个功能：一是与 PC1 形成异二聚体，作为肾小管上皮细胞表面纤毛内的压力感受器，感受来自肾小管腔液压的变化而向细胞内传递信号；二是作为一种电压门控性钙离子通道蛋白，通过其羧基端与其他瞬时感受器蛋白如 TRPC1、TRPC4 和 TRPV4 等相互作用接受压力感受器内传的信号刺激而开关钙离子通道，调控肾小管上皮细胞内的钙离子浓度。经 Ca^{2+} 磷脂依赖性蛋白激酶（蛋白激酶 C）途径参与肾小管上皮细胞的增殖与分化过程。PC2 表达缺失会阻断机械刺激带来的细胞内钙流增加最终引起下游的一系列生物学事件，导致细胞功能改变和囊肿生成。

28. PC2 的人体组织中的表达分布

在人胚胎发育过程中，PC2 从 5~6 周开始广泛表达于神经组织、肌细胞、内皮来源的细胞以及中肾内，并在输尿管芽和尚未诱导的后肾开始表达，随后持续表达于肾器官发育的整个过程。在成人肾组织，PC2 表达较 PC1 高，主要表达在亨氏襻和远曲小管的基底外侧部，少量分布于集合管。与 PC1 一样，PC2 在肾外的上皮细胞和非上皮细胞如胰、肝、肠、血管平滑肌细胞、心肌细胞及软骨组织都有表达。PC2 亚细胞定位存在争议。目前认为 PC2 主要位于内质网膜。但其在细胞膜、初级纤毛、中心体以及分裂细胞的有丝分裂纺锤体里也都有分布。PC2 的亚细胞转运和定位受控于 PC2 磷酸化和与多种适配蛋白相互作用。PC2 与 PIGEA-14 分子的作用可以增加其从内质网向顺式高尔基体的运输；与 PC1 的作用则会促进 PC2 在细胞膜的定位。酪蛋白激酶对 PC2 的磷酸化可以介导其与 PACS-1 和 PACS-2（phosphofurin acidic cluster sorting protein-1 and -2）分子结合，并帮助 PC2 返回反式高尔基体（PASC-1）和内质网（PASC-2）。肿瘤坏死因子 α（TNF-α）会通过支架蛋白 Family of Rab11-interacting protein 2（FIP2）干扰 PC2 在初级纤毛上的定位。另外，PC1 和 PC2 也被证实定位于外泌体（exosome）中。外泌体可由多种细胞产生并在免疫系统以及胚胎体节的左右轴确定中发挥重要功能。尿液中的外泌体含有大量的 PC1 和 PC2。体外实验显示这些外泌体主要黏附于肾脏和胆管上皮细胞的初级纤毛上并参与新颖的神经内分泌信号传导系统。

29. PC1 和 PC2 之间的相互作用

PC1 和 PC2 之间的相互作用已被报道。PC1 和 PC2 通过其胞内羧基端的螺旋-螺旋结构域相互作用已经得到证实。生物化学/晶体结构学研究结果显示 PC1/PC2 化合物由 3 个 PC2 亚基和 1 个 PC1 亚基组成，PC2 可以诱导 PC1 构象的改变。PC1（TRPP1）的胞外区作为受体并用其跨膜-胞内区与 PC2 结合而共同形成 TRPP1/2 通道化合物。PC1 可以激活或稳定 PC2 的钙离子通道活性。因此，细胞外界的变化通过 PC1 感受器内传的信号刺激而开关钙离子通道，释放内质网内的钙离子从而调控细胞内的钙离子浓度。PC2 表达缺失或正常细胞中加入 PC2 抗体都会阻断机械刺激带来的细胞内钙流增加，最终引起下游的一系列生物学反应，从而导致细胞功能改变。

30. PC2 和 ARPKD 致病基因 *PKHD1* 编码蛋白纤囊素之间的相互作用

PC2 和人类常染色体隐性遗传性多囊肾病（autosomal recessive polycystic kidney disease，ARPKD）致病基因 *PKHD1* 编码蛋白纤囊素（fibrocystin/polyductin，FPC）之间的相互作用也已被报道。PC2 通过其胞内氨基端与 FPC 羧基端发生相互作用。这种分子间的相互作用可以防止由于 FPC 缺失而导致的 PC2 表达量下调。体内实验也已证实，带有 *PKD2* 亚效等位基因的小鼠（PKD2$^{nf3/nf3}$）由于 PC2 表达量下降出现与 *PKHD1* 基因敲除小鼠（PKHD1$^{-/-}$）相似的疾病表型。该结果说明了 PC2 和 FPC 功能上存在相互联系，ADPKD 和 ARPKD 的囊肿疾病表型的产生具有共同的分子机制。

31. PC2 和其他蛋白之间的相互作用

除 PC1 和 FPC 外，PC2 也与多种蛋白存在相互作用关系。PC2 可以和中心体蛋白 Pericentrin 形成复合物参与调控初级纤毛的组装。肾集合管细胞中，肝细胞核因子-1β（HNF-1β）靶蛋白 Collectrin 和 PC2 一起维持初级纤毛和细胞平面极性。由于 PC2 定位于初级纤毛上，其离子通道活性受到驱动蛋白-2 亚基（KIF3A 和 KIF3B）的调控。KIF3B 还可以作为中间蛋白连接 PC2 与 FPC 共同调节 PC2 离子通道活性。PC2 的功能还受到表皮生长因子受体（epidermal growth factor receptor，EGFR）、磷脂酶 C-γ2（phospholipase C-γ2，PLC-γ2）、肾脏损伤分子 1（kidney injury molecule 1，Kim 1）、第二信使 1，4，5-三磷酸肌醇受体（inositol 1，4，5-trisphosphate receptor，IP3R）、兰尼碱受体（Ryanodine receptor 2，RyR2）、辅肌动蛋白（α1- and α2-actinin）和突触融合蛋白 5（syntaxin 5）的调控。

此外，PC2 和胰腺内质网阻滞 eIF2a 激酶（pancreatic ER-resident eIF2a kinase, PERK）相互作用参与细胞生长的调控，并与螺旋-环-螺旋蛋白 Id2（helix-loop-helix protein Id2）结合，依赖 PC1 调节细胞周期；与 Hax-1，原肌球蛋白-1（tropomyosin-1）和肌钙蛋白-Ⅰ（troponin-Ⅰ）相互作用维持细胞骨架结构稳定。Homocysteine-induced endoplasmicreticulum protein（Herp）和 Transcriptional coactivator with PDZ-binding motif（TAZ）也可以和 PC2 相互作用调控 PC2 的降解。

32. 除 *PKD1* 和 *PKD2* 之外其他可能的致病基因有哪些

目前有一些鲜见的 ADPKD 患者，未见 *PKD1* 和 *PKD2* 基因突变，因此有学者继 *PKD1*、*PKD2* 位点发现后又提出 *PKD3* 的存在。但由于此型 ADPKD 患者临床表型较轻且所获家系有限，目前尚未明确定位。此型 ADPKD 患者临床表现较其余两型均要轻微，该类患者发病率相对较低，所获家系有限，目前尚未定位。有学者对是否存在第三个位点提出了质疑。Almeida 等报道一个葡萄牙 APKD 大家系的病变基因不与 *PKD1* 和 *PKD2* 基因所在区域的遗传标记相连锁，即不在 16 号和 4 号染色体上，并认为其在 ADPKD 中所占的比例要比 *PKD2* 少，命名为 *PKD3*。

33. 动物的 PKD 基因突变情况

（1）CFWwd 小鼠：为一种从 CFW 小鼠中发现的自然突变鼠系。其肾囊肿病与人 ADPKD 相似，也是成年发病、显性遗传，一些 ADPKD 的典型表现，如动脉瘤、肝囊肿在此模型中有 20% 的发生率。死亡率于 10 月龄后增加，大部分死于 18 月龄。此突变特点是受周围环境影响很大，于无菌环境时只有 5% 发生肾囊肿，一般条件下则 100% 发生肾囊肿。此病虽由基因决定，但易受环境因素的激发，表明还存在免疫因素。

（2）c-myc 转基因小鼠：属常染色体显性遗传，具有 100% 的外显率，囊肿遍布肾皮质、髓质层，分散生长，一般在 6 周至 3 月龄间死于肾衰竭。肾囊肿的发生不是因为转移基因在结合位点处将原有的基因切断造成的，而是因 c-myc 基因的过度表达造成的。通过原位杂交可以检测到 c-myc 基因的高表达只局限于肾小管囊肿的内衬上皮细胞内，提示正常上皮细胞分裂停止在囊肿形成过程中起了一定的作用。

（3）类固醇诱导的 PKD：类固醇必须在较窄的"时间窗"内运用，即在生后 1 周内，通常只需一次注入就足以诱导 PKD。其机制是由糖皮质类激素的盐皮质激素样作用导致了肾囊肿的发生，还是由其直接介导造成的尚存争论。研究显示：反复注入氯化钾可以预防肾囊肿发生，这提示糖皮质激素的盐皮质激素样作用导致的低血钾可能在囊肿生成中起一定的作用。已经证实，类固醇在 PKD 的肾囊肿发展中具有作用，纯合子 CPK 小鼠生后 11 天的皮质醇水平比野生型小鼠有显著增高，这一时间正好是激素诱导囊肿形成最有效的时间，而正常情况下此时的皮质醇水平应是很低的，另外，CPK 小鼠内 Ke6 基因和 11β 类固醇脱氢酶基因的表达严重下调，这是类固醇代谢障碍的分子学证据。

二、ADPKD 发病机制的基础研究

1. ADPKD 发病机制的假说主要有哪些

（1）二次打击学说（two-hit mechanism）。

（2）纤毛致病学说。

（3）突变起始时间学说。

（4）第三次打击学说。

（5）炎症致病学说。

（6）齐-杂合子状态（trans-heterozygous state）学说。

（7）螺旋区-螺旋区相互作用学说。

（8）PKD 基因的低表达（low-expression）。

（9）PKD 基因的过度表达（over-expression）。

（10）修饰基因（Modifier Gene）突变。

2. 什么是二次打击学说（two-hit mechanism）

ADPKD 作为一种常染色体显性遗传病，呈现出发病时间晚和局灶性病变特征。患者虽然携带一个遗传性突变基因，但通常在成年后才表现出疾病特征，且不是所有肾单位均有囊肿生成，通常受累的肾单位只有 1%~5%。不仅如此，每个患者之间也存在明显的个体差异，即使同一家系成员中携带相同突变的个体其表型也存在差别。这一现象可以用二次打击学说来解释：即遗传因素只是使受累者发生易感倾向，只有在"二次"因素，即生殖细胞突变的基础上再发生体细胞突变作用下才会导致疾病的发生。

3. 对于Ⅰ型 ADPKD，支持"二次打击"学说的证据有哪些

1996 年 Qian 等提出了等位基因体细胞突变学说，即"二次打击"（two-hit）学说。他们认为生殖细胞突变所致的 *PKD1* 杂合子基因只是使受累者发生易感倾向，并不会导致囊肿形成。只有在"二次"因素如感染、毒素等环境因素影响下，正常的等位基因发生突变（体细胞突变）或缺失，囊肿才会形成。因此，虽然 ADPKD 是一种常染色体显性遗传病，但是在分子水平上却是一种隐性疾病。

Ⅰ型 ADPKD 的"二次打击"学说的一个直接证据是 ADPKD 患者肾脏囊肿上皮细胞中存在 PKD 基因的杂合性丢失（loss of heterozygosity，LOH）。所谓杂合性缺失（LOH）是一种分子现象，是指某一位点上两个等位基因中的一个缺失。Qian 等分析了来自 5 个 *PKD1* 基因突变患者的 76 个囊肿，发现约 17% 的囊肿表现为 LOH 或者体细胞突变。Watnick 等研究发现 ADPKD 患者的肝脏囊肿中存在体细胞突变。另外两项研究同样证实在 ADPKD 患者肾囊肿细胞中存在 *PKD1* 基因的杂合性缺失。Lu 等将剪接突变的 *PKD1* 基因转入胚胎干细胞，建立了 *PKD1* 基因突变的转基因小鼠。实验发现，纯合子小鼠多在胚胎期即死亡，且伴有多囊肾，肺发育不全等。杂合子小鼠则在出生后 9~14 个月出现多囊肾和多囊肝，并在一些所检测的囊肿中发现多囊蛋白缺乏。

4. 对于Ⅰ型 ADPKD，支持"二次打击"学说的证据有哪些

起初关于"二次打击"学说的研究主要针对Ⅰ型 ADPKD。鉴于Ⅰ型 ADPKD 与Ⅱ型在表型上的相似性，有学者提出该学说是否同样适用于Ⅱ型 ADPKD 呢？Wu 等的研究证实在Ⅱ型 ADPKD 中同样存在体细胞突变。Pei 等提取了来自 3 名 *PKD2* 基因突变患者 54 个肾脏和肝脏囊肿中的 DNA 进行研究。结果有 5 个囊肿存在杂合性缺失，另有 7 个囊肿存在体细胞突变。

5. 支持"二次打击"学说的转基因小鼠模型研究有哪些

2000 年 Wu 等建立了两种 *PKD2* 转基因小鼠模型：WS25 和 WS183。WS25 中含有不稳定等位基因（unstable allele），它可以通过基因内或基因间重组以及基因倒位等转变为无功能等位基因。WS183 中含有无功能等位基因（null allele）。WS25 和 WS183 杂交后产生

一种杂合子模型（PKD2$^{WS25/-}$）。结果发现 PKD2$^{-/-}$小鼠在子宫内便发生死亡，其肾单位和胰管中均有囊肿形成。成年 PKD2$^{WS25/-}$小鼠发生多囊肾，晚期出现肾衰竭。

患者一对 PKD 等位基因（*PKD1* 或 *PKD2*）中其中突变基因由父母遗传获得而存在胚胎期突变，所有的肾脏上皮细胞均携带此突变，但尚不足以引起肾脏囊肿。个体在遗传因素及后天环境作用下，部分肾小管另一个正常等位基因也发生体细胞突变，其正常 PKD 等位基因由于体细胞二次打击而完全失活而导致囊肿形成。由此可见，尽管 ADPKD 遗传方式为显性，但在分子水平却是呈现隐性遗传的特征。二次打击学说已经在 ADPKD 小鼠模型中得到验证。Wu 等通过 PKD2$^{WS25/-}$小鼠模型证实 *PKD2* 基因由于存在重复序列使得基因易于发生重排而失活而导致肾囊肿的形成。该小鼠模型的一个 *PKD2* 等位基因为无功能等位基因（null allele）；另一个等位基因是将 *PKD2* 野生型 1 号外显子与突变型 1 号外显子相连，这种新的突变会引起不稳定等位基因发生基因重组或倒位，产生一种无功能等位基因。已经存在的无功能等位基因和 WS25 杂交产生了一种杂合子模型，在杂合子丢失（LOH）基础上即会囊肿表型的出现。但也有一些研究表明，单倍体功能不足（仅 1 个 PKD 等位基因突变）或交叉杂合子（如 *PKD1* 胚胎期突变基础上发生 *PKD2* 体细胞突变）也可以引起囊肿发生，并且在囊肿产生的早中期可观察到细胞的异质性。此外，肾囊肿上皮细胞 PKD 基因的杂合性丢失（LOH）也说明了正常等位基因可由于"二次打击"导致突变或缺失而引起囊肿的形成。Lu 等发现 *PKD1* 截短突变纯合子小鼠存在胚胎致死现象，且伴有严重的肾脏囊肿和肺发育不全。而杂合子小鼠则在出生后 9~14 个月发展为肾囊肿和肝囊肿，并在一些囊肿上皮细胞中发现 PC1 的缺失。该模型也证实了二次打击学说。

6. 什么是纤毛致病学说

肾脏上皮细胞纤毛是一种没有运动能力的初级纤毛，长期以来它一直被认为是一种没有任何功能的退化细胞器。但近几年来的研究表明，纤毛在肾脏发育中发挥重要作用，纤毛结构功能异常直接导致肾囊肿性疾病的发生。纤毛由起源于基体和中心体的 9+0 微管轴丝结构（9 对外联微管不含中央微管）组成，其装配和维持必须依赖鞭毛内运输（intraflagellartransport，IFT）来完成，驱动蛋白-Ⅱ（kinesin-Ⅱ）和细胞质动力蛋白-1B（dynein-1B）作为两种分子动力蛋白，分别参与其中的顺向转运和逆向转运过程。纤毛由肾小管上皮细胞深入管腔与尿液直接接触，但不推动尿液流动。纤毛功能障碍会导致无法将在正常尿流率下产生的终止信号传递给肾小管细胞，从而造成病变小管不断扩大，最终导致囊肿的形成。

7. 纤毛致病学说的研究现状如何

Pazour 等在 IFT88 蛋白突变的 Tg737orpk 小鼠中发现纤毛装配缺陷可导致 PKD。Praetorius 等的研究也证明液流刺激纤毛可引起细胞钙内流增加，且该作用依赖于纤毛结构和功能的完整性。而 Nauli 等的进一步研究发现，这种液流应答需位于纤毛内的多囊蛋白的参与。

肾脏初级纤毛的研究是近年来 PKD 研究的新热点，但目前对初级纤毛在 PKD 的发生发展过程中的作用还存在较多疑问。进一步阐明初级纤毛与 PKD 的关系可能为 PKD 的发病机制以及治疗提供新的研究方向。目前众多学者均提出了多囊肾病纤毛致病学说：纤毛通过多囊蛋白复合体感受尿流率调控肾小管腔直径和分化状态，基因突变引发了纤毛感受尿流率的功能异常，可通过下游 Ca^{2+} 信号传导影响靶基因调控，进而导致细胞功能改变和囊肿生成。此外，初级纤毛除作为压力感受器外，还参与了细胞分裂。多种囊肿疾病相关蛋白都分布在纤毛的基体和中心粒上，而纤毛的基体和中心粒在细胞周期调控中发挥了重要作用。研究表明，PC1可通过抑制细胞周期依赖性蛋白激酶活性而调节细胞周期，基因突变会导致细胞周期和增殖异常，从而导致囊肿的形成。

8. 什么是突变起始时间学说

ADPKD的发生发展主要是健康肾实质逐渐被囊肿所取代的过程，50%的患者在60岁时发展为终末肾衰竭。是否肾囊肿的起始和发展是在患者的一生中一个持续的过程还是在发育过程中在某一阶段集中发展至今还没有定论。目前研究发现如果将ADPKD致病基因*PKD1*在小鼠出生后13天之内条件性失活，小鼠将在3周内出现严重的肾囊肿表型。但如果在出生后第14天失活该基因，小鼠在5个月后才会产生肾囊肿。该结果说明*PKD1*参与发育期和成熟期肾脏管道形态建成。*PKD1*失活的时间对囊肿发生发展和严重程度起决定性作用。如果失活发生于肾脏发育过程中，将会出现的严重囊肿表型，且发展迅猛。反之，如果失活发生于肾脏发育转折点后，囊肿表型则出现较晚且程度较轻。

9. 什么是第三次打击学说

解释ADPKD发病机制的二次打击学说已被广泛接受。即：虽然患者携带一个遗传性突变基因（*PKD1*或*PKD2*），但通常不足以引起囊肿的形成。个体后天部分肾小管另一个正常等位基因在遗传因素或环境作用下也发生体细胞突变，其正常PKD等位基因由于体细胞二次打击而完全失活而导致囊肿形成。*PKD1*基因纯合缺失小鼠存在胚胎致死现象，且伴有大量肾囊肿和胰腺囊肿。然而如果将*PKD1*在小鼠成年后诱导失活则会延缓肾囊肿的发生发展。因此，有学者认为，囊肿的形成需要额外的独立因素参与，即所谓的"第三次打击"。肾脏损伤参与第三次打击并导致*PKD1*条件性基因敲除小鼠成年后出现严重的囊肿表型和肾小管上皮细胞的异常增殖。由此可见，肾脏损伤或其他遗传/非遗传因素所导致的肾脏再次发育和细胞增殖会引发成熟期肾脏囊肿的迅速形成和发展。

10. 什么是炎症致病学说

多囊肾的另一个表现为具有炎症特征，但目前炎症如何导致囊肿的发展和演进仍不太清楚。研究已证实，多囊肾患者囊液标本中存在多种致炎细胞因子如：IL-1β、TNF-alpha（TNF-α）和IL-2，且尿液中高水平的单核细胞趋化物蛋白-1（monocyte chemoattractant protein-1，MCP1）与囊肿的发展存在正相关。多囊肾大鼠模型（Han：SPRD）的肾脏中也出现Mcp1的高表达并伴有ED-1阳性巨噬细胞的聚集。此外，肾脏缺血损伤后巨噬细胞聚集于肾脏囊肿处并促进囊肿生长和肾小管上皮细胞的增殖。该结果说明噬菌体在囊肿的形成中发挥一定作用。

11. 什么是齐-杂合子状态（trans-heterozygous state）学说

已有研究结果证实，PC1和PC2形成一个共同的复合物通过同一通路发挥作用。就此有学者提出了一个新的观点：是否囊肿的形成与齐-杂合子状态存在相关性。如果*PKD1*和*PKD2*基因的产物以某一比例相互作用从而调控肾上皮细胞的正常生长和分化，那么破坏这种比例就可能导致囊肿的形成。Koptides等认为，如果患者本身已经带有一个*PKD1*突变基因，再发生*PKD2*基因体细胞缺陷，从而引起异常复合物的形成，导致一系列生物学的改变，最终导致囊肿的发生。反之亦然，这样就形成了一齐-杂合子状态。

Pei等也通过单链构象多态性分析对一个先前已经排除与*PKD1*及*PKD2*连锁的家系成

员进行再次分析，发现其中有 12 个存在 *PKD2* 突变，有 15 个存在 *PKD1* 突变，有 2 个在两个位点上均有突变。

经典的"二次打击"学说是指单一的 *PKD1* 或 *PKD2* 基因发生二次突变，即生殖细胞突变在 *PKD1* 基因的患者，其体细胞突变也在 *PKD1* 基因，*PKD2* 亦然。然而，Koptides 等研究证实 *PKD1* 基因和 *PKD2* 基因的表达产物多囊蛋白 1（PC1）和多囊蛋白 2（PC2）协同表达并且相互作用，形成一复合物。同时发现在 1 型 ADPKD 患者的囊肿中不仅有 *PKD1* 基因的体细胞突变，而且还有 *PKD2* 基因的突变。因此他们认为，带有原始突变的 *PKD1* 基因失活，而体细胞突变的发生在 *PKD1* 基因或 *PKD2* 基因，从而引起异常复合物的形成。即在 ADPKD1 患者带有一个原始突变的基础上，再发生 *PKD2* 体细胞突变，反之亦然，这样就形成了齐-杂合子状态。绝大多数复合物都含有一个或多个突变的多囊蛋白 1 或多囊蛋白 2 分子，仅仅少部分复合物是正常的。这使多囊蛋白不足以支持正常的肾细胞生长和肾脏发育

2002 年 Wu 等通过小鼠模型对齐-杂合子状态进行了研究。他们首先建立了 PKD1$^{+/-}$ 和 PKD2$^{+/-}$ 小鼠模型，然后将这两种模型的小鼠杂交，从而获得了具有齐-杂合子状态的新小鼠模型 PKD1$^{+/-}$：PKD2$^{+/-}$。研究发现 PKD1$^{+/-}$：PKD2$^{+/-}$ 小鼠较野生型小鼠、PKD1$^{+/-}$ 小鼠和 PKD2$^{+/-}$ 小鼠有更多的囊肿形成，病情更严重。

12. 什么是螺旋区-螺旋区相互作用学说

由于 *PKD2* 基因突变所引起的 ADPKD 囊肿发生比 *PKD1* 基因突变引起的时间较晚，且进展较慢，但两种基因突变所引起的 ADPKD 囊肿的病理改变却是一致的。鉴于此种特点，有学者便通过研究提出了"螺旋区-螺旋区相互作用"的假说。

研究表明 PC1 主要分布于细胞膜的表面，与其他相关蛋白共同构成受体。PC2 则主要分布于内质网，它与 PC1 通过 C 端的螺旋区相互联系，共同感知胞外配体的刺激，并以阳离子作为第二信使将信号通过共同途径传至细胞核内，从而进行一系列的表达。因此，两种多囊蛋白中的任何一种发生突变，都会导致信号发生及传导通路的异常，一旦信号传导发生异常就有可能导致 PKD 的发生。"螺旋区-螺旋区相互作用"学说在一定程度上解释了 *PKD2* 基因在 ADPKD 发病机中的作用。

13. PKD 基因的低表达（low-expression）见于什么情况

（1）单倍剂量不足（haplo-insufficiency）：所谓单倍剂量不足，是指一个等位基因突变后，另一个等位基因能正常表达，但这只有正常水平 50% 的蛋白质不足以维持细胞正常的生理功能。近年来，研究发现单倍剂量不足在 ADPKD 的分子发病机制中起重要作用，尤其在血管表现方面。

（2）功能部分缺失性（hypomorphic）PKD 基因：除了单倍剂量不足导致的 PKD 低表达外，近年来发现通过转基因手段获得功能部分缺失性 PKD 基因的纯合子也表现出 PKD 的低表达，导致囊肿的形成。

14. *PKD1* 基因单倍剂量不足的后果是什么

2006 年 Ahrabi 等研究发现，与野生型小鼠相比，PKD1$^{+/-}$ 小鼠的抗利尿活性明显增高，尿中渗透压增高而血浆渗透压降低。*PKD1* 单倍剂量不足可导致 PKD1$^{+/-}$ 小鼠水代谢异常（正平衡），并可引起肾脏集合管细胞内钙离子浓度下降、RhoA 活性降低以及水通道蛋白-2（AQP-2）在顶端膜（apical membrane）侧的聚集。这些变化在囊肿形成中具有重

要作用。2009 年 Morel 等首次发现与野生型小鼠相比，PKD1$^{+/-}$ 小鼠在 30 周龄时其收缩压显著升高、腹主动脉的收缩活性升高而舒张活性降低。同时 PKD1$^{+/-}$ 小鼠主动脉中的钙离子信号降低而释放增加，与钙离子信号通路相关的蛋白浓度亦发生了显著改变。这表明 *PKD1* 单倍剂量不足可导致 PKD1$^{+/-}$ 小鼠主动脉的细胞内钙离子稳态改变、血管收缩活性增强以及相关蛋白浓度的变化。

15. *PKD2* 基因单倍剂量不足的后果是什么

2003 年 Qian 等研究认为 *PKD2* 单倍剂量不足可出现细胞内钙离子调节异常，从而与血管表型有关。PKD2$^{+/-}$ 小鼠血管中多囊蛋白 2 的表达水平约为野生型的一半，并且颅内血管异常发生率增高。鉴于钙离子信号通路在细胞外基质收缩、产生和分泌以及细胞增殖和凋亡中的重要作用，可以推测 *PKD2* 单倍剂量不足在 ADPKD 囊肿形成中也发挥着重要作用。Chang 等研究发现在肾脏囊肿形成之前，PKD2$^{+/-}$ 小鼠肾脏的增生活性已经明显升高。在 ADPKD 患者肾脏中，尚未形成囊肿的肾小管的增生指数较正常对照组高出 40 倍。这表明 *PKD2* 单倍剂量不足可引起囊肿形成之前肾小管细胞增生活性增强。

16. *PKD1* 基因功能部分缺失的后果是什么

2004 年 Lantinga-van 等在 *PKD1* 基因的内含子 1 中插入 neo 基因，使正常 *PKD1* 等位基因突变为功能部分缺失性 *PKD1* 等位基因——*PKD1*（nl），从而培育出一种新的小鼠模型——*PKD1*（nl/nl）。该小鼠模型是 *PKD1*（nl）基因的纯合子。插入的基因序列可使内含子 1 发生异常剪接，导致在 *PKD1*（nl）基因的转录产物中仅 15%~20% 为正常产物。PKD（nl/nl）小鼠双侧肾脏均形成囊肿，同时伴有胰腺和肝脏管道的扩张以及心血管的异常。在去除 neo 基因后，小鼠的表型与野生型小鼠相同。这些结果表明 *PKD1* 剂量的降低足以诱发囊肿形成和血管缺陷的发生。

2006 年 Jiang 等分别在 *PKD1* 基因的内含子 30 和 34 中插入 mcl-neo 基因，使正常 *PKD1* 等位基因发生突变，从而获得了含突变基因的小鼠纯合子模型。该模型的小鼠在出生时表现正常，然而生后逐渐出现多囊肾，同时伴有正常多囊蛋白 1 的减少。这同样表明 *PKD1* 剂量的降低可导致 1 型 ADPKD 中囊肿的形成。

17. PKD 基因的过度表达（over-expression）是否能够导致囊肿形成

虽然 PKD 基因的低表达可导致囊肿的形成，但是在对 ADPKD 患者肾脏囊肿的研究中发现部分囊肿中存在 PKD 基因的过度表达。那么 PKD 基因的过度表达能否导致囊肿形成呢？

2000 年 Pritchard 等通过在小鼠基因组中导入完整的 *PKD1* 基因和 TSC2 基因，建立了新的小鼠模型。这些小鼠均可表达正常的多囊蛋白 1，而且为过度表达。同时部分转基因小鼠表现为多囊肾，并伴有肝囊肿和胆管的增生。这表明 *PKD1* 基因的过度表达同样会导致囊肿的形成。2006 年 Thivierge 等同样利用转基因小鼠模型证实 *PKD1* 基因的过度表达同样会导致囊肿的形成。

18. 修饰基因（modifier gene）突变在肾囊肿形成中的作用

在囊肿形成中，修饰基因同样发挥着重要作用。研究表明 *TSC2* 基因和 *PKD1* 基因的联合突变或者联合缺失，可导致肾脏囊肿形成，而且发病早，病情重。这提示这两个基因的表达产物之间具有协同作用。

2009 年 Hartman 等研究发现 TSC1$^{-/-}$ 和 TSC2$^{-/-}$ 小鼠胚胎成纤维细胞（MEFs）较野生

型对照组含有更多的初级纤毛，并且纤毛的长度比野生型胚胎成纤维细胞的纤毛增加约17%~27%。由于在 ADPKD 囊肿形成中异常的初级纤毛发挥着重要作用，这提示 TSC 基因可能通过影响纤毛来诱发囊肿的形成。2009 年 Bonnet 等利用转基因小鼠模型研究发现 *TSC2* 基因和 *PKD1* 基因的表达产物可以调节初级纤毛的长度，并且在 TSC1$^{+/-}$、TSC2$^{+/-}$ 和 PKD$^{+/-}$ 小鼠的囊肿前肾小管和肝脏胆管细胞中存在细胞极性的改变。

三、ADPKD 发病的囊肿形成机制

1. ADPKD 发病的囊肿形成的大体总的机制是什么

ADPKD 是由 *PKD1* 和 *PKD2* 基因突变，致使多囊蛋白功能的缺失，导致肾囊肿的形成。但 PC1/PC2 蛋白功能的缺失到肾囊肿形成这一具体过程还并不十分明确。一般认为，*PKD1* 和 *PKD2* 基因突变引发 PC1/PC2 蛋白结构和功能出现异常：

（1）在肾脏上皮细胞中将导致细胞出现增殖和凋亡异常。

（2）平面细胞极性（planer cell polarity，PCP）异常。

（3）离子分泌异常。

（4）细胞外基质重塑形异常。

（5）信号传导异常。

这些异常导致肾脏管道系统出现病变，从而导致囊肿的形成和囊液的聚积。然而，导致这些表型改变的分子机制目前仍不很清楚。

2. ADPKD 发病机制中，细胞增殖和凋亡异常的证据有哪些

ADPKD 起源于肾小管的上皮细胞，在人类胚胎 10 周起即开始有囊肿的发生。在囊肿形成的早期阶段，肾小管管壁的上皮细胞数即增加，这通过囊壁细胞内的增殖细胞核抗原的增加、细胞绝对数的增加以及早期反应基因（c-myc，c-fos）增加等得以证实。动物试验发现多种原癌基因的过度表达导致肾小管上皮细胞的增生。采用 Northern blot 分析，与正常肾组织比较，囊肾组织中 c-myc 基因表达增加 15 倍，P53 表达显著下降，Bcl-2 表达增加 20 倍，Bax 表达无变化。结果表明，促进细胞凋亡的因素受抑，抑制细胞凋亡基因增强，细胞增生与凋亡失去了平衡。有研究证实成年期 ADPKD 中，功能肾单位发生持续的高水平凋亡，但没有残留肾单位的肥大和（或）新的肾单位再生，导致肾组织进行性缺失。

多项研究已表明肾内囊肿的形成与细胞异常的增殖和凋亡密切相关。正常人类肾脏的所有肾管道上皮增殖在出生后不久便结束，而 ADPKD 患者的肾脏则以囊肿上皮细胞持续的增殖为表性特征。

3. 影响细胞异常增殖的因素有哪些

（1）表皮生长因子（epidermal growth factor，EGF），转化生长因子（transforming growth factor，TGF）-α 和表皮生长因子受体（epidermal growth factor-receptor，EGFR or ErbB-1）在促进囊肿上皮细胞增殖中发挥重要作用。髓襻升支粗段上皮细胞分泌的 EGF 会刺激细胞增殖。由于正常情况下，EGFR 仅表达于基底侧细胞膜和肾小管上皮细胞。而 ADPKD 发生后，活化的 EGFR 分布于囊肿上皮细胞的顶端细胞膜并导致持续的上皮细胞增殖。

（2）影响囊肿上皮增殖的另一个因素是 cAMP 的异常。cAMP 作为重要的第二信使存在于所有细胞中。正常肾脏中，细胞内 cAMP 水平受到抗利尿激素、甲状旁腺素和降血钙

素的调节而影响下游蛋白激酶 A（protein kinase A，PKA）的活性。PC1/PC2 复合物可以调节 Ca^{2+} 进出，控制细胞内基础 Ca^{2+} 水平，维持 PI3-Akt 激酶的活性。PI3-Akt 激酶的激活可以抑制 B-Raf 激酶活性而控制细胞的增殖。而在 PKD 细胞中，由于 PC1/PC2 功能的缺失而导致的细胞内 Ca^{2+} 水平降低从而解除了 Akt 对 B-Raf 的抑制作用。细胞内 Ca^{2+} 水平的降低还刺激了腺苷环化酶 6（adenylylcyclase 6，AC6）合成，使得 cAMP 升高，激活 PKA、B-Raf、MEK 和 ERK 通路，从而刺激细胞增殖。

Yamaguchi T 等研究表明 cAMP 能够刺激 ADPKD 囊壁细胞增殖，而对正常肾脏细胞没有增殖作用。精氨酸加压素（AVP）激活腺苷酸还化酶（AC），催化 ATP 转化为 cAMP，增加 cAMP 的浓度，进而激活蛋白激酶 A（PKA），PKA 通过某种尚待确定的途径激活了 B-Raf，丝裂原活化蛋白激酶（MEK）和细胞外信号调节激酶（ERK）。表皮生长因子（EGF）通过激活酪氨酸受体激酶、Ras 和 Raf-1，同样磷酸化 MEK 和 ERK。而在正常肾脏细胞 PKA 能抑制 EGF 至 ERK 的通路。

PC1/PC2 复合物参与 cAMP 信号通路的作用机制是与 PC2 这一钙离子选择通道相关。由于多囊蛋白（PC1/PC2）定位于特殊的结构如原始纤毛、黏着斑以及黏附复合物中，并发挥感知外界环境的作用，它们对于调节细胞外钙浓度及钙稳态非常重要。PC1/PC2 复合物作为感受器通过离子通道将外界机械和化学刺激信号转换为钙液流。ADPKD 突变的肾上皮细胞缺少敏感的钙液流信号传导进而表现出胞内钙离子浓度以及内质网钙存储的减少，进而导致 cAMP 异常升高，引发下游信号激酶通路，如 MAPK/ERK 信号通路的活化。同时 cAMP 通过刺激 CFTR 驱使的氯化物、液流的分泌和细胞增殖导致囊肿的形成。在 cpk、jck、pcy、Ksp-Cre、HNF1β$^{flox/flox}$、PKD2$^{WS25/-}$、γGT-Cre、PKD1$^{flox/flox}$ 小鼠和 PCK 大鼠，PKD2$^{+/-}$ 小鼠血管平滑肌以及 TG737orpk 小鼠脉络丛中，都发现 cAMP 及 cAMP 依赖基因的表达水平增加。此外，带有 PC1 和 TSC2 连续性缺失的 ADPKD 患者表现出更严重的囊肿表型，这说明信号通路之间存在协同作用。

（3）蛋白激酶 X（protein kinase X，PRKX）也可以诱导上皮细胞的增殖。正常肾脏中 PRKX 仅表达于胚胎发育过程中后肾输尿管芽上皮细胞。但在 ADPKD 中可见 PRKX 的异常表达。作为 cAMP 依赖的蛋白激酶，PRKX 发挥与 PKA 相似的作用对细胞增殖产生影响。

4. 影响细胞异常凋亡的因素有哪些

除了细胞的异常增殖，在 ADPKD 中同样出现了异常的细胞凋亡。细胞凋亡维持机体环境稳定的重要因素，也是清楚异常增殖细胞的一种重要途径。SBM 转基因小鼠、bcl-2 基因敲除小鼠和 ADPKD 患者肾脏上皮细胞均出现抑制细胞凋亡的基因表达增强，增殖和凋亡的平衡出现异常。体内和体外实验也均已证实缺失或下调 PC1 和 PC2 会引起细胞增殖和凋亡的增加。

Lantinga-van 等发现与正常小鼠相比，在 *PKD1* 条件性基因敲除小鼠模型肾囊肿上皮细胞中出现明显的增殖升高。Kim 等的研究也证实在 PKD2$^{+/-}$ 细胞中由于 PC2 的缺失会导致细胞出现增殖和凋亡的显著增加。

5. 什么是平面细胞极性信号通路

平面细胞极性（planer cell polarity，PCP）信号通路也称为非经典的 Wnt 信号通路。在许多哺乳类动物的发育过程中，PCP 信号通路和细胞方向性分裂参与多种发育过程，对细胞分化和组织器官的形态起决定性的作用。如 PCP 信号通路的基因在原肠胚的形成以及和神经胚形成过程中的汇聚延伸（convergent extension，CE）和纤毛形成（ciliogenesis）等过程中起重要的作用。此外，PCP 信号通路在肾脏发育中可以确保肾单位具有正确的形态和直径。纤毛或基体-中心体复合物对于平面细胞极性的确定发挥重要作用。

6. PCP 信号通路异常在 ADPKD 囊肿形成中的作用

PCP 的缺陷会导致肾小管直径的增加并引起 ADPKD。许多肾囊肿疾病模型已经发现存在 PCP 信号通路的异常。不仅如此，PCP 信号通路组分蛋白 Fat4 基因缺陷小鼠模型也观察到囊肿的生成。然而，并不是所有的研究都证实在 *PKD1* 或 *PKD2* 基因突变小鼠模型未扩张的前囊肿期肾小管中出现 PCP 信号通路的缺陷。因此，PCP 在囊肿发生中的作用仍然不十分明确。

7. 纤毛的结构和功能

纤毛（cilia）是一种存在于大多数细胞表面的一种细长的管状结构，由三部分组成：纤毛膜、基质和轴丝（axoneme）。纤毛膜与细胞膜相通连；基质主要是由一些可溶性蛋白组成；轴丝是由细胞微管和附属蛋白结构组成的。纤毛根据其结构和运动能力可分为运动纤毛（motile cilia）和不动纤毛（又称初级纤毛，primary cilia）。

典型运动纤毛的轴丝具有外围的 9 个双连体微管和一对中央微管，称为"9+2"型纤毛。相邻的双连体微管由连接丝相连，每个双连体微管由一个完整的 A 微管（13 个原丝）和一个不完整的 B 微管（10 个原丝）组成。沿着 A 微管分别有序地排列着外动力臂、内动力臂和辐条结构（radial spoke），这些蛋白质结构调控着纤毛的运动，外动力臂提供纤毛摆动的动力，控制着纤毛摆动的频率；内动力臂、辐条结构和中央微管协同调控纤毛摆动的波形大小和形状。运动纤毛主要分布于呼吸道、输精管和输卵管上皮细胞等，分别参与黏液的运输、精子细胞和卵细胞的移动等。

多数细胞中长有一根纤毛，它们是不动的，称为不动纤毛（immotile cilia）或初级纤毛（primary cilia）。不动纤毛缺少两个中央微管及其附属结构，因此被称为"9+0"型纤毛。初级纤毛多为感觉纤毛，分布丁视觉、嗅觉和听觉细胞等，其主要作为机械感受器和化学感受器，感受理化和机械力的刺激。肾脏纤毛就属于无运动功能的初级纤毛，分布于所有节段（暗细胞之外的细胞均存在）。

在纤毛的顶端为"鞭毛帽子复合体"（flagellar cap complex），它向下和中央微管相连，向上同纤毛顶端的纤毛膜相连。目前，这些蛋白质结构的组成和功能不详，有可能参与了纤毛的组装和解聚过程。在纤毛的基部为基体（basal body），它主要由 9 个三联体的细胞微管组成中心粒（centriole），向上与纤毛中的双连体微管相连，在基体顶端长有伸向外周纤毛膜的蛋白质纤维结构——过渡纤维（transition fiber），这种结构可能参与调控蛋白质进出纤毛。

8. 什么是"鞭毛内运输"

"鞭毛内运输"（intraflagellar transport，IFT）是发生于纤毛轴丝和纤毛膜之间从纤毛基部到顶端的一种蛋白质复合体的双向运输过程，IFT 是首先在衣藻中利用微分干涉摄像技术观察到的。IFT 颗粒由至少 17 种高度保守的蛋白组成并形成复合体 A 和 B。Rosenbaum 等认为质膜和胞浆物质进入鞭毛而使得鞭毛生长，鞭毛移行纤维由基体部微管向质膜延伸，并在胞体和鞭毛之间形成由 IFT 介导的"鞭毛孔"，调节鞭毛的物质流动。

其中驱动蛋白-Ⅱ（kinesin-Ⅱ）在从纤毛基部到顶端的运动—顺向运输（anterograde transport），即 IFT 颗粒将胞浆物质向鞭毛的运输中发挥功能；而细胞质动力蛋白 1b（Cytoplasmic dynein 1b）则在从纤毛顶端到基部的运动——逆向运输（retrograde transport），即 IFT 颗粒返回胞体（逆向运输）过程中起作用。已有证据表明蛋白质复合体 B 在顺向运输中起关键作用，而蛋白质复合体 A 在逆向运输中起关键作用。

9. 鞭毛内运输的作用是什么

研究发现 IFT 是所有真核细胞纤毛（鞭毛）装配、维持和解聚所必需的。IFT 颗粒在细胞体中装载或下卸货物，进入纤毛并运输到纤毛顶端，在纤毛顶端装载或下卸货物，转换马达蛋白，从顶端运输到纤毛基部，再进入细胞体。此过程把形成纤毛的前体蛋白运输到纤毛的顶端进行纤毛的增长或维持，把解聚或周转的蛋白运送到细胞体中。此外，IFT 也参与了纤毛信号传导过程。

10. 纤毛与肾囊胞的联系如何

初级纤毛分布于肾脏组织的多数细胞中，由肾小管上皮细胞表面伸入管腔，与尿液直接接触，但不推动尿液流动。肾脏初级纤毛的主要功能是机械感受器，大量研究表明，尿液流动对纤毛的机械刺激可通过多囊蛋白复合体产生钙内流信号；肾脏初级纤毛还可能作为化学感受器，接受尿液成分刺激来发挥作用。

11. 纤毛与多囊蛋白的联系如何

PKD 蛋白几乎都与纤毛直接相关，但 PKD 蛋白并不是纤毛的结构蛋白，而是纤毛膜或基质蛋白。目前已有多种动物模型研究提示，PKD 囊肿形成相关蛋白如多囊蛋白-1（polycystin-1）、多囊蛋白-2（polycystin-2）、polaris、polyductin 和囊肿素等均先后被发现位于人类和鼠类肾脏细胞初级纤毛中。

12. 纤毛是怎样起到机械传感器作用的

纤毛可以作为机械传感器发挥功能。纤毛突出细胞表面，能够感受胞外环境；纤毛膜和纤毛基质成分与胞体之间都有相对独立性，因此具有分隔的优点；纤毛装配装置使得纤毛快速调节纤毛和胞体之间的蛋白转运成为可能。除此之外，纤毛装配装置还可以应用于信号转导通路。目前认为，肾上皮细胞初级纤毛可以感受肾小管中液体流速的变化，并通过纤毛膜上的机械敏感通道引起 Ca^{2+} 内流，从而引起储存库释放 Ca^{2+} 而被放大，并通过缝隙连接传播到邻近细胞，纤毛就这样将流体能量转化为离子流。纤毛通过机械传感器多囊蛋白-1（PC-1）/多囊蛋白-2（PC-2）复合物调节 Ca^{2+} 内流，这个步骤失调将导致囊肿的发生。

13. 纤毛与细胞周期的联系如何

初级纤毛除作为机械传感器外，还参与了细胞分裂，作为细胞分裂的机械限制因子影响纺锤体的形成和纺锤体的极性。首先，在细胞间期，中心粒演变为基体参与纤毛的形成，而被纤毛限制在细胞膜的内侧；在下次细胞分裂时，纤毛需要解聚以利于中心粒形成纺锤体；同时有助于中心粒自由运动，以保证纺锤体的取向而调控细胞的极性。

有多种证据表明，原纤毛 PC-1/PC-2 可以通过多条信号传导途径来调控细胞的分裂，具体包括：①原纤毛 PC-1/PC-2 复合物对细胞内钙离子稳态及钙调神经磷酸酶 2 活化 T 细胞核因子（NFAT）途径的影响；②原纤毛 PC-1/PC-2 复合物对 JAK-STAT 途径的影响；③原纤 PC-1/PC-2 复合物可通过 Wnt 依赖性 β-catenin 信号途径调节肾单位的发生，而通过 Wnt 非依赖性 β-catenin 通路建立和维持适当的肾小管结构。

14. 纤毛相关性疾病有哪些

（1）囊胞性肾疾病（cystic kidney disease）：每个肾脏是由上百万个肾单位组成，液体经过的肾小体过滤后经肾小管最终汇集到输尿管排出体外。近年来的研究表明，原纤毛多囊蛋白-1（polycystin-1）和多囊蛋白-（polycystin-2）都是多跨膜蛋白，存在于肾脏上皮细胞，定位于原生纤毛上，在尿的产生过程中，可以感受尿流量和尿内容物的变化，但在病理情况下，突变的多囊蛋白-1或多囊蛋白-2在原纤毛膜上丧失其机械和化学感受器功能，因而不能感应尿流量和内容物变化。

Pazour等在IFT88蛋白突变的Tg737orpk小鼠中发现纤毛装配缺陷可导致PKD，其表现与ARPKD相似；KIF3a可调控基因敲除小鼠试验进一步证实纤毛装配缺陷可导致PKD；Praetorius等证明液流刺激纤毛可引起细胞钙内流增加，且该作用依赖于纤毛结构和功能的完整性。Nauli等通过比较研究*PKD1*敲除小鼠纯合子肾上皮细胞与野生型小鼠的肾上皮细胞，以及比较ADPKD患者肾囊肿上皮细胞和ADPKD患者正常的肾上皮细胞感受水流切应力的变化，发现病变细胞几乎不能感受水流切应力引起的细胞内钙离子浓度的改变，以上各项结果均证实原纤毛多囊蛋白复合物信号感受和转导通路在多囊性肾病发病中的重要作用。

综上所述纤毛功能障碍会导致无法将在正常尿流率下产生的终止信号传递给肾小管细胞，细胞内局部 Ca^{2+} 浓度的增加，将会调节多种亚细胞过程，其最终可使特异的胞内囊泡与胞浆膜融合，或激活酶级联反应导致特殊基因表达，导致PKD的发生。

除此之外，Fischer等提出关于多囊蛋白和纤毛相互关系的新模型，该研究发现Polyductin可改变肾小管轴相关的有丝分裂纺锤体定位。正常小管生长过程中，分裂期细胞的有丝分裂纺锤体均对准肾单位的轴线；但在*PKHD1*基因突变细胞中，纺锤体不能正确定位，这种细胞分裂改变导致了小管扩张。

（2）原发性纤毛运动障碍（primary ciliary dyskinesia，PCD）：原发性纤毛运动障碍，又称原发性纤毛不动综合征，包括纤毛不动综合征、卡塔格内（Kartagener）综合征、纤毛运动不良和原发性纤毛定向障碍等几个类型，在人群中发病率较少，为1∶15 000~1∶30 000，属常染色体隐性遗传，病变常累及全身纤毛，引起黏液分泌和细菌的潴留，导致持续反复感染，出现慢性鼻窦炎、支气管炎、肺炎和支气管扩张等，有些患有纤毛不动综合征的男性患者，还伴随有不育及内脏转位，部分患者可发生脑积水。

该病的确诊主要依靠鼻黏膜或气道黏膜活检，电镜检查见异常纤毛结构，常见的纤毛结构异常类型有纤毛蛋白臂部分或完全缺失、放射辐缺陷、中央鞘缺失，其中以纤毛动力蛋白臂完全缺失者最为常见约占70%~80%。目前对于该病缺乏根治手段，主要是对症治疗。

（3）巴尔得-别德尔综合征（Bardet-Biedl syndrom，BBS）：巴尔得-别德综合征发病率较低，BBS是一种由不同基因突变所造成的具有多种症状的疾病，临床特点包括主要特征和次要特征。主要特征为视网膜色素变性、轴后多指趾畸形、男性生殖腺发育不全、向心性肥胖和智力发育迟缓。次要特征如：语言迟缓，散光，斜视，白内障，并指，发育迟缓，共济失调，糖代谢紊乱，先天性心脏病肝脏纤维化，牙畸形等。诊断应包括4个主要特征，或3个以上的主要特征和2个次要特征。

15. 近年来纤毛研究的热点有哪些

近年来研究发现 BBS 蛋白位于纤毛或基体，它们参与了纤毛的组装过程和信号传导过程。抑制衣藻中 BBS5 的表达，纤毛将不能形成；在线虫中，BBS 蛋白是连接和协调 IFT 蛋白颗粒中的蛋白质 A 和 B 复合体；而在哺乳动物细胞中，BBS 蛋白形成复合体调控纤毛膜的发生。

肾脏初级纤毛的研究是近年来多囊性肾病研究的热点，但目前对初级纤毛在多囊性肾病的发病机制方面还存在较多疑问，进一步阐明初级纤毛、细胞周期和纤毛介导的机械感受及其信号传导间的关系可能为多囊性肾病的发病机制提供新的研究方向，并进一步指导对于多囊性肾病的诊断和治疗。

纤毛除参与了胚胎早期的组织分化和器官发育，在个体生长过程中也发挥着重要作用。纤毛可以感知液体流动，维持肾脏、肝脏和胰脏导管细胞的稳态。PC1、PC2 以及其他许多囊肿疾病相关蛋白都定位于纤毛和/或基体上。初级纤毛是一种进化保守、毛发样结构的细胞器，具有运动、感受外界刺激以及信号转导等多种生物学功能。初级纤毛分布于肾单位多数细胞中，由肾小管上皮细胞表面伸入肾小管腔。尿液流动可对纤毛产生机械刺激，进而通过 PC1/PC2 复合体产生 Ca^{2+} 内流信号。多囊蛋白对纤毛信号的调节对于保持细胞分化和静息状态是必需的。纤毛的缺失和功能异常会导致细胞增殖的增加。

由于 PC1、PC2 以及常染色体隐性遗传性多囊肾病致病基因 *PKHD1* 蛋白产物 FPC 均定位于初级纤毛，这些多囊蛋白有可能协同一致共同感应液流变化从而引起细胞对于外界环境变化的反应。例如：PC1 和 PC2 形成机械感受器复合物，感知外界应力变化而使细胞内钙离子浓度增加。PC1 和 PC2 参与 JAK/STAT、p53、mTOR 或 Wnt 信号通路以调节和维持细胞功能。如果多囊蛋白出现异常，正常的细胞功能将受到影响，从而导致囊肿的生成。

不仅如此，参与发育的信号传导通路如 Wnt 和 Hedgehog 的蛋白也大多定位于纤毛。如出现突变，也会影响正常的细胞增殖。缺失纤毛蛋白 Kif3a 和 Ofd1 的缺失会导致 β-catenin 依赖的经典 Wnt 信号通路活化。动物的 Hedgehog 信号通路依赖于纤毛的存在，此通路受体 Patch1 定位于纤毛膜上，纤毛的缺失会阻断 Hedgehog 信号通路。

肾脏初级纤毛的研究是近年来 PKD 研究的新热点，但目前对初级纤毛在 PKD 的发生、发展过程中的作用还存在较多疑问。进一步阐明初级纤毛与 PKD 的关系可能为 PKD 的发病机制以及治疗提供新的研究方向。

16. 有丝分裂纺锤体方向异常致肾囊肿形成的机制

多囊蛋白对于保持管状上皮的分化表型是十分重要的。任何一种多囊蛋白的减少都会导致如细胞极性的丧失、增殖和凋亡速率的增加等表型的改变。中心体数量和功能的异常，经典 Wnt 信号传导通路的激活、c-Jun N terminal 激酶、JNK 以及胞质钙浓度的暂时改变将导致细胞平面极性的丧失，进而诱导细胞由正常的管状结构转变为多囊结构。

研究显示在 ADPKD 患者、*PKD1*、*PKD2* 条件性敲除小鼠模型以及 *PKD2* 过表达小鼠模型肾结构中均出现中心体扩增现象。PC1 参与中心体完整性的维持。利用慢病毒介导的 siRNA 导致的 PC1 表达降低会诱导中心体扩增，多极纺锤体形成、有丝分裂改变以及多倍性的出现。PC1 表达减少早期表现为中心体扩增，但随后中心粒会显著减少。在这之后，细胞倍性将会稳定，但细胞学异常如微核、染色体桥以及非整倍的出现却十分普遍。这种基因组的损伤是多囊细胞以及 PC1 敲除细胞凋亡表型的基础。

另有报道在 PKD2 转基因系中出现中心体扩增和有丝分裂不稳定。Burtey 等通过 BCA 将人 PKD2 基因插入小鼠基因组构建了过表达 PKD2 的小鼠模型。该模型表现出有丝分裂不稳定性。来源于这种转基因小鼠系的成纤维细胞带有异常的染色体数量以及超出正常个数的中心体。因此 PC2 似乎对于中心体复制发挥一定的作用。

17. 囊液分泌异常在肾囊肿形成中的机制

目前也有不少学者认为 ADPKD 的形成很可能是由于部分腺体异常分泌所致。囊肿的扩张需要囊内液体的积聚，相反囊液异常聚积同时可导致囊肿的扩张。有研究表明，囊液的异常积聚与囊肿上皮细胞异常分泌氯化物有关。在肾脏的上皮细胞中，很多细胞的胞外 ATP 对氯化物的分泌是一种有效刺激。正常情况下，肾小管上皮细胞的吸收能力大于分泌能力。一旦多囊蛋白的表达异常，会影响 ATP 依赖的顶端氯化物传导，延长传导时间，促进囊液积聚和囊腔扩大。Ikeda 等已经证实 ADPKD 肾小管囊肿上皮细胞中液体分泌到囊腔是由囊性纤维化跨膜调控子（CFTR）-即一种氯离子通道所直接调控的。PC1 有可能影响氯离子通道的表达、定位和活性，所以 PC1 的异常会导致 CFTR 活性的增强。该机制已被应用于肾囊肿动物模型的 CFTR 抑制剂临床前期实验所证实。

现在普遍认为 cAMP 控制的 Cl 分泌异常是囊肿内液体聚积的主要机制。囊性纤维化跨膜转运调节因子（cyctic fibrosis transmembrane conductance regulator，CFTR）是 Cl 转运的通道，CFTR Cl-通道存在于 ADPKD 囊肿上皮细胞表面，在 cAMP 刺激下，CFTR 介导 Cl 转运到囊腔并带出液体，造成囊液聚积。上皮细胞中一些特殊膜蛋白的极化分布发生了改变，如 Na^+-K^+-ATP 酶原位于正常肾小管上皮细胞基底侧，但在囊肿上皮细胞却转移至肾小管上皮腔面侧，而有些蛋白在上皮细胞基底侧位置的方向有了错误，如 $Na^+-K^+-2Cl^-$（NKCCl）共转运子和分泌型组织蛋白酶。上述这些蛋白分子的异常极化分布导致了功能异常，从而构成了 ADPKD 囊肿形成的基础。

18. 细胞外基质异常肾囊肿形成中的机制

许多对于多囊肾的研究中发现了大量细胞外基质（cxtracellular matrix，ECM）的异常，例如：有研究分析了分离纯化后的小管基膜，发现低分子量糖蛋白、纤维蛋白和 I 型胶原蛋白含量增多，层粘连蛋白、巢蛋白和Ⅳ型胶原蛋白含量正常。而免疫组化研究发现，Ⅳ型胶原蛋白和层粘连蛋白含量不稳定，硫酸肝素糖苷缺乏，纤维蛋白增多。已知 85%~90% 的 ADPKD 是由 PKD1 突变引起的，那么由 PKD1 编码的多囊蛋白-1 的功能受到众多学者的关注。多囊蛋白-1 是一个具有长的细胞外氨基末端，11 个跨膜区，短的细胞内羧基末端的跨膜蛋白。近年来发现多囊蛋白-1 与多条信号转导通路有关，其中有：①PI3-K/Akt/mTOR 通路；②cAMP 激活的信号通路；③钙离子信号通路；④JAK/STAT 通路等。有研究表明多囊蛋白-1 与 ECM 的含量呈显著正相关，在 ADPKD 中多囊蛋白-1（PC-1）表达异常为原发，有可能通过某种途径引起 ECM 异常，从而促进肾囊肿的发生发展。

越来越多的证据表明异常的 ECM 重塑在囊肿的形成和 ADPKD 的发生发展中发挥作用。正常情况下，ECM 重塑直接受控于外细胞基质组分动态合成和降解。这种调控对于胚胎发育和成体组织器官稳态的维持是必须的。ADPKD 患者和多囊肾动物模型均表现出细胞外基质降解酶和细胞外基质重塑形所需金属蛋白酶（metalloproteinases，MMPs）表达异常。基质金属蛋白酶是一类活性依赖于钙、锌离子的蛋白水解酶，主要由炎症刺激下的巨噬细胞释放，其活性受其天然抑制剂 TIMPs 的调控。包括间质胶原酶（MMP-1，8，13），溶基质素（MMP-3，10），明胶酶（MMP-2，9）以及膜型金属蛋白酶。现已证实肾小球系膜细胞、内皮细胞、上皮细胞、包曼氏囊壁层上皮细胞、肾小管上皮细胞、浸润的巨噬细胞和中性粒细胞等能不同程度地表达 MMP-1、2、3、7、9、10、11，血清和尿中含有 MMP-1、2、3，中性粒细胞含有 MMP-8。正常肾脏产生大量对 ECM 有特异性水解作用的蛋白酶，其中最重要的就是 MMPs。MMPs 具有以下共同特征：①均能降解至少 1 种 ECM。②以酶原的形式分泌至细胞外，并在适当条件下被其他蛋白酶或有机汞所激活而发挥生物作用。③在中性 pH 下发挥最佳酶活性。④需内在 Zn^{2+} 与外在 Ca^{2+} 发挥活性。⑤酶活性可以被整合剂所抑制，但可被外源性 Zn^{2+} 逆转。⑥可以被特异性 TIMPs 所抑制。MMPs 与 TIMPs 是两个作用相反的家族，在肾脏中处于平衡统一的状态，一旦有致病因子打破这种失衡，使细胞与细胞、细胞与基质之间的结构、信号传递紊乱。它们参与细胞外基质的重塑和转化并通过控制基质的降解和生长因子的活性来参与 PKD 的发病。而 MMP 和组织抑制因子（TIMP-1）在 ADPKD 的浓度明显高于正常肾组织，ECM 组分合成及降解异常可能是囊肿发生的重要原因。

另外，囊肿上皮细胞会产生大量的胶原蛋白酶 I、III（collagen I，III）、层粘连蛋白（laminin）和可溶性细胞外基质相关蛋白（如 TGF-β、βig-H3 和骨膜蛋白（periostin））聚集在囊肿周围。这些细胞外基质组成成分（laminin 和 periostin）会对细胞增殖和生长发挥积极作用。

Periostin 作为一种细胞自分泌有丝分裂原高表达于囊肿上皮细胞。该蛋白可以结合 $α_v$-整合素（$α_vβ_3$-and $α_vβ_5$-integrins）并激活整合素连接激酶（integrin-linked kinase，ILK）。ILK 的活性增强抑制了 GSK-3β 和 β-catenin 的结合，导致 β-catenin 细胞核内聚集、Wnt 信号通路激活和细胞增殖的增加。ILK 还可以激活 Akt 降低细胞周期激酶抑制剂 p27^{Kip1} 的表达而至细胞增殖的增加。而 Laminin-5（α3，β3，γ2）在正常肾脏组织中不表达，但高表达于 ADPKD 肾脏囊肿周围的外细胞基质中。Laminin-5 的聚集会刺激细胞增殖和囊肿的形成。

此外，MMPs 的过表达也是 ADPKD 肾脏的另外一个特征。PKD 患者和 PKD 动物模型均表现出胶原降解酶 MMP2、MMP9 和 MT1-MMP 表达量升高。除此之外 MT1-MMP 还可以促进细胞增殖，因而是囊肿形成和发展的一个主要成因。

19. 信号传导系统的紊乱在肾囊肿形成中的机制

多囊蛋白与许多蛋白存在相互作用从而调节多条信号通路。PC1 的羧基端可以结合并负调控重要的信号传导分子。这种负调控存在于细胞表面和细胞核中。剪切后的 PC1 羧基端可以进入细胞核影响基因的转录表达。PC1 的表达或剪切异常会导致异常的信号传导进而影响细胞的生长最终致使 ADPKD 病理表型的出现。

ADPKD 发病与细胞中存在多条信号传导通路有关。通路之间相互影响，形成一个庞大的信号传导网络，共同对囊肿上皮细胞的增殖、生长、分化、凋亡和分泌等各方面造成影响，最终导致囊肿的发生和演进。其中信号传导异常涉及多条细胞信号传导通路，其中包括 mTOR、G 蛋白、Wnt、Shh 等。PC1/PC2 参与这些信号通路，影响细胞大小，细胞生长分化，形态形成等。

20. 多囊蛋白与细胞生长的关系

ADPKD 的一个主要特征是细胞生长率的增加。多囊蛋白通过多条信号通路对细胞生长和分裂进行负调控。PC1 的作用主要体现在对 mTOR 信号通路上。该作用由 mTOR 复合物负调控蛋白 TSC1 和 TSC2（tuberous sclerosis 1 and 2）介导。PC1 通过两种机制稳定 TSC1-TSC2 复合物的功能从而降低 mTOR 通路的活性。一是 PC1 降低 ERK 依赖的 TSC2（S664）磷酸化，使得 TSC2 可以持续结合 TSC1。二是通过 PC1 与质膜上的 TSC2 结合，保护 TSC2（S939）不被 Akt 磷酸化而保持 TSC1/2 复合物的稳定性进而持续抑制 mTOR 信号通路的活性。

细胞周期由周期蛋白依赖性蛋白激酶（cyclin-dependentkinases，Cdks）。p21 可以通过抑制 Cdk2 而阻碍或中止细胞周期进程。PC1 可以通过结合 JAK 和 STAT 增加 p21 的表达水平。PC1 依赖 PC2 与 JAK2 的相互作用而激活 STAT1 和 STAT3，引起 p21 水平升高从而降低细胞的生长（Bhunia，2002#7425）。PC2 还可以通过与真核翻译延长起始因子 2a（eukaryotic translation elongation initiation factor 2a，eIF2a）的直接结合增加 eIF2a 磷酸化而抑制细胞增殖。

21. G 蛋白的激活与肾囊肿形成的关系

PC1 羧基端包含一个高度保守的 G 蛋白三聚体激活结构域。G 蛋白 α 亚基由 PC1 激活后可以调控 c-Jun N-terminal kinase（JNK）和 AP-1 转录因子。AP-1 通过复杂的信号通路网络对细胞分化、凋亡和增殖进行调控。ADPKD 囊肿组织中 AP-1 活性的异常说明多囊蛋白在调节 AP-1 中发挥重要作用。

PC1 和 G 蛋白的相互作用还可以激活的 T 细胞核因子（nuclear factor of activated T cells，NFAT）。NFAT 通路所调控的基因参与细胞凋亡、生长和分化。PC1 的外源表达可以引起 NFAT 的核内聚集进而启动基因表达。

NFAT 与 Ca 信号通路和 PC2 定位也有关系。胞质中 Ca^{2+} 水平的升高会激活钙调磷酸酶。钙调磷酸酶的活化会将对 NFAT 产生去磷酸化作用而使其在细胞核内聚集。而 GSK-3β 可以重新磷酸化 NFAT，引起 NFAT 重新回到胞质中。PC1 可以通过 G 蛋白激活钙调磷酸酶而使 NFAT 去磷酸化和核内聚集。抑制 PC2 调控的三磷酸肌醇或兰尼碱受体通道将会影响 PC1 对 NFAT 的调节作用。

22. 经典和非经典 Wnt 信号通路

Wnt 信号通路影响细胞的生长、分化和平面细胞极性的建立。ADPKD 囊肿和 PC1 缺失的细胞都表现出 Wnt 信号通路的异常活化。由此说明 PC1 对经典和非经典 Wnt 信号通路都产生重要的影响。PC1 的 C 末端可与 β-catenin 相互结合，并参与对经典 Wnt 信号传导通路的调节。PC1 经过剪切后在胞内释放其 C 末端（C terminal tail，CTT），CTT 通过其细胞核定位原基与 β-catenin 的 N 末端相结合，并共同定位于细胞核内。这一结合可以降低 β-catenin 和 T 细胞因子（T-cell factor TCF）蛋白的表观亲和力从而抑制经典的 Wnt 信号传导通路，阻碍 β-catenin 和 Wnt 配体对 TCF 依赖的基因转录。由 DNA 微阵列分析已发现，在 ADPKD 患者的多囊中 Wnt 信号传导通路处于激活状态，由此可设想 PC1 剪切体可以作用于 Wnt 依赖的信号通路并调节发育过程以及多囊的形成。由于 *PKD1* 或 *PKD2* 的突变均会导致 ADPKD 的发生，这一结果也间接支持了关于经典 Wnt/β-catenin 信号通路与 ADPKD 发生密切相关。而 PC2 缺失的细胞也表现出 β-catenin 蛋白表达水平的上升。因此，PC1 和 PC2 都会对经典 Wnt 信号通路产生影响。研究已证明 β-catenin 信号传导通路是由多囊蛋白调控的传导通路之一。多囊的形成与细胞增殖和凋亡的增加相关。此外，Saadi-Kheddouci 等构建了在肾脏上皮细胞中过表达原癌基因形式 β-catenin 的转基因小鼠。这种转基因小鼠的表型模拟了人类 ADPKD 疾病的表型：其在出生后不久即出现严重影响肾小球、近端、远端小管以及集合管的多囊病变。该研究组的结果为 Wnt/β-catenin 信号传导通路的激活引起多囊肾提供了实验证据并支持了已有的 Wnt/β-catenin 异常调节参与多囊肾病理发生的观点。

不仅如此，PC1 还可以调节非经典 Wnt 信号通路，维持细胞平面细胞极性。目前认为，肾小管的正常生长取决于定向的细胞分裂，定向细胞异常可以导致囊肿形成。在许多 PKD 小鼠模型中都观察到 PCP 同路的异常。PKD 肾小管细胞表现出细胞直径的增加而不是管道的延长。这种改变发生于囊肿形成之前，因此说明平面细胞极性的缺失可能会引起囊肿的形成。

23. 什么是 Shh 信号通路

Hedgehog 基因是最早在果蝇里发现的，它的突变能使无毛部分变成有毛部分。果蝇只有一个 Hedgehog 基因，但在脊椎动物中 Hedgehog 有 3 种亚基因，包括 Desert hedgehog（Dhh）、Indian hedgehog（Ihh）和 Sonic hedgehog（Shh）。在哺乳动物 Hedgehog 基因中，Shh 的机制研究最为细致。Shh 启示表达于两个中线结构：节点和脊索。Shh 信号通路在哺乳动物器官形成过程中扮演了核心角色，其异常将导致严重的先天性畸形，包括肾脏畸形。临床上，Shh 基因突变患者表现为肾脏发育不良或泌尿生殖畸形。Shh 信号通路控制着细胞形态形成以及分化，并与原始纤毛的功能有一定的关联，一般认为 Shh 信号通路在各组织器官发育过程中扮演重要作用，如胰腺、牙齿、内耳、肺的形成过程和肾脏形态的形成等。Shh 的异常表达可导致生长发育的错乱。在肾脏发育过程中，Shh 信号通路直接影响到三种不同基因的表达情况：肾脏早期感应模式基因（Pax2，Sall1）、细胞周期调控因子（CyclinD1，N-myc）以及 hedgehog 信号通路效应因子（Gli1，Gli2）。在小鼠胚胎的肾脏中，Shh 特异性表达于输尿管和肾髓质集合管的远端上皮细胞。Shh 缺失将导致胚胎致死或严重的发育畸形，包括双肾发育不全、单肾、异位发育的异常肾。Shh 基因敲除小鼠的中线缺失可能与肾脏发育异常无关，但是对肾脏的定位肯定存在相关性。

Shh 信号通路在输尿管的功能形成过程中同样占据了核心地位，尿道上皮细胞中抑制 Shh 信号通路将导致输尿管积水及肾盂积水。Shh 缺失将减弱平滑肌分化和泌尿起搏细胞发育；相反，过表达 Shh 将减弱输尿管顶端细胞的功能。

Shh 信号通路与 ADPKD 之间的联系是通过纤毛实现的。Shh 信号通路与原始纤毛发挥正常功能作用紧密相连。纤毛是一个特殊结构，不仅在细胞运动方面扮演重要角色，而且在胞质向核内信号传递中也占据关键作用，并以此控制基因表达、细胞功能、动物发育及行为。纤毛内的 Shh 信号通路在调控基因表达过程中具有核心作用，其异常将导致纤毛功能异常，产生纤毛疾病。此外，PC1/PC2 被定位于肾上皮细胞的纤毛，这些纤毛定位改变和纤毛异常都有可能致使肾囊肿形成，且我们的研究发现 ADPKD 肾上皮细胞纤毛的形态和数量有明显异常。这些科学依据成为我们研究 Shh 在 ADPKD 发病机制中作用的理论基础。Shh 信号通路与 ADPKD 的关联研究目前仍有不少未知空白。

最新研究显示，下调 Shh 信号通路可以降低多囊肾小鼠模型的肾囊肿表型。Tran 等发现，纤毛基因 Thm1 的缺失会导致多囊肾疾病，肾脏上皮细胞出现持续的增殖，cAMP 水平的升高以及 Shh 通路基因如：Gli2 的活化。Gli2 受到抑制或表达量降低都可以减缓由于 Thm1 缺失所产生的肾囊肿表型。不仅如此，该研究组还发现在 PKD1 和 jck 小鼠模型中，Shh 信号通路靶基因表达量异常升高。应用 Shh 抑制剂可以降低 PKD1 和 jck 小鼠的肾囊肿发生。由此可见，Shh 信号通路的活化可能是肾囊肿发生的一个重要原因。

24. 炎症在肾囊肿形成中的机制

在鼠的 PKD 模型和人 ADPKD 肾囊肿性疾病的发生早期及进展过程中，间质炎症与之相关，并伴随有化学因子、淋巴因子以及其他炎症介质的局部表达，其中包括白细胞介素 8（IL-8）、单核细胞趋化蛋白 1（MCP-1）、淋巴毒素以及对巨噬细胞具有趋化作用的骨桥蛋白等。正常肾小管上皮细胞中 IL-8、MCP-1 和骨桥蛋白处于低水平表达，而 Han：SPRD 鼠囊肿上皮则高水平表达 MCP-1 和骨桥蛋白。研究发现 ADPKD 患者血浆中 IL-6 水平增高，ADPKD 患者囊肿液中具有高水平的促炎症细胞因子：TNF-α、IL-1、IL-2。ADPKD 发病机制中炎症的重要性受到学者们的关注，甲泼尼龙可以弱化啮齿类动物肾囊肿模型中肾脏的增大和肾衰竭，其他消炎药如 COX-2 抑制剂或脂氧化酶抑制剂是否具有防止 PKD 发展的作用还未确定。

25. 肾囊肿形成中的其他机制

（1）β-连环蛋白：β-连环蛋白（β-catenin）是一种双功能蛋白，在 ADPKD 发病机制中起重要作用，它不仅能通过与 E-钙黏着蛋白（E-cadherin）连接而参与细胞-细胞黏附，而且还有转录因子的功能。胞质中游离的 β-catenin 可转移定位于细胞核，在那里它可以结合并激活淋巴样加强转录因子-1（LEF-1）和 T 细胞因子（TCF），它们的目标基因是 c-myc。实验表明，ADP-KD 患者和 PKD 啮齿类动物模型的囊肿上皮细胞中 c-myc 的表达上调，c-myc 作为转基因过度表达可以导致 PKD 的发生，而用 c-myc 反义寡脱氧核苷酸治疗，可以降低 cpk/cpk 鼠囊肿性疾病的严重性。如果 β-catenin 在 PKD 发病机制中的作用被证实，就可以考虑降低其表达或其活性而达到治疗的目的。

（2）钙离子（Ca^{2+}）：越来越多的研究支持多囊蛋白是一种 Ca^{2+} 介导的细胞信号传感器，细胞内钙离子稳态参与调控多个信号转导通路，如 PI3-K/Akt 通路，Wnt/β-catenin 和神经钙蛋白/激活 T 细胞核因子通路。PKD1 或 PKD2 基因变化影响多囊蛋白通道复合物的正确装配、活化和调节，其 Ca^{2+} 依赖性通道功能的失调则可以合理地解释 ADPKD 的病理生理特征。

四、ADPKD 的动物模型

1. 最早的 ADPKD 动物模型是什么

最早的 ADPKD 动物模型是 1982 年产生肾囊肿小鼠模型 cpk/cpk。

2. ADPKD 动物模型主要有哪几种

（1）传统型基因敲除小鼠模型。

（2）条件性基因敲除小鼠模型。

（3）减效 PKD1 或 PKD2 小鼠模型。

（4）ADPKD 转基因动物模型。

3. 目前是否存在自发突变和人工诱变产生的 ADPKD 小鼠模型

目前尚无由自发突变和人工诱变产生的 ADPKD 小鼠模型。但通过基因工程手段，已经获得了多种 ADPKD 小鼠模型并用于 PKD 发病机制研究和临床前实验。

4. 目前 ADPKD 基因敲除小鼠模型有哪些

ADPKD 基因敲除小鼠模型可以分为 PKD1/PKD2 和非-PKD1/PKD2 模型（表 2-2）。*PKD1* 和 *PKD2* 的纯合子基因敲除小鼠在胚胎期由于心脏和肾等发育异常而死亡，杂合型小鼠随着年龄的增加则在其肾、肝和胰腺等多种组织都出现轻微的囊肿和异常。

表 2-2　*PKD1* 和 *PKD2* 基因敲除动物模型

打靶基因	打靶位点	表型
PKD1	Exon 34	纯合子小鼠围生期死于肾囊肿。杂合子小鼠 16 个月时肾皮质和髓质出现囊泡，肝胆管上皮囊肿
	Exon43	纯合子小鼠 E15.5 之前死于细血管和肾脏异常
	Exon17-21	纯合子小鼠 E13.5-14.5 死于心血管异常。杂合子小鼠 3 个月开始出现肾囊肿，少数在 19 个月后出现肝内肿囊
	Exon2-6	纯合子小鼠全身积水，心脏锥干异常并伴发肾囊肿
	Exon15-26	纯合子小鼠 E13.5 出现水肿，E15.5 出现胰腺囊肿，E16.5 出现肾囊肿。杂合子表型正常
	Exon1	纯合子小鼠 E12.5-16.5 死亡，伴发肾和胰腺囊肿，杂合子表型正常
	Exon2-4	纯合子小鼠胚胎致死，伴发肾、肝脏囊肿
	Intron34	纯合子小鼠 1 个月后开始出现肝肾囊肿，进展缓慢
	Intron1	纯合子小鼠发育迟缓，早期死亡，肾囊肿，肝、胰腺偶见
PKD2	Exon1	纯合子小鼠 E13.5-18.5 死于肝、肾和心脏异常
	Exon3	肾、胰腺囊肿和左右轴异常
	Intron1	肾囊肿
	Intron3	肾囊肿

5. 目前 ADPKD 基因敲除小鼠模型有哪些

缺失 ADPKD 致病基因 *PKD1* 或 *PKD2* 所致的胚胎死亡为研究这些致病基因的功能带来了很大的不便。为了避免胚胎致死效应，研究者应用条件性基因打靶 Cre-loxp 重组系统，在特定的组织和特定的发育时期敲除 *PKD1* 或 *PKD2* 基因，不仅避免了胚胎死亡引起的不便，还能更加精细的分析 *PKD1* 和 *PKD2* 基因在特定组织和不同发育时期的功能。

Cre-loxp 重组系统可以分为诱导型和非诱导型两种。在非诱导型条件性 *PKD1* 或 *PKD2* 基因敲除小鼠模型中，Cre 重组酶通常在小鼠发育阶段就开始表达，因而肾囊肿通常发生时间较早且进展迅速。而诱导型条件性 *PKD1* 或 *PKD2* 基因敲除小鼠模型可以在特定时间点通过药物注射方法诱导 Cre 重组酶表达，从而有控制地、分步地系统分析 ADPKD 的发病机制。已经建立的条件性 *PKD1* 或 *PKD2* 基因敲除小鼠模型如下（表 2-3，表 2-4）。

表2-3 非诱导型条件性*PKD1*或*PKD2*基因敲除小鼠模型

打靶基因	表达方式	总体特点
PKD1	*Pkd 1*^{flox/−}：*Ksp*-Cre *Pkd1*^{flox}：*γGT. Cre* *Pkd1*^{cond}：*MMTV. Cre* *Pkd1*^{flox}：*Nestin*Cre *Pkd1*^{flox}：*ATCB*-Cre *Pkd1*^{flox}：*Pkhd1*-Cre *Pkd1*^{lox}：*Tie2*Cre *Pkd1*^{con/−}：*Tie2*-Cre *Pkd1*^{lox}：*SM22*Cre *Pkd1*^{cond/−}：*Meox2*-Cre *Pkd1*^{KO/cond}：*Sm22α*-Cre	1. 组织、细胞或肾单位特异性敲除 2. 依赖于启动子驱动 Cre 表达的时空性 *PKD1* 失活 3. 带有一个无效等位基因和一个 floxed 等位基因的小鼠在 Cre 酶诱导下肾囊肿发生和演进更为迅速
PKD2	*Pkd2*^F：*Pkhd1*-Cre131 *Pkd2*^{fl}：*γGT. Cre* *Pkd2*^{fl}：*Wnt1*Cre *Pkd2*^{cond/cond}：*Meox2*-Cre *Pkd2*^{fl}：*Villin*-Cr	1. 组织、细胞或肾单位特异性敲除 2. 依赖于启动子驱动 Cre 表达的时空性 *PKD2* 失活 3. 带有一个无效等位基因和一个 floxed 等位基因的小鼠在 Cre 酶诱导下肾囊肿发生和演进更为迅速

表2-4 诱导型条件性*Pkd1*或*Pkd2*基因敲除小鼠模型

打靶基因	表达方式	总体特点
PKD1	*Pkd1*^{cond}：*R26CreER* *Pkd1*^{lox}：*tam-KspCad-Cre-ERT2* *Pkd1*^{flox}：*Mx1-Cre* *Pkd1*^{cond}：*tam-Cre/Esr* *Pkd1*^{flox}：*pCX-CreER* *Pkd1*^{tm1Gztn}：*R26CreERT2*	1. 组织、细胞或肾单位特异性敲除 *PKD1* 2. 依赖他莫昔芬、干扰素或多西环素诱导 Cre 表达活性从而将 *PKD1* 失活 3. 严重程度和疾病进程取决于 *PKD1* 失活的时间，失活程度和肾损伤的程度
PKD2	*Pkd2*^{fl}：*pCxCreER* *Pkd2*^{fl}：*Pdx1-Cre-ER*^{TM} *Pkd2*^{fl}：*Mx1-Cre*	1. 组织、细胞或肾单位特异性敲除 *PKD2* 2. 依赖他莫昔芬、干扰素或多西环素诱导 Cre 表达活性从而将 *PKD2* 失活 3. 严重程度和疾病进程取决于 *PKD2* 失活的时间，失活程度和肾损伤的程度

6. 什么是减效*Pkd1*或*Pkd2*小鼠模型

小鼠由于携带错义突变的 *Pkd1* 或 *Pkd2* 基因而会导致 PC1 或 PC2 蛋白表达量下降和功能降低。相比于 *Pkd1* 或 *Pkd2* 纯合缺失小鼠模型，减效 *Pkd1* 或 *Pkd2* 小鼠模型不会出现胚胎致死现象，但随年龄增长肾脏表型或肾外表型会逐渐明显（表2-5）。

表 2-5　减效 Pkd1 或 Pkd2 小鼠模型

表达程度	打靶基因	总体特点
表达降低	$Pkd1^{(nl)}$	1. 围生期或新生儿时开始
	$Pkd1^{(L3)}$	2. 囊肿主要形成于远曲小管和集合管
	$Pkd1$miR TG	3. 演进过程常伴有纤维化和炎症
表达降低或	$Pkd2^{(WS25)}$	1. 肾脏、肝脏和胰腺出现囊肿
不稳定表达	$Pkd2^{(WS25/WS186)}$	2. 不稳定的 $Pkd2^{(WS25)}$ 等位基因支持了二次打击
	$Pkd2^{(nf3)}$	学说
错义突变	$Pkd1^{(RC)}$	1. 表型严重程度取决于突变
	$Pkd1^{(V)}$	2. 多种肾单位起源
	$Pkd1^{(mbei)}$	

7. 除Pkd1 或Pkd2 基因敲除小鼠模型外，还有哪些肾囊肿小鼠模型

除 Pkd1 或 Pkd2 基因敲除小鼠模型外，自 1982 年产生第一个肾囊肿小鼠模型 cpk/cpk 以来，在过去约 30 年的时间里，通过自发突变和人工诱变的方法，已产生了十余种肾囊肿小鼠模型（表 2-6）。利用这些小鼠模型，人们逐渐克隆了 20 多个肾囊肿疾病的致病基因。对这些动物模型和致病基因功能的研究极大的深化了人类对多囊肾疾病的认识（表 2-6）。

表 2-6　啮齿类多囊肾动物模型

模型	遗传方式	肾病理特征	进展	肾外病理特征	致病基因	基因产物	人类同源物
小鼠							
Cpk	常隐[a]	PT→CD	快	BD[b], P[b]	$Cys1$	Cystin	$CYS1$
Bpk	常隐	PT→CD	快	BD	$Bicc1$	Bicc1	$BICC1$
Jcpk	常显/隐	Gl/all tubules	慢/快	BD	$Bicc1$	Bicc1	$BICC1$
Orpk	常隐	PT→CD	快	BD, PD	$TgN737$	Polaris	$IFT88$
Inv	常隐	PT→CD	快	BA, P, SI	$Invs$	Inv	$NPH2$
Pcy	常隐	CD, nephron	慢	ICA	$Nphp3$	Nephrocystin3	$NPH3$
Jck	常隐	C, OM	慢	—	$Nek8$	Nek8	$NPHP9$
Kat, kat[2J]	常隐	Gl, PT	慢	FD, MS, HC, An	$Nek1$	Nek1	$NEK1$
大鼠							
Cy	常显/隐	PT	慢	L[c]	$Pkdr1$	SamCystin	$PKDR1$
Wpk	常隐	PT→CD	快	HC	$Mks3$	Meckelin	$MKS3$
Pck	常隐	CD, DN	慢	BD	$Pkhd1$	Fibrocystin	$PKHD1$

注：常显：常染色体显性遗传；常隐：常染色体隐性遗传；PT：近曲小管（proximal tubule）；CD：集合管（collecting duct）；Gl：肾小球（glomeruli）；C：皮质（cortex）；OM：外髓质；DN：远侧肾单位（distal nephron）；BD：胆管异常（biliary dysgenesis）；P：胰腺囊肿或纤维化（pancreatic cysts or fibrosis）；PD：多指（polydactyl）；BA：胆管闭锁（biliary atresia）；SI：内脏异位（situs inversus）ICA：颅内动脉瘤（intracranial aneurysm）；FD：脸部畸形（facial dysmorphism）；MS：雄性不育（male sterility）；HC：脑水肿（hydrocephalus）；An：贫血（anaemia）；a：大龄杂合子出现胆管扩张；bDBA/2J：遗传背景；c：大龄雌性出现肝内囊肿

8. 目前人们是否可以构建 ADPKD 转基因动物模型

为了更好在体内研究 ADPKD 的发病的分子机制以及 PC1 和 PC2 的功能，多个研究者已通过转基因技术建立数种了 *PKD1* 和 *PKD2* 转基因动物模型。

9. 目前有哪些 PKD1 转基因动物模型

早在 2000 年，Pritchard 等首先通过 P1 的细菌人工染色体（P1-derived artificial chromosome，PAC）构建了包含有 *PKD1* 和 *TSC2* 的转基因小鼠模型。该小鼠模型与 *Pkd1* 基因敲除小鼠模型交配后，虽可以挽救由于 *Pkd1* 基因纯合缺失而导致的胚胎致死现象，但仍表现出肝肾胰腺囊肿等 ADPKD 疾病表型。随后，另有研究组通过细菌人工染色体（bacterial artificial chromosome，BAC）构建了过表达小鼠 *Pkd1* 基因的转基因小鼠模型。虽然其 5′调控元件以及部分 *Tsc2* 基因已经去除，但该模型仍旧表现出肾脏囊肿表型并死于肾衰竭。由于 *TSC2* 基因是 mTOR 信号通路的一个组成蛋白，TSC2 有可能导致疾病表型的出现。为此，该研究组又在 2010 年建立了不包含 *Tsc2* 基因的 *Pkd1* 转基因小鼠模型。然而该模型仍旧表现出肝肾囊肿和其他 ADPKD 疾病表型。为了模拟自然出现的人类 *PKD1* 基因突变，并深入研究 PC1 胞外区的功能，最近该研究组又建立了 *Pkd1* 胞外区转基因小鼠模型（$Pkd1_{extra}$）。4 只首建鼠 $Pkd1_{extra}$ 转基因拷贝为 2~80 倍不等，均出现进行性肾囊肿表型和肾功能损伤病死于肾衰竭。上述实验结果表明，*Pkd1* 过表达可能会对小鼠发育产生有害影响，导致囊肿的生成。

10. 目前有哪些 *Pkd2* 转基因动物模型

除 *Pkd1* 转基因小鼠模型外，多种 *Pkd2* 转基因小鼠模型也已经被建立。通过不同方法构建的 *Pkd2* 转基因小鼠存在不同的生理表型。Burtey 等在 2008 年将人 *PKD2* 基因（362G2，sequence accession number：AC084732）克隆到细菌人工染色体（bacterial artificial chromosome，BAC）内，构建了过表达 PKD2 的转基因小鼠。该研究组得到 3 只首建鼠。分析其中一只首建鼠 PKD2-Y（Y 染色体整合有 5 个拷贝 PKD2 转基因）发现，该小鼠可以正常存活，其生存期超过一年。小鼠在 12 个月以前无明显病理表型出现，8 个月龄大时观察到肾脏出现较为轻微的管道扩张。但随年龄增长，1 年后的转基因小鼠肾脏出现异常的管道结构和功能异常，肾脏皮质结构异常以及细胞外基质组分异常。该研究组在 2008 年又发现上述转基因小鼠成纤维细胞分裂时会出现中心体过度复制和有丝分裂不稳定。雄性 PKD2-Y 转基因小鼠出现多倍体。由于目前对非肿瘤细胞出现基因组不稳定性的了解十分有限，该小鼠 PKD2 转基因所处的 DNA 微环境对其表达发挥重要作用。整合的位置和拷贝数可能影响了其基因组不稳定性从而导致囊肿表型的生成。另外一个研究小组同时也构建了另一种 *Pkd2* 转基因小鼠。该小鼠在 6 个月时出现增殖凋亡异常，在 18 个月时也出现了肾囊肿生成。其发现异常的增殖是由于 B-Raf/MEK/ERK 信号传导通路上调所引起的。已有文献报道，低拷贝的整合有利于外源基因稳定而高效地表达，而高拷贝的整合易造成表达的不稳定。由于该 *Pkd2* 转基因小鼠具有较高的转基因拷贝数（2~50 个拷贝），而转基因拷贝数与转基因表达又具有复杂的关系，该 *Pkd2* 转基因小鼠出现的囊肿表型可能与其过高的拷贝数相关。2010 年，Koupepidou 等构建了带有 *Pkd2* 第 1~703 个氨基酸的转基因大鼠。该 *Pkd2* 转基因大鼠模型在出生后不久便出现囊肿生成和增殖相关信号通路的异常表达。该转基因大鼠模型所出现的明显而早发的病理表型与其转基因结构相关。由于转基因是以实验方法导入外源基因，是一个外源基因与宿主染色体随机整合的过程。基因稳定性明显与转基因结构有关，完整的转基因结构才能稳定表达。该 *Pkd2* 截短基因由于其结构不完整性而影响了 *Pkd2* 基因的正常表达。

11. 除了小鼠和大鼠，目前是否有其他转基因动物模型

虽然通过已经构建的小鼠和大鼠模型，人们已经对 ADPKD 发病机制有所了解，但由于小鼠和大鼠的寿命较短，不能很好地模拟 ADPKD 较长的疾病病程，且人类和小鼠大鼠存在着明显的解剖学和生理学的不同。同年，我国一研究组建立了 PKD2 转基因猪模型。其首先构建了带有的编码猪 *PKD2* 全长开放阅读框的 pCMV 表达载体。在 CMV 增强子和启动子驱动下，PC2 在该转基因模型的所有组织中表达。该 PKD2 转基因猪模型在其生存期 12 个月内没有表现出明显的肾功能异常。该模型的建立为长期观察 ADPKD 疾病表型提供了条件。

12. ADPKD 动物模型在药物研发中有何作用

针对 ADPKD 发病机制和病理生理改变，研究者已提出了治疗多囊肾的方法和措施。目前已有多种药物干预在针对 ADPKD 动物模型的体内试验中显示出一定的疗效。除此之外，随着多囊肾分子发病机制研究的不断深入，已经出现许多新的治疗靶点。针对这些可以导致异常细胞增殖、凋亡、分化和液体分泌的信号通路靶点而设计的潜在药物正在应用 ADPKD 动物模型进行临床前试验。这些 ADPKD 动物模型为验证潜在药物的有效性提供了便利的条件。

13. 血管加压素受体拮抗剂在 ADPKD 动物模型试验中的结果如何

许多囊肿起源于表达血管加压素 V_2（vasopressin V_2）受体（VPV_2R）的肾集合管。血管加压素可以结合 V_2 受体并激活腺苷环化酶导致 cAMP 水平的升高。多囊肾细胞内环磷酸腺苷（cAMP）积聚，其通过刺激囊液分泌和内衬细胞增生促进囊肿生长。VPV_2R 拮抗剂作为 cAMP 抑制剂显示出 ADPKD 治疗的前景。动物实验已发现 VPV_2R 拮抗剂 OPC-31260 在 $PKD2^{WS25/-}$ 小鼠模型中显示出显著的疾病演进的抑制效果。OPC-31260 治疗后，$PKD2^{WS25/-}$ 小鼠的肾脏体积、囊肿体积和血浆尿素氮水平均显著下降。此外，另外一种血管加压素 V_2 受体拮抗剂托伐普坦（tolvaptan），可抑制 cAMP 生成和聚集。在 PKD 动物模型研究中，托伐普坦也显示出相似的良好疗效。2018 年，加压素 V_2 受体拮抗剂托伐普坦获得美国 FDA 批准，应用于存在病情快速进展风险的 ADPKD 成人患者，以延缓肾功能的下降。

14. 雷帕霉素在 ADPKD 动物模型试验中的研究结果如何

在 PKD 患者和小鼠的囊肿上皮细胞中均发现哺乳动物雷帕霉素靶蛋白（mammalian target of rapamycin，mTOR）通路也存在异常活化，这一异常可诱导肾囊肿的形成。mTOR 激酶在调节细胞生长、细胞增殖、转录和蛋白合成等方面发挥作用。PC1 可以约 TSC2 相互作用可以抑制 mTOR 的激活子 Rheb。缺少 PC1 将会导致 mTOR 的活化而促进细胞的生长。雷帕霉素（西罗莫司）是一种免疫抑制剂，可以抑制 mTOR 激酶的活性。为了检测雷帕霉素及其衍生物依维莫司是否抑制 mTOR 可以降低囊肿生长，研究者对 ADPKD 动物模型 Han：SPRD 大鼠进行了治疗。结果显示抑制 mTOR 活性可以显著减低雄性 Han：SPRD 大鼠的囊肿生长，推迟 Han：SPRD 大鼠模型的多囊肾的进展。此外雷帕霉素还可以降低 *PKD1* 和 *PKD2* 条件性基因敲除小鼠模型的肝囊肿和肾脏囊肿。因此，应用雷帕霉素疗法可改善不同 ADPKD 动物模型的囊肿症状。但近期临床实验结果显示应用 mTOR 拮抗剂或

抑制剂虽可以减缓囊肿生长，但 ADPKD 患者的预后并没有得到显著的改善。

15. 一些其他药物在 ADPKD 动物模型试验中的结果如何

由中草药雷公藤中提取出的雷公藤甲素显示出可以抑制 *PKD1* 肾脏特异性敲除小鼠模型囊肿生长。雷公藤甲素可以结合 PC2 有道细胞内钙离子的释放，进而降低 cAMP 的水平并延缓囊肿生长的速度。此外已有研究结果显示，ADPKD 囊肿的形成是由于液体分泌至囊腔或肾小管上皮细胞异常增殖或者是由二者共同引起。实验结果表明，ADPKD 肾小管囊肿上皮细胞中液体分泌到囊腔是由囊性纤维化跨膜调控子（CFTR）-即一种氯离子通道所直接调控的。该机制已被应用于 ADPKD 小鼠模型（Ksp-Cre；PKD1$^{flox/-}$）的 CFTR 抑制剂［tetrazolo-CFTR（inh）-172 和 Ph-GlyH-101］临床前期实验所证实。这些 CFTR 抑制剂可以抑制囊肿生长，延缓肾脏体积增大和囊肿的扩展。此外，Src 抑制剂、吡格列酮、依那西普等药物均已进行了临床前动物实验（表 2-7）。

表 2-7　通过动物模型进行的临床前药物实验

药物名称	分子机制	受试模型	临床研究	结果/评价
雷公藤甲素	刺激 PC2 依赖的钙释放	Ksp-Cre；PKD1$^{-/-}$ 小鼠		改善肾功能
CFTP 抑制剂	影响液体分泌	Ksp-Cre；PKD1$^{-/-}$ 小鼠		改善肾功能
奥曲肽	抑制 cAMP	PCK 大鼠	随机交叉安慰剂对照实验	降低肝肾囊肿生成，但不改善肾功能
血管加压素拮抗剂	降低 cAMP	PCK 大鼠、PKD2$^{WS25/-}$ 小鼠		降低肾脏重量，血肌酐和尿素氮
吡格列酮	可能抑制 Wnt 信号通路	PKD1$^{-/-}$ 小鼠		改善表型
MAPK/ERK 抑制剂	抑制 MAPK/ERK 信号通路	Ksp-Cre；PKD1$^{-/-}$ 小鼠		肾囊肿指数无明显减少
Src 抑制剂	降低 ErbB1 和 ErbB2 活性	PCK 大鼠		减缓肾脏和胆管损伤
mTOR 抑制剂	组织 mTOR 介导的细胞生长	Han；SPRD 大鼠 Nestin-Cre；PKD1$^{flox/-}$ 小鼠，PKD2$^{WS25/-}$ 小鼠	回顾性研究	降低肾脏体积或肝脏体积
依那西普	抑制 TNF-α	PKD2$^{+/-}$ 小鼠		抑制囊肿生成

五、ADPKD 的分子诊断

1. 分子遗传学技术在 ADPKD 诊断方面有何重要作用

早期，ADPKD 的诊断主要依靠临床表型和影像学检查（腹部的超声、CT 和 MRI）。这些诊断手段对于成年人，尤其是疾病症状比较严重的患者是非常有效的。近年来，随着分子遗传学技术的不断发展以及 ADPKD 致病基因的不断定位和克隆，使得准确进行的基因诊断和基因治疗成为可能。直接基因诊断对于 ADPKD 是非常重要的，特别是在影像学

诊断困难、无法确诊或者是对没有家族病史的患者等。目前，分子遗传学技术已经可以在
ADPKD 疾病表型出现前和新生儿出生前给出相对准确的诊断，因此该技术已是产前控制
多囊肾发生和揭示家族遗传学规律的有效措施。

2. 常规基因诊断方法有哪些

常规基因诊断方法：基因突变分析和基因连锁分析、单链构象多态性分析。

3. 基因突变分析在 ADPKD 诊断中的应用情况如何

ADPKD 由 *PKD1* 或 *PKD2* 基因突变所致。然而，在受累患者中，*PKD1* 和 *PKD2* 基因
突变是高度变异的。至今，ADPKD 突变数据库（ADPKD Mutation Database）已收集了
2322 种 *PKD1* 基因突变和 278 种 *PKD2* 基因突变，突变种类包括无义突变、错义突变、剪
接位点缺陷、插入突变和移码突变 3′非翻译区改变。根据临床重要性，PKD 基因变异又被
进一步分为 6 个级别：明确致病性、高度可致病性、可能致病性、亚等位性、不确定性和
可能的中性。根据该数据库结果，50.4% 为致病性突变（包括 35.6% 的明确致病性突变，
11.3% 高度可致病性突变和 3.5% 的可能致病性突变），0.5% 为亚等位性突变，7.8% 为确
定性突变，41.3% 为中性突变。

4. 患者的连锁分析在 ADPKD 诊断中的应用情况如何

ADPKD 是一种具有遗传异质性的单基因遗传病，主要由 *PKD1* 或 *PKD2* 基因突变所
致。1985 年，随着 Reeders 等通过连锁分析的方法将 *PKD1* 定位于 16 号染色体短臂，
ADPKD 进入了分子诊断的时代。1991 年，Harris 等在 15 号染色体质粒文库中分离到与
PKD1 紧密连锁的微卫星 SM7（D16S283），开始将微卫星 DNA 用于 ADPKD 家系的连锁分
析。1993 年，Kimberling 等应用微卫星标记将 *PKD2* 连锁到 4q22-23 后研究者才开始应用
PKD2 侧翼微卫星 DNA 对非 *PKD1* 突变患者进行连锁分析，明确了这些家系与 *PKD2* 连锁。
此后，应用 *PKD1* 和 *PKD2* 侧翼微卫星 DNA 标记开展了 ADPKD 遗传异质性研究。连锁分
析方法一种实用、快速、简便的基因诊断方法。目前用于 ADPKD 连锁分析的短串联重复
序（STR）基本为（CA）n 重复，与 *PKD1* 基因连锁的微卫星遗传标记有：SM6、SM7、
SM5B、CW2、CW4、AC2.5、KG8 和 SⅢ6 等；与 *PKD2* 基因连锁的微卫星遗传标记有：
AFM155xe11、YUNCA9、AFM224x6 等。近年来有学者还发现了 14 种多态信息含量更高，
杂合性更强的微卫星 DNA。

5. 单链构象多态性分析在 ADPKD 诊断中的应用情况如何

单链构象多态性（single strand conformation polymorphism，SSCP）分析是利用 DNA 或
RNA 单链构象具有多态性的特点，结合 PCR 技术进行基因检测的一种分析技术，称为
PCR-SSCP 技术。SSCP 利用组成碱基不同导致 DNA 单链构象的差异，在进行非变性的聚
丙烯酰胺凝胶电泳时，迁移速度出现改变的检测方法。SSCP 技术由于成本低、简便、快
捷，不受家系连锁分析的限制，能够对单个患者进行突变的检测，且对单个位点的变异检
出率较高而较为常用。不过该技术存在 5%~30% 的漏检率，且只能检测突变的存在而不
能确定突变的位置。Dehas 用此技术检测 *PKD2* 突变，共检测出至少 57 种突变，其中 30%
为无义突变、51% 为插入或缺失突变、14% 为剪切突变、15% 为错义突变。Zhang 等也应
用该技术分析了 24 个中国汉族 ADPKD 家系，并发现除 11 个已知突变外，还存在另外 17
个突变（12 个 *PKD1* 突变和 5 个 *PKD2* 突变）。在这之中，15 个为新发现的突变（11 个
PKD1 突变和 4 个 *PKD2* 突变）。该研究同时还发现疾病相关的 C-T 和 G-A 突变会导致氨基

酸极性或疏水性的改变从而影响 PC1 或 PC2 的正常功能。

6. 效液相色谱分析在 ADPKD 诊断中的应用情况如何

变性高效液相色谱是用离子对反向高效液相色谱法分离并检测异源双链，自动检测单碱基替换、小片段插入和缺失等基因序列的改变。DHPLC 具有灵敏性高、特异性高、省时省力且成本低等优点。DHPLC 对 ADPKD 的突变检出率高达 95% 以上，最大检测片段可达 115ku，是近年来较成熟、应用最普遍的 ADPKD 分子诊断方法。

7. 限制性片段长度多态性分析在 ADPKD 诊断中的应用情况如何

限制性片段长度多态性分析（restriction fragment length Poly-merphism，RFLP）也被称为第一代遗传标记，分布于人基因组 DNA 上的某些等位基因，在不同个体间发生部分位点的变异，经同一种限制性内切酶完全酶切后，出现相对分子质量不同的同源片段的一种现象。1985 年 Reeders 等通过 RFLP 分析方法将 *PKD1* 基因定位于 16p13，并利用 α-珠蛋白基因的 3HVR 探针，成功地在世界上首次对一个 ADPKD 孕妇的胎儿进行了产前基因诊断。

8. 短串联重复序列在 ADPKD 诊断中的应用情况如何

短串联重复序列（short tandem repeats，STR）在基因组中广泛存在，是以 2~7 个碱基为核心单位串联重复而成的一类序列，又称为微卫星 DNA（microsatellite DNA），是第二代遗传标记。核心序列重复数目的变化在群体中呈现出遗传多态性。但在同一家系内具有高度的遗传保守性，以孟德尔方式遗传。以 STR 进行的连锁分析是目前基因诊断 ADPKD 的主要方法之一。与 *PKD1* 基因紧密连锁的微卫星有 KG8、SM6。STR 是目前临床上应用最多的一种方法。其优点较为突出：高度多态和高频率，STR 的 PIC 平均为 0.7。另外，STR 以 PCR 技术为基础，可于基因座两端设计引物，进行 PCR 扩增，可实现机器化、自动化，一次所用 DNA 样本少，易取材。如同时选取多个与致病基因连锁的微卫星 DNA 作为标记可提高确诊率。最近 Vouk 等用 STR 在 ADPKD 患者中发现 4 种新的突变。近年来有学者发现 l4 种多态信息含量更高，杂合性更强的微卫星 DNA。

9. 单个核苷酸多态性检测在 ADPKD 诊断中的应用情况如何

人类基因组中存在数量庞大的单核苷酸多态性，约占人类 DNA 多态性的 90%，称作第三代遗传标记，可用于 ADPKD 的连锁分析。单个核苷酸多态性检测（single nucleotide polymorphism，SNP）是指在基因组内特定核苷酸位置上存在两种不同的碱基。其中最少一种在群体中的频率不小于 1%。

10. 什么是二代测序技术

近几年，DNA 测序技术获得突破式发展。以高通量、低成本为主要特点的第二代测序技术已经广泛应用于基因组学的研究，并产生了重要影响。第二代测序技术也称为新一代测序技术（next generation sequencing）。第二代测序包含全基因组测序（whole genome sequencing，WGS）、外显子组测序（exome sequencing）及目标测序等。

11. 二代测序技术在 ADPKD 基因突变中的应用在 ADPKD 诊断中的应用情况如何

由于 *PKD1* 基因包含 12 906bp 的编码区，含 46 个外显子。以往多采用逐个外显子区域 PCR 扩增 Sanger 测序的方法，非常烦琐。另一方面，氨基端 33 个外显子区域在 16 号染色体上有多个同源重复，给 *PKD1* 基因的突变检测造成很大的难度。因此，建立更为高效准确的 *PKD1* 基因突变检测方法尤为重要。近年来出现的目标基因捕获和新一代测序技

术有可能为 *PKD1* 基因突变检测带来技术上的突破。已有研究通过目标区域捕获二代测序技术并结合 Sanger 测序对少数读序低深度区域的补充，实现对 *PKD1* 的全部编码外显子区域全覆盖测序分析，简化了 *PKD1* 基因的基因诊断程序并发现了新的 *PKD1* 突变类型。另外，通过存储的频率信息可以进一步评估其致病可能，节省了后期对于新发突变在群体发生频率的验证工作。在患者中检出致病突变，可作为其生育时产前基因诊断的依据。最近，Yao 等对已通过一代测序技术 Sanger 测序确定的 25 名 ADPKD 患者进行的了双末端二代测序。通过多元个体条码长片段 PCR 文库对他们进行 Illumina MiSeq 流式细胞分析。分析结果发现共 250 种横跨全部 *PKD1* 和 *PKD2* 外显子区域和邻近内含子区域的变异。其中16 种为致病性突变。除此之外，在 24 个患者中还鉴定出了 3 个新颖的突变。该方法的敏感性和特异性高达 99.2% 和 99.9% 并可减少 70% 的时间和成本。因此利用第二代测序技术深入研究 ADPKD 发生发展过程中的基因突变情况，从而可以进一步研究突变基因的功能，对于未来的靶向治疗、分子遗传病理诊断及个体化治疗，对 ADPKD 治疗具有重要的意义。

12. 目前分子遗传学诊断在 ADPKD 中的实际应用有什么

（1）症前诊断：ADPKD 是一种常染色体显性遗传病，且具有遗传显性延迟性。对ADPKD 家系成员中尚无症状、B 超尚无多囊肾的个体及早进行症状前基因诊断，可以防止并发症的发生和发展，延缓疾病发展，对减轻家庭和社会的负担都具有重大意义。目前，该方面国内外均有大量报道。另外，ADPDK 的症状前基因诊断还可应用于供体肾的选择，它可准确鉴定潜伏期的供体是否有发生 ADPKD 的危险，从而增加进行肾移植手术患者的存活率。

（2）产前诊断：ADPKD 具有遗传显性延迟性。当发病时，已把遗传基因传递给了下一代。因而，对于有家族史的成员，在其生育时行产前诊断，能有效地阻断突变基因传给下一代。产前诊断可以在孕期进行。早孕期可以通过绒毛检测，中孕期可以通过抽取羊水或脐带血，运用基因诊断的方法，对胎儿进行基因检测。对携带有致病基因的胎儿建议终止妊娠。这样有利于降低发病率，实现优生优育，提高人口素质。然而，国外的一项调查表明，由于 ADPKD 是一种显性延迟性遗传病，只有 4%~8% 的 ADPKD 家庭会选择对携带致病基因的胎儿终止妊娠。因而，着床前基因诊断（preimplantation genetic diagnosis，PGD）是一个理想的选择。PGD 既避免了被动地妊娠将疾病遗传给子代，又避免了产前诊断过程中胎儿流产的风险，以及终止妊娠的痛苦，使人类有可能主动地控制自身的生殖活动，生育健康的后代。ADPKD 的基因诊断已随着分子生物学的发展得到了长足的进步。相信在不久的将来，ADPKD 的基因诊断会在临床上普遍应用。随着 PGD 技术的不断完善，阻断突变的 ADPKD 基因向子代遗传也会在临床上广泛应用。

13. 目前遗传性治疗的现状和前景如何

对于多囊肾的基因治疗，目前还不是一种现实可行的方法，而多种药物干预已在体内试验中显示出延缓疾病进展的疗效，但这些治疗有效性尚需通过更多动物模型和随机对照临床研究加以评价。随着多囊肾分子发病机制研究的不断深入，已经出现许多新的治疗靶点，其中特异性抑制 cAMP 的治疗药物 V_2 受体拮抗剂以及新型酪氨酸激酶抑制物和 PPAR激动剂显示出了良好的治疗效果和安全性。需要指出的是，由于 ADPKD 的分子发病机制及调控非常复杂，很多问题尚未阐明，因此针对多个发病环节研发不同药物联合应用不仅可增强疗效，而且减少了不良反应，可能具有更加良好的应用前景。

第二节　常染色体隐性遗传性多囊肾病的基础研究

一、常染色体隐性遗传性多囊肾病致病基因和蛋白的基础研究

1. 什么是人类常染色体隐性遗传性多囊肾病

人类常染色体隐性遗传性多囊肾病（autosomal recessive polycystic kidney disease，ARPKD）是影响婴幼儿和儿童最常见的遗传性肾囊性疾病之一，其发病率约为 1/20 000，杂合子携带者的患病率约为 1/70。其主要临床症状为双肾集合管和肝胆管扩张并伴肝肾纤维化。约 50% 的患者在胎儿期已经发病，出生时多伴随由集合管扩张引起的双肾囊肿。ARPKD 的婴幼儿死亡率约为 30%，其死因多由于呼吸和/或肾功能的衰竭。即使 ARPKD 患者可以存活超过 1 岁，其肾功能仍存在很大异常：约一半患者会发展为终末肾衰竭（end-stage renal disease，ESRD），1/4 患者需要接受肾移植治疗，极少数 ARPKD 患者存活超过 60 岁。ARPKD 的其他常见并发症包括高血压、门静脉高压、Caroli 综合征；另外也有一些患者出现颅内动脉瘤、肾上腺功能不全以及由于缺血性视神经病变而引起的失明等。

2. ARPKD 的流行病学

ARPKD 就美国而言，每年有 800 万儿童进入 ESRD，其中 5% 即为 ARPKD。30%~50% 患儿在产后数小时至数天内死亡。度过新生儿期的患者 1 年生存率为 91.7%，87% 存活 5 年，15 年的生存率为 50%~80%，其中有 56%~67% 可以不需要肾脏移植。肾脏病变严重的患儿（集合管受累 90% 以上）常在新生儿期死于肺发育不良。肾病较轻而能度过新生儿期的患儿，在几年或者十几年内发生肾功能不全或肾衰竭，但有少数患者的肾脏功能可以保持正常，而在 18 岁之前不出现高血压、肾功能损害、门静脉高压等症状的患儿，在 18 岁以后疾病也没有明显加快进展，甚至可以终生保持正常的肾功能。Roy 等对 52 名患者进行了长期随访，发现 1 岁时高血压发病率为 39%，15 岁时高血压发病率为 67%，约有 25% 患者生长发育迟缓。

3. ARPKD 的临床表现

病变通常累及双侧肾脏，10%~90% 的集合管非梗阻性扩张，常伴有肾间质纤维化。病变范围较广时产生肾功能损害，出现高血压、肾功能不全甚至肾衰竭。同时累及肝脏产生先天性肝脏纤维化，肝内胆管增多、扩张，门静脉干增粗、纤维化。主要的并发症为门静脉高压，临床表现脾大、门静脉系血管曲张及出血、肝衰竭等。肾脏和肝脏受累的严重程度可有很大差别，常常是肾脏病变严重者，肝脏病变较轻。反之，肝脏病变严重者，肾脏病变则较轻。临床表现为肾脏集合系统囊样扩张并伴有不同程度的胆囊发育不全、胆管扩张以及肝门静脉周围纤维化。发病年龄越小，肾脏改变越明显，预后越差；而 1 岁后发病，肝大及肝硬化严重而肾脏病变轻，预后较好。

4. ARPKD 的分型

Blthy 及 Ockendergen 根据 ARPKD 的临床表现、肾和肝受累程度及预后将其分为四型：围生期型、新生儿型、婴儿型及少年型。

5. ARPKD 的诊断方法

ARPKD 的诊断多依靠影像学方法，腹部超声是诊断 ARPKD 最常用方法，利用超声在宫内即可发现囊肿。由于临床上其相对发病率低、携带者多数早年夭折而易被误诊。近些年来，随着分子生物学技术在产前临床诊断中应用水平的不断提升，隐性遗传疾病 ARPKD 的基因结构也逐渐明确。

6. ARPKD 的致病基因是什么

PKHD1（polycystic kidney and hepatic disease 1）是目前所知人类常染色体隐性遗传性多囊肾病（ARPKD，MIM263200）的唯一致病基因。虽然 *PKHD1* 已初步定位，但由于 ARPKD 患者家系的缺乏以及候选区域测序工作尚未被人类基因组计划所完成，制约了 ARPKD 致病基因的精确定位。直到 2002 年，3 个不同的研究组采用定位克隆的方法几乎同时克隆了该致病基因。至此，*PKHD1* 被确定（表 2-8）。

表 2-8　ARPKD 致病基因 *PKHD1* 及其基因产物

致病基因	染色体定位	基因产物	氨基酸	功能
HD1	6p12	Fibrocystin（FPC）	4074	受体跨膜蛋白（受体?）

7. *PKHD1* 的具体定位和结构

ARPKD 的致病基因 *PKHD1* 定位于染色体 6p12，大小为 470kb，编码一个约 16kb 的转录本。该基因内共含有 86 个外显子，其 mRNA 有多种剪接方式。人体组织的 RNA 印迹表明，在肾组织能检测到强烈但很弥散的带，在肝脏也能检测到弥散但较肾组织微弱的带，加之该基因在基因组中覆盖范围很大，含外显子较多，所以推测 *PKHD1* 有可能由多种剪接方式从而构成多种不同的异构体。Xiong 等所克隆的 *PKHD1* 较另外两个课题组克隆的 *PKHD1* 在羧基端有明显不同，从而进一步证实了该基因具有多种转录本。

8. *PKHD1* 基因的突变检测的 3 个限制因素

目前，*PKHD1* 基因的突变检测存在 3 个限制因素：基因很大、存在很多的突变杂合子以及存在不同的转录本。与 ADPKD 的基因 *PKD1* 一样，*PKHD1* 的突变散布于整个基因。在突变谱方面，大约 45% 的是使多肽链提前终止的无义突变。突变的类型比突变的位点更能反映预后，无义突变比错义突变预后差，凡一对等位基因都携带无义突变的患儿均在围生期或新生儿期死亡。低的发病率和突变基因的不同组合使研究 ARPKD 的基因型和表型联系比较困难，还需要更多的病例作系统的分析。

9. 什么是 FPC

FPC 目前所克隆的 *PKHD1* 最长的开放阅读框（ORF）含有 66 个外显子，编码一个 4074 氨基酸组成的膜相关蛋白，名为 fibrocystin 或 polyductin（FPC）。在细胞膜近端区域，FPC 的细胞外区域具有一个前蛋白转化酶位点，经过剪切可将胞外区通过肾上皮细胞的顶端结构域/初级纤毛释放到管腔中。FPC 羧基端部分只有一个跨膜结构域。预计 FPC 最后的 192 个氨基酸位于细胞质中，含有多个酪氨酸激酶磷酸化位点，提示可能介导细胞内外信号的传递。经酶切后，可被转运至肾上皮细胞核中调控细胞行为。由约 3900 个氨基酸组成的胞外区从氨基末端顺序排列着信号肽、7~8 个串联的 IPT（Ig-like, plexins, transcription factors）结构域以及由 9~10 个 PbH1（parallelβ -helix repeats）重复序列组成的

TEME 同源结构域。IPT 结构域和 PbH1 重复序列的具体功能还未知，前者在免疫球蛋白样蛋白家族中常见，作为细胞外受体参与蛋白间的相互作用，后者在含有平行 β-螺旋重复结构的蛋白家族中常见，存在于细胞表面催化多糖形成。在结构上 FPC 属于一个新的蛋白质家族。目前发现的该蛋白质家族的另一个成员 fibrocystin-L（FPC-L），基因名为 PKHDL1，其与 FPC 一致性和相似性分别达 25% 和 41.5%。

在没有制备 FPC 的特异性抗体之前，多个研究组运用 RNA 印迹或原位杂交的方法检测了其 mRNA 的分布情况。PKHD1 高表达于人胎肾和成年肾，在肝和胰腺也有适度表达，在心脏、脑、肺、胎盘和肌肉等组织都没有检测到其表达。用小鼠组织 RNA 杂交也得到相同的结论。用小鼠 *PKHD1* 的 5 号外显子为探针原位杂交研究 *PKHD1* 在小鼠发育过程中的表达情况，结果表明，*PKHD1* 在鼠胚 E12.5 时即开始高表达于正在分支输尿管芽，并持续至形成集合管，在生后肾原基、逗号小体、S 小体和肾小球未见表达。在肾外组织中，*PKHD1* 还高表达于肝内、外胆管和一些大型血管的管壁，另外，在用 41 号外显子探针还能在发育中的胰腺管、气管、支气管和骨骼肌中检测到微弱表达。

随着多个研究组分别制备了能识别 FPC 不同位点的单抗或多抗后，研究者以这些抗体通过免疫组化、免疫荧光或 Western blot 研究了 FPC 的表达。Zhang 等制备了能分别识别 FPC 三个不同位点的单抗和多抗，利用这些抗体免疫组化表明，在小鼠的发育过程中，E9.5 时 FPC 即开始表达于神经管上皮细胞，E10.5 出现于支气管和原肠腔，E11.5 时 FPC 表达于中肾导管和正在发育的输尿管芽，随着后肾的发育，FPC 特异表达于正在分支的输尿管芽和正在形成的集合管，而在逗号小体、S 小体和肾小球内未见表达。可见在胎肾发育过程中免疫组化和原位杂交得出的结论是一致的。在成熟小鼠肾内，FPC 也主要表达于集合管上皮细胞，在近曲小管、亨利襻升支的上皮细胞顶端和基底膜端也有微弱表达，在成人肾和大鼠肾组织也得到相似的表达模式。除肾脏外在胆管、胰腺管内也有表达，在其他一些管状结构如腮腺管、乳腺管和肠腔上皮细胞并未见到 FPC 的表达。利用 *PKHD1* 基因敲除小鼠模型，Kim 等发现 FPC 分布于肾集合管、胃肠道、气管/支气管等管道结构的上皮细胞，在脑室的室管膜细胞也能检测其表达。这为 FPC 的组织与器官的分布提供了最直接的证据。

由于 *PKHD1* 突变后导致 ARPKD，因而该基因产物 FPC 的功能研究受到多个课题组的重视，并从分子、细胞和动物等多层面对其进行了研究。Mai 等利用 RNA 干涉的方法下调 *PKHD1* 在 IMCD3 细胞内的表达后发现，IMCD3 细胞在三维培养条件下不能形成管状结构，细胞间及细胞与胞外基质间黏附异常，细胞骨架紊乱，细胞增殖和凋亡异常，细胞的原发纤毛变短及减少。另外，在 HEK-293T 细胞内抑制 *PKHD1* 的表达后发现，胞内钙离子浓度降低，并导致 EGF 诱导的 ERK1/2 的活化从而引起细胞异常增殖。随后，该课题组 Kim 等通过免疫共沉淀发现，FPC 的羧基端与 PC2 的氨基端存在相互作用，证实了 FPC 和 PC2 可能共存于同一个蛋白质复合体中，提供了这两种疾病蛋白质相互作用的分子基础。FPC 通过胞内羧基端与 PC2 的胞内氨基端相互作用调控 PC2 的表达，PC2 是一个钙通道调节蛋白，FPC 可能通过调控 PC2 的活性调节细胞内的钙稳态，进而调节细胞的分化、增殖和凋亡等。因而 ARPKD 和 ADPKD 这两种病理形态不同的疾病其发病机制可能经由相同或至少部分相同的信号通路。

最新研究表明 FPC 还可能与平面细胞极化（planar cell polarity，PCP）的形成有关。

在肾脏发育过程中纤毛-基体-中心体复合物通过各种信号通路调控其管道沿其轴向延伸而不是径向扩增。FPC 作为纤毛-基体-中心体复合物的组成型蛋白，可能直接参与了这一信号通路。在正常的肾集合管上皮细胞有丝分裂过程中，细胞纺锤体的方向与集合管的轴向是平行的，95% 的细胞纺锤体与集合管轴之间的夹角小于 34°，平均角度为 11°，而在 *PKHD1* 突变的大鼠模型 PCK 的肾脏集合管内，细胞纺锤体不再具有其特定的方向，23% 的细胞纺锤体与集合管轴夹角在 30° 和 90° 之间。

二、ARPKD 发病机制的基础研究

FPC 在正常组织器官中的功能是什么？ 其导致 ARPKD 囊肿表型的遗传机制

目前，由于还没有确切发现 FPC 在正常组织器官中的功能，导致 ARPKD 囊肿表型的遗传机制仍不清楚。FPC 是一种新的蛋白，尚无已知的蛋白与其总体结构类似。FPC 的 IPT 结构域与肝细胞生长因子受体以及 plexin 具有相似的结构，提示 FPC 有可能作为以受体发挥作用。此外，FPC 的胞内区包含蛋白激酶 A（PKA）和蛋白激酶 C（PKC）的磷酸化位点，提示 FPC 可以传导细胞外信号进入细胞并调控细胞周期和细胞分化。

三、ARPKD 发病的细胞生物学特征和囊肿形成机制

1. 增殖和凋亡异常在 ARPKD 囊肿形成中的作用

一般情况下，PKD 的囊肿发生与细胞增殖增加被认为是密切相关的。目前关于 ADPKD 上皮细胞以及组织中细胞增殖增加已有广泛的报道，而多囊蛋白的缺失所导致增殖增加的分子机制也被逐步阐明。一般认为，PC1 和 PC2 的羧基端相互结合，且 PC2 被认为是为瞬时潜在受体超家族成员（Trp superfamily），又名 TRPP2。是潜在的钙离子通道，多囊蛋白的缺失会降低通道的活性并通过加强 adenylyl cyclase Ⅳ（AC-Ⅳ）的活性，从而增加 cAMP 的水平，而高浓度的 cAMP 会促进 Ras/B-Raf 信号通路并激活下游 MAPK/ERK，从而导致细胞增殖的增加。

然而，针对 ARPKD 增殖凋亡变化趋势，目前仍存在争议。一些研究认为，在 ARPKD 和 ADPKD 中，cAMP 能够活化 B-Raf 和 MEK/ERK 通路，促进细胞增殖。在集合管细胞中，PI3K/Akt 通路能调节 cAMP 依赖的 B-Raf/MEK/ERK 的激活。钙离子浓度的减少会降低 Akt 的活性，促进细胞增殖和 cAMP 依赖的 B-Raf 的激活。因此，钙离子浓度降低和 cAMP 的升高有可能导致 PKD 的发生。体外实验证实，在 ADPKD 和 ARPKD 的培养细胞中，如果提高胞内钙离子浓度可以激活 Akt，抑制 cAMP 依赖的 B-Raf 和下游 MAPK/ERK 通路的活化。PC1、PC2 和 FPC 的突变会减少钙离子浓度，激活 cAMP 而导致细胞增殖增加。

但也有报道表明，ARPKD 中 FPC 的缺失，会下调 Ras/c-Raf 信号通路，但对于 B-Raf 无影响。而下调的 c-Raf 会进一步抑制 MAPK/ERK 活性，最终减少上皮细胞的增殖。此发现表明，ADPKD 和 ARPKD 中 Raf 信号通路的变化趋势不同，提示 ARPKD 的囊肿形成很可能不是由于过量的细胞增殖导致。相反的，该报道通过体内体外实验均证实了在 ARPKD 模型中存在异常升高的细胞凋亡。而该现象的分子机制为：FPC 的缺失抑制 PDK1/Akt，进而上调了 Bax/caspase-9/caspase-3，最终导致细胞凋亡显著增加。该发现提示细胞凋亡可能在 ARPKD 的囊肿形成过程中发挥重要作用。

2. 纤毛异常在 ARPKD 囊肿形成中的作用

FPC 主要定位于肾上皮细胞的初级纤毛/基体中。目前，人们针对 FPC 定位于肾上皮细胞的初级纤毛进行了深入的研究。FPC 定位于纤毛的基体上并部分扩展至轴，对纤毛的结构和功能发挥作用。FPC 和 PC1、PC2、inversin、polaris、kinesin-2、cystin 和 nephrocystin 等蛋白共同定位于纤毛，对于维持肾脏、肝脏等器官的结构完整性发挥至关重要的作用。如缺失上述蛋白，会引发多囊表型的出现（表 2-9）。新近研究证实，纤毛靶向序列（ciliary targeting sequence，CTS）定位于 FPC 胞内部分，并通过与调节蛋白 Rab8 相互作用调节上皮细胞 FPC 由内质网向初级纤毛的运动。研究还发现 FPC 表达的减少会导致肾皮质上皮管道细胞纤毛形成的异常。

表 2-9 纤毛蛋白：纤毛上的定位和功能

蛋白	纤毛定位	功能	人类疾病	动物模型
PC1	纤毛膜	可被细胞外刺激激活并进而激活 PC2	ADPKD	*PKD1* 基因敲除小鼠模型
PC2	纤毛膜和基体	形成离子通道并将钙离子由内质网释放到胞质内	ADPKD	*PKD2* 基因敲除小鼠模型
FPC	基体和轴丝	FPC 的激活会引起 PC2 的激活	ARPKD	*PKHD1* 基因敲除小鼠模型
Cystin	轴丝和纤毛膜	微管组装	无	PCK 模型
Inversin	轴丝	与 nephrocystin 相互作用	Nephronothiasisi-Ⅱ	*Inv* 小鼠
Polaris	轴丝和基体	鞭毛内转运，纤毛发生	无	*Orpk* 突变小鼠
Nephrocysin	轴丝和转换区	与 inversin 相互作用	Nephronothiasis-Ⅰ	无
Kinsin-Ⅱ	轴丝	纤毛发生，鞭毛内运输，与 FPC 和 PC2 相互作用	无	无

3. 平面细胞极性异常在 ARPKD 囊肿形成中的作用

定向细胞分裂是平面细胞极性的一种特征，在肾单位延长过程中，平面细胞极性被用来描述分裂细胞的有丝分裂轴的方向。

多囊肾突变小鼠模型中，平面细胞极性的缺失可能导致多囊肾的病理形成。对此，研究人员进行了相关研究。Fischer 等发现 FPC 可以改变肾脏管道轴相关的有丝分裂纺锤体定位。正常肾管道在生长过程中，分裂期细胞的有丝分裂纺锤体沿肾单位的轴线。但在 *PKHD1* 基因突变细胞中，纺锤体不能正确定位，正常的细胞分裂方向被破坏，导致肾脏管道的扩张和囊肿的生成。

然而，有报道表明，肾脏选择性的失活 *Pkd1* 或者 *Pkd2* 的表达并不会导致肾上皮细胞失去定向分裂能力，但是，在管道扩张开始后，细胞极性的缺失开始发生。相反，*Pkhd1*$^{del4/del4}$ 小鼠失去了细胞定向分裂能力，但是并没有产生肾脏囊肿。增多的细胞相互插入到肾小管上皮细胞平面，处于横向状态的细胞增多，以维持 *Pkhd1*$^{del4/del4}$ 小鼠正常的管状形态（Nishio，2009#7353）。该研究结论表明：失去定向分裂能力是 ARPKD 囊肿形成的特点，但仅仅失去定向分裂能力不足以产生肾脏囊肿，且在 ADPKD 中，*PKD1* 或 *PKD2* 突变后，失去定向分裂能力也不足以启动囊肿形成。

4. 分泌异常在 ARPKD 囊肿形成中的作用

上皮细胞 Na^+ 通道（ENaC）对于醛固酮敏感的远端肾单位钠离子重吸收发挥作用。药物抑制 ENaC 和 AQP2 的表达会损害 ENaC 的活性并加剧 ARPKD 大鼠模型 PCK 囊肿的发展。由此结果可以说明囊肿上皮 ENaC 活性的降低会导致囊肿的发生和发展。

5. 信号传导系统的紊乱在 ARPKD 囊肿形成中的作用

囊肿的形成和发展需要上皮细胞的增殖、经上皮液分泌和外细胞基质重塑。cAMP、液体因子和 EGF 家族配体和受体的异常会导致 PKD 囊肿上皮的增殖增加。FPC 和其他 PKD 蛋白与肌动蛋白、微管蛋白以及细胞膜蛋白相互作用，感受外细胞环境机械变化。ADPKD 和 ARPKD 共同涉及多条如 Wnt（β-catanin）、c-Src、FAK、MAPK 和 JAK-STAT 下游细胞内信号传导通路。PKD 复合物通过细胞内磷酸化级联反应传导信号，调节核内基因转录。PKD 蛋白的完整性对于调控细胞增殖、凋亡、上皮细胞分化、细胞极性、细胞黏附和迁移以及管道的形成发挥重要作用。

6. 表皮生长因子受体在 ARPKD 中的作用

表皮生长因子受体（epidermal growth factor receptor，EGFR）表达的增加会产生有丝分裂信号并促进上皮增生。在 ADPKD 和 ARPKD 患者和动物模型中均发现 EGFR 过表达和异常定位。ARPKD 囊肿上皮表现出 EGFR 介导的液体分泌和增殖异常以及 EGF 的高度敏感。但是，多囊蛋白复合物和 EGFR 功能间的相互关系目前仍不十分清楚。

7. cAMP 通路在 ARPKD 中的作用

ARPKD 的一个主要特征是肾脏细胞内的 cAMP 水平升高。研究发现在 PCK 大鼠的肾脏细胞 cAMP 浓度升高并促进液体分泌和细胞增殖。在正常肾脏上皮细胞中，cAMP 可以抑制 Ras/Raf-1/MEK/ERK 通路并降低细胞增殖。在 ADPKD 和 ARPKD 细胞中，PKD 蛋白（PC1、PC2 和 FPC）可以维持细胞内 Ca^{2+} 的稳态。任何一种多囊蛋白的异常都会导致细胞内 Ca^{2+} 的减少和 cAMP 的增加并激活 MEK/ERK 通路并引起细胞增殖的增加。

8. mTOR 信号通路与 ADPKD 的关系

ADPKD 致病基因 *PKD1* 或 *PKD2* 基因突变会激活哺乳动物雷帕霉素靶蛋白（mTOR）的信号通路，促进肾脏上皮细胞增殖和囊肿发展。在 *PHKD1* 基因突变的 ARPKD 患者肾脏上皮细胞和胆管细胞中也发现，磷酸化的 Akt 和 mTOR 下游靶基因 S6 表达水平均显著升高。然而，随后研究发现，在 PCK 大鼠肾脏和肝脏中 mTOR 通路也被激活，mTOR 抑制剂西罗莫斯既没有减少 PCK 大鼠肾脏囊肿面积以及纤维化程度，也没有减缓其肾脏和肝脏囊肿的演进，且 S6 活化抑制效果也不明显。最近，研究者发现 PCK 大鼠胆管细胞中也出现细胞增殖增加，mTOR 信号通路活化，磷酸化的 mTOR、Akt 和 PI3K 表达量上调等表型。西罗莫斯可以抑制细胞增殖和诱导细胞凋亡但不能抑制囊肿生成，由此说明 mTOR 抑制剂抑制胆管细胞增殖是通过诱导细胞凋亡而实现的。最新研究结果表明，FPC 的经剪切后，胞内羧基末端可以转运进入细胞核。FPC 胞内羧基末端可以激活 mTOR 信号通路并促使体外 3D 培养细胞的形成囊性结构。mTOR 抑制剂可以减少 FPC 胞内羧基末端过表达细胞囊肿结构的大小。由此说明 FPC 可以调节 PI3K/Akt/mTOR 信号通路，FPC 胞内羧基末端可以拮抗全长 FPC 的功能并促及囊肿的形成。

9. *PKHD1* 与癌症的关系如何

Sjöblom 等通过大规模的癌细胞基因组测序和严格的统计方法，系统地研究了基因突变与乳腺癌和结直肠癌的关系。该研究组分析了 13 000 个编码蛋白在乳腺癌和结直肠癌（各 11 例）中的突变情况，发现每个肿瘤个体约累积 90 个突变，但只有一部分突变与肿瘤的发生相关。通过严格的排查共得到了 189 个 CaMP 值（cancer mutation prevalence score）大于 1.0 的基因，即被认为是肿瘤相关基因。这些基因功能涉及细胞黏附、信号转导和转录调控等。其中 *PKHD1* 在结直肠癌的细胞黏附和运动这一类基因中以 3.5 的最高值位居第一。这项研究结果提示 *PKHD1* 基因与结直肠癌有可能高度相关。2011 年，一项针对欧洲 ARPKD 患者的队列研究显示，13.1% 的患者携带 *PKHD1*（T36M）突变。这些携带 *PKHD1* 突变的杂合子患者其结直肠腺瘤发生比例（0.027%）低于对照人群（0.42%）。该结果说明 *PKHD1* 杂合突变不会增加结直肠腺瘤的发生风险。因此，*PKHD1* 在结直肠癌的发生发展过程中发挥何种重要作用有待于进一步的研究。

四、ARPKD 的动物模型

1. 目前针对*PKHD1* 的 ARPKD 动物模型有哪些

动物模型的研究可以深入了解 *PKHD1* 基因产物在生长发育中的功能。目前已有 7 种 ARPKD 啮齿类动物模型的报道（表 2-10）。除了 PCK 大鼠为自发突变产生的大鼠模型外，其他都是通过基因打靶产生的小鼠动物模型。尽管这些动物模型都具有 *PKHD1* 基因的突变，但它们的表型并不完全一致。这一结果似与 ARPKD 患者的临床表征多样性相一致。

表 2-10　已报道的*PKHD1* 基因突变动物模型

突变位置	表型
缺失 exon2	肝肾胰腺异常，胆管进行性扩张，肝囊化和纤维化；在较老的雌性小鼠近端小管扩张，但在雄性并不受影响。胆管内纤毛变短，并出现分支
Exon1-3 被 LacZ 取代	肝肾囊化，肝门周纤维化，胆管扩张，胰腺外分泌管扩张
缺失 exon40	胆管异常，未见肾结构异常
缺失 Exon4	FPC 表达下调 30%，肝内胆管扩张，肝进行性囊化，肝门周纤维化，胰腺囊化，脾肿胀，肾的结构和功能未受影响
缺失 Exon3-4	肾囊化，随着年龄的增加严重，胆管扩张，胰腺囊化
Exon15 插入 GFP，exon16 缺失	肝肾囊化，胰腺囊化，胆管扩张，纤毛数量减少并变短
PCK 大鼠，至少 ex-on36 缺失	肝肾囊肿，胰腺正常，胆管扩张，轻度肝门纤维化

2. *PKHD1* 基因敲除小鼠表型不一致并不能很好的模拟人类 ARPKD 的原因

目前已经报道的 ARPKD 致病基因 *PKHD1* 基因敲除小鼠已有 7 种，但大多数并不能很好的模拟人类 ARPKD 疾病表型。纯合型 *PKHD1* 基因敲除能够存活，各个模型之间的表型并不完全一致，比如外显子 40 缺失的基因敲除小鼠并未见肾内囊肿。

　　PKHD1 基因含有约 86 个外显子，其 RNA 有多种剪接方式，从而编码多种异构体。当利用基因打靶技术敲除 *PKHD1* 的个别外显子，可能仍然有大量的其他各种异构体在发挥功能，这可能是各种 *PKHD1* 基因敲除小鼠表型不一致并不能很好地模拟人类 ARPKD 的重要原因。临床研究表明，编码截短的突变具有比错义突变患儿表现出更为严重的临床表型。研究结果提示很有必要建立一个大规模删除 *PKHD1* 外显子的小鼠模型，尽可能地整体敲除 *PKHD1* 基因，最大限度地消除 *PKHD1* 各种异构体的影响。从而更好地模拟人类ARPKD。

五、ARPKD 的分子诊断

1. 为什么研究者们还难以明确阐明 ARPKD 基因突变与疾病表型之间的关系

　　多囊肾（ARPKD）的临床表征在家族内外都有较大差异。约 50% 患者在胎儿期已经发病，约 30% 出生时伴随呼吸和肾功能障碍而死亡。ARPKD 的致病基因是 PKHD1，该基因位于人染色体 6p12，其基因组序列约 500kb，已发现至少 300 种突变与该病相关。其中包括 184 个错义突变，37 个无义突变，62 个插入或缺失（移码）突变以及 21 个经典剪接位点突变。这些突变几乎分布于整个 *PKHD1* 基因，没有明显的突变热点或成簇分布现象，仅有一个多发位点（T36M）在多个群体中发现。由于该基因本身较大，并且其 RNA 有多种剪接方式，外加突变的多样性，所以研究者们还难以明确阐明突变与疾病表型之间的关系。*PKHD1* 突变位点与临床症状之间的初步分析表明，编码截短的突变具有比错义突变患儿表现出更为严重的临床表型，双 *PKHD1* 等位基因均含有截短突变的患儿大多在围生期和新生儿期即死亡，而度过新生儿期能存活下来的患儿多携带有至少一个错义的突变。有人认为 *PKHD1* 突变的多样性可能是 ARPKD 临床表征多样性的原因。

2. ARPKD 基因的突变检测存在的一些限制因素有哪些

　　ARPKD 基因的突变检测存在一些限制的因素。*PKHD1* 基因的基因组序列约 500kb，且存在多个不同的转录本。

3. 目前 ARPKD 基因的突变检测的方法有哪些

　　目前，对 ARPKD 突变的检测包括限制性片段长度多态性分析（RFLP）、PCR 结合的单链构象多态性分析（PCR-SSCP）、变性梯度凝胶电泳（DGGE）、PCR 结合变性高效液相色谱（PCR-DHPLC）及直接序列法等技术。

4. 目前开展 ARPKD 突变检测研究中的常用技术有哪些

　　其中利用 PCR 结合变性高效液相色谱技术是目前开展 ARPKD 突变检测研究中的常用技术。该方法是对扩增区域进行 PCR 扩增，PCR 产物加热变性成单链状态，通过高效液相色谱检测其中碱基含量，若发生改变则会出现峰值的移动，从而检测突变是否发生。

（吴冠青　李　奥）

参 考 文 献

1. Harris PC，Torres VE. Genetic mechanisms and signaling pathways in autosomal dominant polycystic kidney disease. J Clin Invest. 2014，124：2315-2324.

2. Gallagher AR，Germino GG，Somlo S. Molecular advances in autosomal dominant polycystic kidney disease. Adv Chronic Kidney Dis，2010，17：118-130.

3. Spirli C，Okolicsanyi S，Fiorotto R，et al. Mammalian target of rapamycin regulates vascular endothelial growth factor-dependent liver cyst growth in polycystin-2-defective mice. Hepatology，2010，51：1778-1788.

4. Bae KT，Grantham JJ. Imaging for the prognosis of autosomal dominant polycystic kidney disease. Nat Rev Nephrol，2010，6：96-106.

5. Li L，Szeto CC，Kwan BC，et al. Peritoneal dialysis as the first-line renal replacement therapy in patients with autosomal dominant polycystic kidney disease. Am J Kidney Dis，2011，57：903-907.

6. Fedeles SV，Gallagher AR，Somlo S. Polycystin-1：a master regulator of intersecting cystic pathways. Trends Mol Med，2014，20：251-260.

7. Kurbegovic A，Kim H，Xu H，et al. Novel Functional Complexity of Polycystin-1 by GPS Cleavage In Vivo：Role in Polycystic Kidney Disease. Mol Cell Biol，2014，34：3341-3353.

8. Merrick D，Chapin H，Baggs JE，et al. The gamma-secretase cleavage product of polycystin-1 regulates TCF and CHOP-mediated transcriptional activation through a p300-dependent mechanism. Dev Cell，2012，22：197-210.

9. Yao G，Su X，Nguyen V，Roberts K，et al. Polycystin-1 regulates actin cytoskeleton organization and directional cell migration through a novel PC1-Pacsin 2-N-Wasp complex. Hum Mol Genet，2014，23：2769-2779.

10. Foy RL，Chitalia VC，Panchenko MV，et al. Polycystin-1 regulates the stability and ubiquitination of transcription factor Jade-1. Hum Mol Genet，2012，21：5456-5471.

11. Mene P，Punzo G，Pirozzi N. TRP channels as therapeutic targets in kidney disease and hypertension. Curr Top Med Chem，2013，13：386-397.

12. Miyakawa A，Ibarra C，Malmersjo S，et al. Intracellular calcium release modulates polycystin-2 trafficking. BMC Nephrol，2013，14：34.

13. Cebotaru V，Cebotaru L，Kim H，et al. Polycystin-1 negatively regulates Polycystin-2 expression via the aggresome/autophagosome pathway. J Biol Chem，.2014，289：6404-6414.

14. Oatley P，Talukder MM，Stewart AP，et al. Polycystin-2 induces a conformational change in polycystin-1. Biochemistry，2013，52：5280-5287.

15. Aguiari G，Catizone L，Del Senno L. Multidrug therapy for polycystic kidney disease：a review and perspective. Am J Nephrol，2013，37：175-182.

16. Jin X，Mohieldin AM，Muntean BS，et al. Cilioplasm is a cellular compartment for calcium signaling in response to mechanical and chemical stimuli. Cell Mol Life Sci，2014，71：2165-2178.

17. Mekahli D，Sammels E，Luyten T，et al. Polycystin-1 and polycystin-2 are both required to amplify inositol-trisphosphate-induced Ca^{2+} release. Cell Calcium，2012，51：452-458.

18. Yang J，Zheng W，Wang Q，et al. Translational up-regulation of polycystic kidney disease protein PKD2 by endoplasmic reticulum stress. FASEB J，2013，27：4998-5009.

19. Paul BM，Consugar MB，Ryan Lee M，et al. Evidence of a third ADPKD locus is not supported by re-analysis of designated PKD3 families. Kidney Int，2014，85：383-392.

20. Kuo IY，DesRochers TM，Kimmerling EP，et al. Cyst formation following disruption of intracellular calcium signaling. Proc Natl Acad Sci U S A，2014，111：14283-14288.

21. Park EY，Woo YM，Park JH. Polycystic kidney disease and therapeutic approaches. BMB Rep，2011，44：359-368.

22. Karihaloo A，Koraishy F，Huen SC，et al. Macrophages promote cyst growth in polycystic kidney disease. J Am Soc Nephrol，2011，22：1809-1814.

23. Ravichandran K，Zafar I，He Z，et al. An mTOR anti-sense oligonucleotide decreases polycystic kidney disease in mice with a targeted mutation in Pkd2. Hum Mol Genet，2014，23：4919-4931.

24. Torres VE, Harris PC. Strategies targeting cAMP signaling in the treatment of polycystic kidney disease. J Am Soc Nephro, 2014, 25: 18-32.

25. Subramanian B, Ko WC, Yadav V, et al. The regulation of cystogenesis in a tissue engineered kidney disease system by abnormal matrix interactions. Biomaterials, 2012, 33: 8383-8394.

26. Dalagiorgou G, Piperi C, Georgopoulou U, et al. Mechanical stimulation of polycystin-1 induces human osteoblastic gene expression via potentiation of the calcineurin/NFAT signaling axis. Cell Mol Life Sci, 2013, 70: 167-180.

27. Kurbegovic A, Trudel M. Progressive development of polycystic kidney disease in the mouse model expressing Pkd1 extracellular domain. Hum Mol Genet, . 2013, 22: 2361-2375.

28. He J, Ye J, Li Q, et al. Construction of a transgenic pig model over expressing polycystic kidney disease 2 (PKD2) gene. Transgenic Res, 2013, 22: 861-867.

29. Caroli A, Perico N, Perna A, et al. Effect of longacting somatostatin analogue on kidney and cyst growth in autosomal dominant polycystic kidney disease (ALADIN): a randomised, placebo-controlled, multicentre trial. Lancet, 2013, 382: 1485-1495.

第三章 多囊肾的诊断

第一节 多囊肾的实验室检查

1. 血常规检查的目的

评估多囊肾患者病情，在进展至肾功能不全的患者中评估是否存在贫血，若存在，评估贫血严重程度；在合并感染的患者中，常伴有白细胞增高、中性比例增高等。

2. 尿常规检查的目的

评估患者是否存在尿路感染以及感染的严重程度，通过尿常规检查，我们还可以观察到患者是否存在血尿、蛋白尿等。

3. 尿标本的采集

尿标本通常取清晨清洁中段尿，必要时考虑行耻骨上膀胱穿刺取样。尿标本采集后应在2小时内处理，避免污染和杂菌生长。

4. 肾功检查的目的

采血检测患者的血尿素氮、肌酐水平，为评估患者肾功最直接有效的手段。

5. 结合患者实验室检查，肾功能不全的分期

第一期：慢性肾功能不全代偿期，当肾单位受损未超过正常的50%（GFR 50~80ml/min）肾功能因能代偿而不至于出现尿素氮（BUN）等代谢产物潴留，血肌酐（SCr）能维持正常水平，血肌酐133~177μmmol/L（1.5~2.0mg/dl）。

第二期：慢性肾功能不全失代偿期，肾单位受损剩余肾功能低于正常的50%（GFR 20~50ml/min）血肌酐达177~442μmol/L（2~5mg/dl），尿素氮上升超过7.1mmol/L（20mg/dl）。

第三期：肾衰竭期，血肌酐达442~707μmmol/L（5~8mg/dl），肌酐清除率降至10~20ml/min，尿素氮上升至17.9~28.6mmol/L（50~80mg/dl）。

第四期：尿毒症期，血肌酐达707μmmol/L（8mg/dl）以上，肌酐清除率在10ml/min以下，尿素氮在28.6mmol/L（80mg/dl）以上。

6. 血生化检查的目的

通过血生化检查，评估患者酸碱度及电解质水平，尤其关注患者 CO_2 结合力和血钾、血钙、血钠水平等，在慢性肾功能不全患者的病情评估及治疗中有十分重要的意义。

第二节　多囊肾的影像学检查

一、尿路平片

1. 尿路平片摄片包括的范围

尿路平片（kidney ureter bladder，KUB）摄片范围包括肾、输尿管和膀胱，上缘至第12 胸椎上缘，下缘至耻骨联合，必要时可包括尿道（图 3-1）。

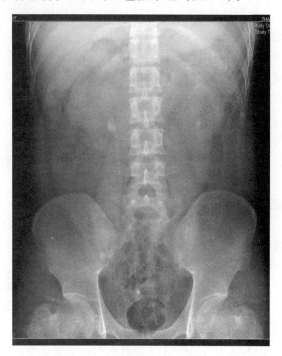

图 3-1　尿路平片（双肾结石）

2. 拍摄尿路平片前如何准备

术前常规肠道准备，术前一日少渣饮食，术前晚服缓泻剂。术日晨禁食，排便或灌肠。拍片前 2~3 日禁用不透 X 线的药物，以免影响拍片效果。

3. 尿路平片能显示哪些内容

一张质量优良的尿路平片，可显示肾脏的位置、大小、轮廓；可显示结石、钙化等高密度病变。

4. 尿路平片可反映哪些肾脏异常病变

（1）肾脏位置异常　因为肾脏本身的病变或者肾脏周围病变、邻近器官或邻近腹膜后占位、腹腔内占位推移而导致肾脏位置发生变化。

（2）肾脏形态大小的改变　多囊肾，巨大肾囊肿等疾病均可引起肾脏增大并伴随外形的改变。

（3）肾区钙化 多囊肾、肾囊肿、髓质海绵肾等疾病均可引起肾区钙化，部分肾囊肿患者合并肾钙乳是可见半月形钙乳轮廓，可随体位改变。

5. 尿路平片的缺点有哪些

不能显示与肾实质密度差别小的病变；不能了解肾脏的灌注和功能情况；不能显示肾轮廓尚好的肾内占位性病变；肾轮廓改变只有定位价值，其定性价值不高。

二、静脉尿路造影

1. 什么是静脉尿路造影

静脉尿路造影（intravenous urography，IVU）是将含碘的造影剂从人体静脉注入，造影剂经过肾小球过滤、肾小管浓缩后，自肾集合管排出，含有造影剂的尿自肾盏排到肾盂、输尿管及膀胱时均可显影。注射造影剂后，在不同时间间隔拍摄腹部、盆部或排尿后的 X 线片，由于显影顺序先肾脏后膀胱，故又称为"顺行尿路造影"或"排泄性尿路造影"。

2. 静脉尿路造影所用的造影剂有哪些

造影剂有两种：离子型（泛影葡胺）和非离子型（优维显）。前者价格低廉，但对肾功能有损害；后者具有水溶性和易扩散的特点，且副作用小，清晰度高，极少有过敏反应发生，但价格较贵。

3. 静脉尿路造影前如何准备

术前常规肠道准备，术前一日少渣饮食并做碘过敏试验，术前晚服缓泻剂。术日晨禁食，排便或灌肠，检查前排空膀胱。

4. 静脉尿路造影的禁忌证有哪些

（1）肾衰竭的患者：由于尿液内造影剂浓度低、显影差，以及可能对肾脏产生毒性，导致肾功能恶化，故肾衰竭患者不宜做此项检查。

（2）碘过敏阳性的患者：对碘过敏阳性或既往有碘过敏史的患者，不宜做此检查。即使碘过敏试验为阴性，仍有过敏反应的可能，在造影过程中需密切观察患者变化。

（3）妊娠期妇女：为了避免 X 线对胚胎发育的影响，故孕妇需严格控制。对生育期妇女的造影检查，应在月经后 10 天内进行。

（4）多发性骨髓瘤：本病患者做静脉尿路造影时，可能发生尿闭，特别在少尿患者中易并发尿闭，故不宜进行此项检查。

（5）发热及患有严重的肝脏、心脑血管疾病患，以上情况均禁忌施行此项检查。

5. 静脉尿路造影如何摄片

在注射造影剂前，应拍摄尿路平片。成人在注射造影剂后，压迫输尿管，在第 7、15、30 分钟各拍片 1 张，最后一张平片应当包括肾脏、输尿管到膀胱，必要时需加摄片或延时摄片。儿童应减少照相次数，除平片外，于注药后第 3~5 分钟，拍肾脏照片 1 张，第 7~12 分钟拍第 2 张，包括肾脏、输尿管和膀胱。

6. 静脉尿路造影有哪些优点

（1）能显示尿路平片能显示的所有结构。

（2）方法简单，操作简便，患者痛苦小，无须插管，无感染危险，可在不同时间观察尿路全程并了解排尿功能情况。能快速、准确地观察全尿路，对尿路梗阻诊断价值较高。

（3）能了解肾脏灌注及排泄功能。

（4）对肾盂内、肾盂旁占位，有较高定位价值。

（5）1分钟内的肾实质像，对肾实质病变有一定诊断价值，结合分层，价值更高。

7. 静脉尿路造影可反映哪些肾脏异常病变

（1）肾脏占位性病变：当肾脏出现占位性病变（肾囊肿、肾肿瘤、多囊肾等）时，可见肾盂、肾盏受压变形。

（2）肾脏功能的改变：可根据肾脏集合系统显影时间来简单判断肾脏功能及有无梗阻情况。

（3）泌尿系先天性疾病：马蹄肾等肾脏先天性疾病可在静脉尿路造影中出现特征性改变。

8. 静脉尿路造影有哪些缺点

（1）对占位性病变的定性价值有限。

（2）有射线损伤，需用含碘造影剂，不适于碘过敏或有过敏史者。

（3）肾盂、肾盏显影浓度受肾灌注和肾功能双重影响。

（4）不能了解肾周间隙情况。

（5）对位于肾实质内或肾脏腹侧、背侧的病变，若未造成肾轮廓或尿路形态改变，则难以显示。

三、逆行尿路造影

1. 什么是逆行尿路造影

逆行尿路造影（retrograde urography，RU）是通过膀胱镜向一侧或双侧输尿管内插入输尿管导管直到肾盂内，自下往上注入造影剂，以显示输尿管、肾盂、肾盏结构的检查方法。因造影剂与尿流方向相反，故称作逆行尿路造影（图3-2）。

2. 逆行尿路造影前如何准备

术前常规肠道准备，术前一日少渣饮食，术前晚服缓泻剂。术日晨禁食、排便或灌肠，检查前排空膀胱。无过敏史者可不用做碘过敏试验。

3. 逆行尿路造影禁忌证有哪些

急性下尿路感染、膀胱内大出血及膀胱容量小于50ml，严重心功能不全或全身衰竭者为绝对禁忌证。尿道狭窄、前列腺增生或肿瘤导致进镜困难者为相对禁忌证。

4. 逆行尿路造影优点有哪些

（1）可了解尿液外溢情况。

（2）注气像可观察尿路内阳性结石，注入含碘造影剂可观察尿路内阴性结石。

（3）尿路内造影剂浓度较高，显影不受肾功能影响，尤其适用于肾功能不全、顺

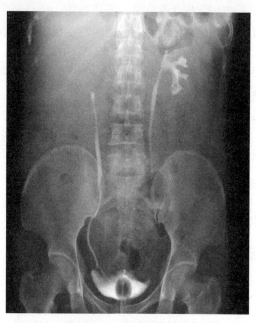

图3-2 逆行尿路造影

行法显示不理想者。

5. 逆行尿路造影缺点有哪些

（1）不能了解肾脏灌注和排泄功能。

（2）为有创性检查，要求无菌操作，容易出现并发症，技术难度相对较高。

（3）对肾占位的诊断局限性与IVU相仿。

四、超声检查

1. 多囊肾患者的B超表现

超声声像可表现为肾体积增大、肾内数个或无数个大小不等的囊肿。因肾内囊肿大小不等且相互挤压，故囊肿较多时往往不能显示其边缘，代之以杂乱且边界不齐的液性暗区。囊肿多时可不显示明显的肾实质回声，表现为囊肿之间回声增强或满布囊肿（图3-3）。

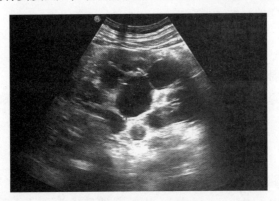

图3-3 多囊肾B超图像

2. B超检查的优势

超声检查设备简单，操作方便，价格低廉，对肾实质内病变具有较高的定位、定性价值，由于方便、价廉、非侵入性，已成为肾脏病变主要检查方法之一。

3. B超表现的主要缺点

诊断准确性受操作者经验水平、操作手法和设备性能影响较大是超声检查的主要缺点。

4. 彩色多普勒超声检查的优势所在

传统的超声技术可提供病变的形态学信息，但不能显示其功能状态，而彩色多普勒可了解脏器的血液灌注状况和肾动脉解剖细节。

5. B超检查的临床应用价值

目前通行的做法是，以超声检查筛选，肾实质内若发现可疑病变则再进一步CT或MRI检查。

五、CT检查

1. 肾脏的肾脏CT值是多少

正常肾脏CT值为30~50HU，皮质、髓质密度相仿，尿路的CT值比肾实质低0~20HU，脂肪为极低密度，在肾周脂肪衬托下，能清晰显示肾脏的轮廓、大小、位置、毗邻关系及肾窦脂肪结构（图3-4），个别腹膜后脂肪较少者，肾轮廓显示不清。

2. CT 增强扫描分哪几期

依显影时间不同，CT 增强扫描分三期：

（1）皮质强化期（注药后 20～50 秒）：肾皮质明显强化，髓质无强化，皮髓质界线（corticomedullary differentiation，CMD）清晰（图3-5），此期主要用于了解肾脏、病变的灌注情况，由于可分析病变的血供特征，有较高定性价值。

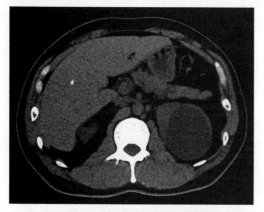

图3-4 左肾囊肿 CT 平扫图像

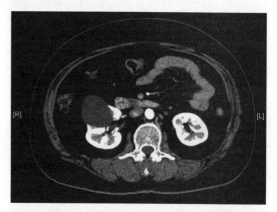

图3-5 右肾囊肿 CT 皮质强化期图像

（2）髓质强化期（60～100 秒）：此期肾髓质明显强化，CT 值达 80～100HU，与肾皮质强化程度相仿，CMD 不清（图3-6），由于多数肾病变的强化幅度比肾实质低，此期的病变检出率最高。

（3）肾盂充盈期（注药后 120 秒以上）：大量造影剂进入肾盂、肾盏、输尿管、膀胱，肾脏密度明显减低，而尿路形态、结构显示清晰（图3-7），对尿路内病变诊断价值最高。

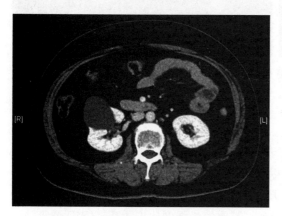

图3-6 右肾囊肿 CT 髓质强化期图像

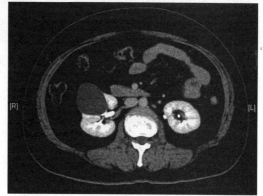

图3-7 右肾囊肿 CT 肾盂充盈期图像

典型的肾囊肿由囊壁和囊腔构成，囊壁菲薄，难以显示，增强扫描也没有明显强化，囊腔内充满囊液，囊液密度均匀，CT 值与脑脊液相似（0～10HU），增强扫描始终不强化，髓质强化期对本病的显示率最高。

3. CT 检查的优点有哪些

（1）薄层图像，解剖分辨率高。

（2）密度分辨率高，尤其对小结石、钙化的显示能力远高于其他技术。

（3）引入 CT 值概念，使定量诊断成为可能。

（4）增强扫描能了解肾脏、病变的血液供应情况和灌注状态，定性价值高。

4. CT 检查的缺点有哪些

（1）使用血管内含碘造影剂，有碘过敏危险。

（2）使用 X 线，有一定辐射损伤，孕妇、小儿应尽量少做。

（3）断面成像，不能直接显示尿路全貌。

六、MRI 检查

1. 肾脏 MRI 检查的特点

与 CT 的密度成像原理不同，MRI 是组织化学成像，在不同扫描条件下，肾脏同结构、肾内不同病变的信号特点各异（图3-8）。T_1WI 是观察肾脏解剖的最佳序，与 T_2WI 联合应用是诊断肾脏疾病的基本技术。中高场 MRI（磁场强度≥1.5T）对囊肿的显示能力比中低场 MRI（磁场强度 0.3~0.5T）强，T_2WI 比 T_1WI 强。

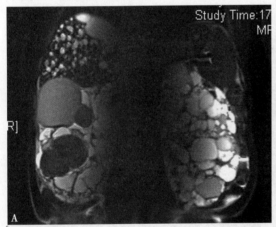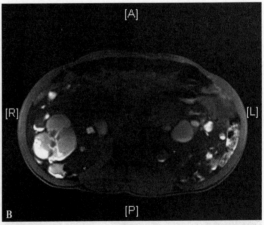

图 3-8　多囊肾 MR 图像

A. 冠状位；B. 横断面

2. 肾脏 MRI 增强扫描的分期

肾脏增强扫描通常用 T_1WI 观察，其强化表现分四期：

（1）皮质期（注射造影剂后 30 秒内）：皮质明显强化，CMD 明显。

（2）肾小管早期（注药 60~100 秒）：皮质、髓质均匀强化，CMD 不清。

（3）肾小管期：由于集合管造影剂浓度较高，髓质信号强度比皮质高，CMD 清晰。

（4）排泄期（注射造影剂 2 分钟后）：由于造影剂完全以自由滤过方式从肾小球排出，可用于评价肾小球滤过率。肾盂、肾盏信号依造影剂浓度而异，较低浓度时为高信号，较高浓度时为极低信号。

3. MRI 检查的优点

（1）直接多轴面成像，定位价值高。

（2）组织化学成像，尤适于其他成像技术显示不佳者。

（3）对水敏感性高，高场 MRI 对小囊肿诊断能力远高于其他成像技术。

（4）动态增强扫描可了解肾脏、病变的血供特点。

（5）造影剂不含碘，用量少，尤适于碘过敏或肾功能不全者。

（6）没有射线损伤。

4. MRI 检查的缺点

（1）对结石、钙化的敏感性、特异性远不及 CT。

（2）影像受扫描参数、组织参数多重影响，图像解读难。

5. 什么是 MR 尿路造影

MR 尿路造影（magnetic resonance urography，MRU）作为 20 世纪 90 年代末才用于临床的 MRI 新技术，利用 T_2WI 上尿液极高信号的影像特点，重建全尿路像（图 3-9），具有与尿路造影类似的诊断价值，又没有碘过敏危险，结合常规扫描，还能了解病变对尿路外侵犯情况，是大有前途的尿路检查新技术，但尚不能完全取代尿路造影。

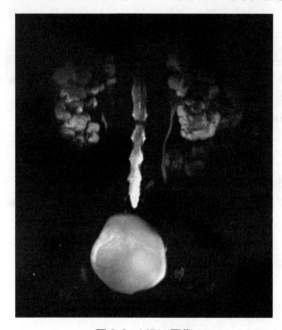

图 3-9　MRU 图像

七、血管造影

1. 肾脏常用的血管造影技术有哪些

用于肾脏的血管造影技术很多，常用的有腹腔动脉造影、肾动脉造影、选择性肾动脉造影等。

2. 肾动脉造影的分期

（1）动脉期（注入造影剂后 2~4 秒）：可显示树枝状的肾动脉及其分支。良性肿瘤，可见到正常血管推压移位形成的"抱球征";恶性肿瘤可见到杂乱分布、结构不完整的新生肿瘤血管。

（2）实质期（4~20秒）：肾实质明显染色，10秒左右其密度最高，此时肾皮质密度比髓质高，随着时间的延续，这种区别逐渐消失，肾实质密度变淡。

（3）静脉期（8~13秒）：肾静脉主干及较大分支显影，由于此期持续时间较短，影像模糊，临床价值有限。

3. 肾囊肿在肾动脉造影技术中的表现

典型的肾囊肿表现为肾实质内圆形的无血管区，其供养动脉结构正常，这种表现特异性有限，也见于其他血供不丰富的肾脏肿瘤。

4. 肾动脉造影技术在多囊肾患者中的临床应用价值

由于其他成像技术对肾囊肿已有较高的诊断价值，一般不需创伤性的血管造影，只有在与囊性肾癌、肾脓肿等囊实性病变鉴别困难时才选用。

5. 什么是肾血管造影

经皮穿刺置管造影，显示双侧肾动脉、腹主动脉及其分支，同时可分别向双侧肾动脉插管进行选择性肾动脉造影，可更清晰显示肾血管的分布情况，对肾血管疾病、肾脏肿瘤及囊肿具有诊断价值。如行数字减影血管造影，则可去除肋骨、脊柱及肠道内气体的影响，使显示更加清晰。

6. 肾血管造影的注意事项

术前一日行碘过敏试验，准备穿刺部位皮肤，清洁肠道；术中注意观察过敏反应；术后穿刺拔管处加压包扎，局部压砂袋，并平卧24~48小时。观察足背动脉搏动情况。静脉输注葡萄糖液500~1000ml/d，以促使造影剂的排出。

八、核素检查

采用的不同放射性药物行肾脏核素检查的侧重点分别是什么

肾脏核素检查主要用于观察肾功能，由于采用的放射性药物不同，检查的侧重点也不一致：

（1）^{99m}TcDMSA 和葡萄庚糖（glucoheptonate）主要用于肾脏闪烁成像，不仅可测定肾功能，对尿路渗漏也有较高价值。

（2）^{99m}TcMAG3、^{99m}TcDTPA（^{99m}锝-二乙三胺五乙酸和马尿酸）主要用于肾成像和介入性肾成像，常用于肾功能测定。

（3）卡托普利（captopril）肾造影检查可显示肾动脉狭窄与否。

（齐太国）

参 考 文 献

1. 吴阶平. 泌尿外科. 济南：山东科学技术出版社，2004：1715-1718.

2. 熊晖，夏亭，蒋绍博，等. 肾脏体积对常染色体显性遗传性多囊肾患者手术时机选择的影响. 山东大学学报（医学版），2011，49（8）：96-99.

3. Mao Z, Chong J, Ong AC. Autosomal dominant polycystic kidney disease：recent advances in clinical management. F1000Res, 2016, 5：2029.

4. Grantham JJ, Torres VE. The importance of total kidney volume in evaluating rogression of polycystic kidney disease. Nat Rev Nephro, . 2016, 12 (11): 667-677.

5. Lantinga MA, Darding AJ, de Sévaux RG, et al. International Multi-Specialty Delphi Survey: Identification of Diagnostic Criteria for Hepatic and Renal Cyst Infection. Nephron, 2016, 134 (4): 205-214.

6. Lantinga MA, Casteleijn NF, Geudens A, et al. Management of renal cyst infection in patients with autosomal dominant polycystic kidney disease: a systematic review. Nephrol Dial Transplant, 2017, 32 (1): 144-150.

7. Alves M, Fonseca T, de Almeida EAF. Differential Diagnosis of Autosomal Dominant Polycystic Kidney Disease. In: Li X. Polycystic Kidney Disease [Internet]. Brisbane (AU): Codon Publications, 2015 Nov. Chapter 1.

8. Woon C, Bielinski-Bradbury A, O'Reilly K, et al. A systematic review of the predictors of disease progression in patients with autosomal dominant polycystic kidney disease. BMC Nephrol, 2015, 16: 140.

第四章 多囊肾的临床表现

1. 多囊肾患者的临床表现有哪些

多囊肾患者的临床表现有高血压、疼痛、腹胀、血尿、感染、尿路结石等。

2. 多囊肾患者出现高血压的原因是什么

由于高血压筛查广泛普及，高血压超过血尿而成了多囊肾的首发症状（Zeier，1988），高血压是病程进展过程中病情加重的表现之一。因肾内血管受囊肿压迫导致肾脏缺血，激活肾素-血管紧张素-醛固酮系统，引起血压升高，进一步损害肾功能、恶性循环而最终发展为慢性肾衰竭。

3. 多囊肾合并高血压患者的高危因素体现在哪些方面

在血清肌酐未增高之前，约半数出现高血压，进入终末期肾衰竭前，约66%男性患者和41%女性患者有高血压，而高血压使患者更容易罹患心脏疾病，更易出现心脑血管意外事件。有报道称，肾功能正常的ADPKD发生高血压的平均年龄为31岁。

10%～40%的ADPKD患者存在草莓状动脉瘤，和其他患者相比，ADPKD患者小血管瘤破裂的风险非常高，死于蛛网膜下腔出血的风险也较高。及早发现并治疗高血压可有效减低颅内出血的死亡风险。MRI对ADPKD患者颅内动脉瘤的诊断有一定价值，因颅内动脉瘤破裂占多囊肾患者死亡的6%～9%，故对有脑血管意外家族史患者，有必要进行MRI检查；对于磁共振血管造影（MRA）阳性的患者，需进一步行脑血管造影，明确颅内动脉瘤的大小和数量。还有部分患者因颅内动脉破裂而出血，这在合并高血压的患者中更易发生。某些患者心脏瓣膜异常，可能较肾脏囊肿更早出现。

4. 多囊肾患者可出现哪些种类的疼痛

50%～70%的患者可出现腰背部或侧腹部疼痛，按疼痛性质可为肾绞痛、急性或慢性疼痛。

5. 多囊肾患者慢性疼痛的原因

研究发现慢性疼痛原因包括增大的肾脏使腹腔增大腰椎前凸加剧，从而加速腰椎的退行性变，以及囊肿形成压迫肾实质，从而牵拉肾蒂和扩张肾被膜引起疼痛。发生频率随年龄及囊肿增大而增加。

6. 多囊肾患者肾绞痛的原因

肾绞痛多由于尿路结石或血凝块通过输尿管所致。

7. 多囊肾患者急性疼痛的原因

急性疼痛可继发于囊内感染、出血，或由于肾被膜下血肿所致。

8. 多囊肾患者急性肾绞痛的典型临床表现

急性肾绞痛的典型临床表现为腰部或上腹部疼痛，剧烈难忍，阵发性发作，同时有镜下血尿、恶心、呕吐，查体时患者肋脊角压痛明显。典型的绞痛常始发于肋脊角处腰背部和上腹部，偶尔起始于肋骨下缘，并沿输尿管行径放射至同侧腹股沟、大腿内侧、男性阴囊或女性大阴唇。疼痛程度取决于患者的痛阈、感受力、梗阻近侧输尿管和肾盂压力变化的速度和程度等。输尿管蠕动、结石移动、间断性梗阻均可加重肾绞痛。疼痛最明显的地方往往是梗阻发生的部位。结石在输尿管内向下移动或仅引起间歇性梗阻。

9. 多囊肾患者肾绞痛的三个临床阶段

肾绞痛表现为三个临床阶段：

（1）急性期：典型的发作多发生于早间和晚上，能使患者从睡眠中痛醒。当发生在白天时，疼痛发作具有一定的缓慢性和隐匿性，常为持续性，平稳且逐渐加重。部分患者疼痛在发病后 30 分钟或更长时间内达到高峰。

（2）持续期：典型的病例一般在发病后 1~2 小时达到高峰。一旦疼痛达到高峰，疼痛就趋向持续状态，直至治疗或自行缓解，最痛的这个时期称为肾绞痛的持续期，该时期持续 1~4 小时，但也有些病例长达 12 小时。

（3）缓解期：在最终阶段，疼痛迅速减轻，患者感觉疼痛缓解。

10. 多囊肾患者出现腹胀症状的临床表现

腹胀及其他胃肠道症状多继发于肿大的肾脏压迫，多不具有特异性。患者常合并胃肠运动功能欠佳相关的表现，如厌食、消化不良等。严重者甚至可影响患者呼吸，引起胸闷等不适。也可因肾功能不全进行性发展而表现为慢性肾功能不全的表现。

11. 多囊肾患者出现血尿症状的原因及表现

约半数患者曾出现过镜下或一过性肉眼血尿，为囊肿壁血管破裂所致。Gabow 及同事发现 42% 的患者有过至少出现过一次一过性肉眼血尿，首次发现年龄约 30 岁。极少数患者成年前出现肉眼血尿，30 岁前出现肉眼血尿和多次发作肉眼血尿者，发生终末期肾病的危险性增高。

ADPKD 发生和发展过程中，囊肿进行性增大并压迫邻近肾实质，造成肾实质缺血和高压可造成肾脏出血。由于肾脏结构的改变，较轻微的外力或运动都可造成肾脏较严重的损伤和出血。出血进入集合系统则表现为肉眼血尿，进入肾实质，可表现为肾间质出血或进入肾包膜形成包膜下血肿。出血进入肾囊肿，则患者出现腰部急性胀痛，CT 表现为位于肾表面的皮质高密度囊肿。

出血多时血凝块通过输尿管可引起绞痛。血尿常伴有白细胞尿及蛋白尿，尿蛋白量少，一般不超过 1.0g/d。

12. 多囊肾患者出现血尿症状的相关因素有哪些

与血尿相关的因素有高血压、泌尿系感染、上尿路结石、运动或用力过度以及外伤等。

13. 为预防多囊肾患者出现血尿症状可采取的措施有哪些

因首次血尿出现时间和患者预后密切相关，肉眼血尿发作有关主要和以下因素相关，需注意加以预防：

（1）泌尿系感染：是肉眼血尿最常见的原因。

（2）尿石症：为次要原因。和尿石症相关的血尿多在结石去除后缓解或消失。

（3）运动过度或上腹及腰背部外伤。

（4）肾功能损害：肉眼血尿发作次数越多者肾功能越差。

（5）高血压。

（6）肾脏体积大，血尿次数和肾脏体积呈正相关。

另外，不应认为 ADPKD 患者相关血尿都是良性的，不要忽视其他恶性疾病存在可能。

14. 多囊肾患者发生感染的易感因素有哪些

目前对 ADPKD 容易发生泌尿系感染的机制尚不十分清楚。研究发现囊肿局部血流量减少、细胞和激素免疫效应物降低囊壁的通透性、囊肿引流不畅和环境中细菌的污染，均可使 ADPKD 肾感染发生率明显增加。

感染多发生在肾实质或肾囊肿内（图 4-1），往往伴有较严重的并发症，包括肾周脓肿，败血症，甚至死亡，易感因素为老年、女性、尿路结石、肾功能不全、近期泌尿系侵入性检查等。

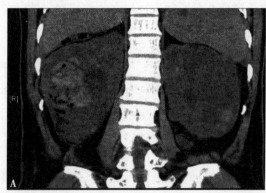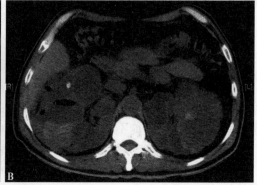

图 4-1　多囊肾右侧感染 CT 图像

A. 冠状位；B. 横断面

15. 多囊肾患者发生感染的最常见致病菌有哪些

由于囊肿液的潴留和囊肿的压迫导致局部缺血使囊肿容易合并感染，多数致病菌为 G^- 杆菌（图 4-2）。熊晖等研究通过 B 超引导下多囊肾穿刺抽吸和手术中采集囊液标本 97 例进行囊液标本细菌培养及药物敏感试验，其中囊液培养病原菌阳性者共计 63 例，病原菌以革兰阴性菌为主，其中前两位分别为大肠埃希菌、肺炎克雷伯菌，其较敏感的抗生素为亚胺培南、美罗培南、厄他培南、呋喃妥因、哌拉西林/他唑巴坦等。

16. 多囊肾患者发生感染的治疗原则是什么

临床上多采用头孢菌素与脂溶性抗生素如大环内酯类联合应用，治疗原则与慢性肾盂肾炎相同，治疗时间亦延长至 8 周以上，然而由于囊肿持续存在引流不畅，单纯药物治疗往往效果不佳，在药物控制无菌血症的情况下可行腹腔镜去顶减压术或开放手术，使囊液

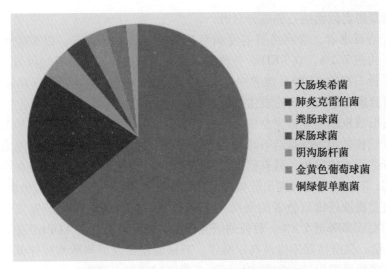

图例：
■ 大肠埃希菌
■ 肺炎克雷伯菌
■ 粪肠球菌
■ 屎肠球菌
■ 阴沟肠杆菌
■ 金黄色葡萄球菌
■ 铜绿假单胞菌

图 4-2 多囊肾患者发生感染的常见致病菌

充分引流则囊肿感染容易控制。怀疑有囊肿感染时，可在超声引导下作囊肿穿刺，发现脓性囊液作细菌培养后确诊，抽净囊液后还可注入广谱抗生素。应积极预防和避免 ADPKD 的泌尿系感染，消除易感因素，尤其是避免不必要的泌尿道器械和有创检查，发生泌尿系感染后应采取综合措施迅速控制感染，防止肾功能进行性损害，是临床医师面临的重要问题。

17. 多囊肾患者合并尿路结石的发病率

多囊肾是一种遗传性疾病，分为常染色体显性遗传型（ADPKD）和常染色体隐性遗传型（ARPKD），其中，常染色体显性遗传型患者常伴随有尿路结石的发生，以肾结石为常见。据统计，肾石症的发病率在常染色体显性遗传型患者是正常人群的 5~10 倍，在 ADPKD 患者中被影像学证实的肾结石的发生率约占 36%（图 4-3），在我国有 20% 发生肾结石和肾内钙化。其中约有 20% 的患者能够表现出临床症状。

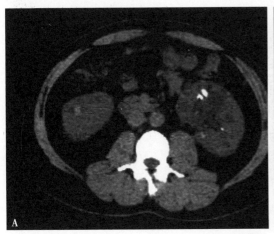
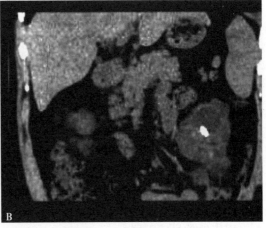

图 4-3 多囊肾合并结石 CT 图像
A. 横断面；B. 冠状位

18. 多囊肾患者尿路结石的成分分析

一般的肾结石患者，含钙结石的发病率为最高，约占 82.7%，以草酸钙和磷酸钙为主，尿酸结石约占 7.2%。在 PKD 合并肾结石患者，钙盐和尿酸结石均可发生，并有研究表明，在合并肾石症的 ADPKD 患者中，囊泡的数目和大小，均高于不合并肾石症的患者。

19. 多囊肾患者尿路结石的发生机制

尿路结石形成机制至今未完全清楚，肾钙化斑、过饱和结晶、结石基质、晶体抑制物质、异质促进成核学说等都是结石形成的基本学说。Amar 等最初提出解剖结构的改变诱导肾囊肿患者结石症的发生；另有研究表明在 ADPKD 患者中代谢的改变在结石的发生中起着重要作用，Torres 等首次提出低枸橼酸盐尿症在 ADPKD 合并肾结石患者中普遍存在；有研究表明接受血液透析后患者的发病率降至 7.5%～13.3%；Oren 研究发现，接受腹膜透析后患者的发病率降至 5.4%。目前的研究证实，合并肾石症的 ADPKD 患者有着较低的 GFR、尿排出量、肌酐清除率以及高尿酸尿、高尿酸血症及低枸橼酸尿伴低镁、低磷、低钾等。总之，多囊肾发生结石的根本原因是多囊肾尿淤积在肾囊内使尿中晶体沉淀而形成结石。因此，肾结石的发生可能与以下因素有关：①解剖因素：包括由于解剖结构改变而导致的尿路梗阻和尿流停滞，特别是肾下极囊泡较大压迫输尿管导致梗阻；②代谢性因素：有高尿酸尿、高尿酸血症及低枸橼酸尿等；③除此之外，ADPKD 患者结石的发生还可能与感染因素有关，由于 ADPKD 患者发生尿路感染的概率占 50%～67%，且感染发生于肾实质或囊肿内，而感染易导致尿基质增加，使晶体黏附，形成结石。尽管如此，结石发生的具体机制仍然不清楚。

20. 多囊肾患者的确诊依据

确诊需患者至少三代的家族史，如高血压、肾脏疾病以及心脑血管疾病等。如没有明确家族史，需有双侧肾囊肿且合并以下两个或两个以上症状：双肾增大，≥3 个肾囊肿，脑动脉瘤，蛛网膜、松果体、胰腺、脾脏单个囊肿。

21. 多囊肾患者的检查手段有哪些

多囊肾患者的检查手段包括超声、CT、MRI、双肾功能动态显像、B 超引导下肾穿刺等。

22. 多囊肾患者的 B 超表现

超声声像可表现为肾体积增大、肾内数个或无数个大小不等的囊肿。因肾内囊肿大小不等且相互挤压，故囊肿较多时往往不能显示其边缘，代之以杂乱且边界不齐的液性暗区（图 4-4）。囊肿多时可不显示明显的肾实质回声，表现为囊肿之间回声增强或满布囊肿。肾脏的血流动力学参数变化，也可反映囊肾脏病变的发展情况。B 超对 ADPKD 筛查非常有效，可发现肾外囊肿表现。但当肾囊肿合并感染、出血时声像显影不清，有时囊肿与实质性肿块也很难鉴别。

心脏超声检查也是必要的，可了解心脏瓣膜发育情况及心室肥大等异常情况。部分患者心脏瓣膜异常的出现甚至早于肾囊肿。

23. 多囊肾患者的 B 超诊断标准

因年龄差异而不同。

<30 岁者，任一肾脏超过 2 个囊肿；30～60 岁者，每一肾脏至少 2 个囊肿；>60 岁，每肾至少 4 个囊肿。

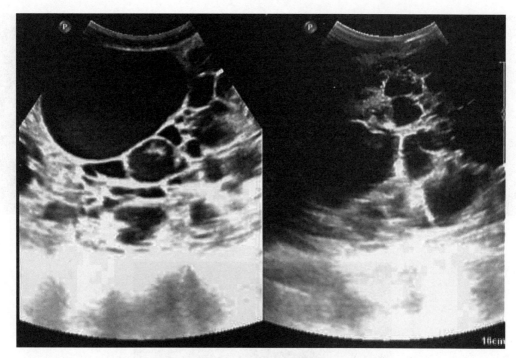

图 4-4　多囊肾 B 超图像

24. CT 检查较 B 超检查应用在多囊肾患者中的优势

CT 扫描精度远高于 B 超（10mm），可发现直径 3mm 以上的囊肿，能及时发现 ADPKD 患者早期肾脏囊性变化，患者两侧肾脏多增大，整个肾实质充满大小不等的囊肿，并可直接观察囊肿的位置、大小、数量，以及有无出血、结石及囊肿与周围组织结构毗邻关系。多囊肾囊肿间隔薄厚不一，互不相通，肾盂可受压变形。同时还可发现其他组织器官的囊肿病变。因急性出血比慢性出血在 CT 上有更高的密度，CT 对囊内出血诊断很有帮助。

25. 多囊肾患者的 CT 表现

典型多囊肾 CT 表现非常有特点，主要表现为双肾增大，轮廓光滑或有分叶，肾实质内满布多个大小不等的囊肿，水样圆形或类圆形低密度灶多呈蜂窝状，增强扫描囊肿本身无强化，而囊肿间正常肾组织增强，形成明显对比。当囊肿张力过高、囊壁毛细血管受牵拉破裂出血时，表现为囊肿内稍高密度影（图 4-5，图 4-6）。囊壁钙化，表现为点线状高密度影像，CT 值无变化。约 30% 病例可并发多囊肝或多囊胰。

26. 试述 CT 在多囊肾患者中的实际应用价值

CT 对囊肿壁或囊肿间质钙化，以及合并肝囊肿的诊断率较高，强化 CT 可显示残余功能性肾实质的量，也适用于怀疑囊肿恶变或感染（图 4-7，图 4-8）。但由于部分患者肾囊肿较小，或部分截面包含肾实质及囊肿时，容积效应会导致诊断困难，加之 CT 放射性损害，CT 检查通常不用于早期患者筛选。更多用于对患者病情评估（包括囊肿大小，合并肝、胰腺、脾脏囊肿情况，合并肾结石、肾内钙化等情况的判断）。增强扫描后，肾盂与囊肿的区别更加明显。需指出的是，肾功能不全者应慎用增强 CT。

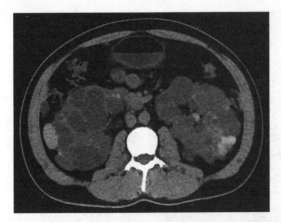

图 4-5　多囊肾 CT 平扫图像

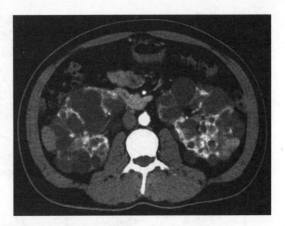

图 4-6　多囊肾 CT 强化图像

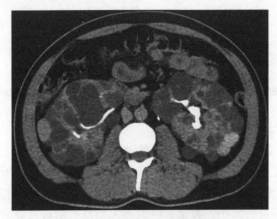

图 4-7　多囊肾 CT 排泄期图像

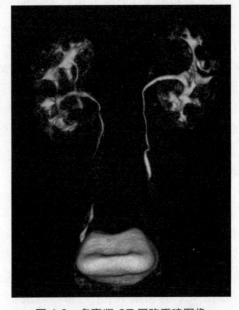

图 4-8　多囊肾 CT 尿路重建图像

27. MRI 应用在多囊肾患者中的优势

因不使用对比剂，MRI 尤其适用于肾脏功能不全的患者。MRI 对多囊肾的诊断具有特异性，并能区别囊肿的性质。单纯囊肿表现为均一的低信号区，而出血性囊肿为高信号团块，感染性囊肿介于两者之间（图 4-9）。

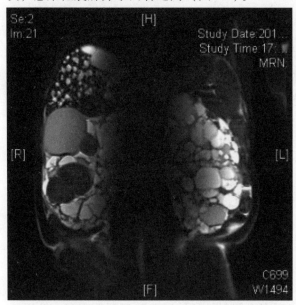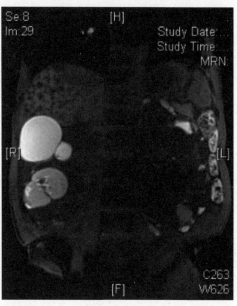

图 4-9 多囊肾 MR 图像

28. 双肾功能动态显像在多囊肾患者中的应用价值

GFR 是公认的反映肾功能的重要指标，肾动态显像能准确测定分肾 GFR 和肾脏综合清除能力等指标，因操作简单且经济而适用于术前评估及术后随访，特别是用于术前手术时机的选择。

29. 结合肾功能动态显像评估多囊肾患者手术时机的选择

ADPKD 早期肾功能已有轻度损害，表现为肾脏综合清除能力下降和 GFR 轻度降低，应在肾脏综合清除能力及 GFR 显著降低前，及时进行手术，尽可能对囊肿彻底减压，解除囊肿对周围尚存肾单位的压迫，可显著改善肾功能。此阶段囊肿对肾脏的影响已超过了肾脏的自身代偿能力，但是对肾实质细胞的损害仍为可逆性，为最佳手术时机，肾脏综合清除能力有较明显的改善。如待 ADPKD 患者进展至氮质血症期再行手术，因术前由于囊腔较大，对肾皮质压迫时间长，肾皮质功能明显受损，术后难以恢复。虽然术后肾脏体积可明显缩小，但 GFR 不会明显回升，肾脏综合清除能力改善不明显，甚至可能因为手术打击而加重肾功能损害，手术效果不佳，这与病程进展到该阶段时，肾囊肿压迫周围肾实质的时间过久，已导致肾单位发生不可逆性损害。外科手术对改善腹胀、疼痛等症状可能有一定效果，但对于挽救肾功能则为时晚矣。

（1）Ⅰ期肾动态图像

1）血流灌注相大致在正常范围。动态相：弹丸注射后肾皮质出现放射性减低区，初期仅表现为放射性分布欠均匀，随动态观察，放射性减低区逐渐充盈，肾形态大致正常，体积稍大于正常范围。

2）功能相正常或略有延迟，峰时 150~290 秒。

3）排泄相多数排泄曲线欠平滑，部分出现阶梯状，15 分钟排泄率一般在 50%左右。

4）GFR 略低于正常范围，部分 GFR 较正常高，平均在（49.2±10.1）ml/min，与正常人无显著性差异 P>0.05。

对于Ⅰ期多囊肾患者，此时如选择手术，客观上可改善肾脏压迫缺血，但因术前临床症状与体征不明显，手术后各项指标一般不会显著变化，对肾功能恢复无明显影响。

（2）Ⅱ期肾动态图像

1）肾血流灌注相延迟，弹丸注射后双肾显影 11~15 秒。

2）动态相早期出现多个明显的异常放射性减低区，肾形态不佳、体积明显扩大。随动态观察，放射性减低区充盈缓慢。

3）排泄相明显延迟。

4）GFR 明显减低，平均值为（34.7%±7.2）ml/min，较正常有显著性差异 P<0.05。

对于Ⅱ期多囊肾患者，此时各项指标与正常人相比已出现显著性差异，肾体积增大，肾内囊腔扩大，GFR 明显低于正常范围，肾功能相与排泄相均明显延迟。手术多可获得满意的效果，术后肾体积明显较手术前减小，肾图功能相与排泄相均有改进，GFR 较术前有显著提高，为最佳治疗时期。

（3）Ⅲ期多囊肾动态图像

1）血流灌注相明显延迟。

2）双肾体积明显扩大，双肾内早期出现多个放射性稀缺区，动态图像观察，缺损区充盈较慢，严重患者至显像结束仍未见放射性充盈。

3）双肾图曲线呈低水平上升型，一般无排泄曲线。

4）GFR 为（14.3±5.6）ml/min，与正常相比 P<0.05。

对于Ⅲ期多囊肾患者，由于囊腔较大，对肾皮质压迫时间较长，使得肾皮质功能明显受损，囊液去顶引流后仍无明显恢复。此时手术后肾体积明显缩小，GFR 无明显回升，手术效果不明显。由此看来，随时追踪有家族性多囊肾的成员，或有多囊肾迹象者，可以定时观察肾功能各项指标变化情况，选择良好的治疗时机。

因此，SPECT 动态功能显像是一种无创、简便、有效而经济的方法。

30. B 超引导下肾穿刺在多囊肾患者中的应用价值

随着强化 CT 等检查方法的进展，多囊肾穿刺活检极少运用于肾囊性疾病的诊断，而肾穿刺多运用于囊液抽吸减压等相关治疗。

（1）有助于某些疾病（某些经 IUP 或超声检查未确诊的病变）的诊断。

（2）囊液的抽吸可行化验及细胞学检查。

（3）疑恶性变但具有高危手术指征者。

（4）有助于感染性囊肿或脓肿的诊断和治疗。

（5）治疗性穿刺，如囊肿减压及注入硬化剂等。

31. ADPKD 与其他肾囊性病变的鉴别诊断

（1）双肾多发单纯性囊肿：表现为肾实质内圆形或椭圆形低密度灶，分界清楚，增强扫描无强化，囊壁薄而难以清晰显示。囊肿数量少，无肾衰竭和高血压倾向。多为散发，无家族聚集性。

（2）婴儿型多囊肾：其病理特点是肾集合管扩张和肝内胆管扩张及纤维化为特征，可分两型：①新生儿型以肾受累为主，CT 呈双肾皮、髓质内无数小囊肿，双肾增大，增强扫描示肾皮、髓质相延长；②儿童型则以肝受累为主，也称先天性肝纤维化，肾脏病变较轻微，CT 显示局部胆管扩张，肝纤维化在 CT 上或呈小圆形低密度或呈节段性条索状低密度影。

（3）多发囊肿性肾（multicystic kidney）：鉴别要点是多发囊肿性肾虽在影像学表现上也为全肾由无数大小不等的呈水样密度的肿块组成，但在增强后见不到有功能的肾实质。

（4）良性多房性囊肿：多房性囊肿可能是良性多房性囊肿，多房性囊肿合并部分分化 Wilm 瘤，多房性囊肿并 Wilm 瘤结节，或者是囊性 Wilm 瘤。到目前为止，大部分学者认为这四种疾病是同一系列疾病，但尚存争议。其 CT 特点是有厚间隙分隔的单个或多个充满液体的囊肿，伴有环状、星形或颗粒状钙化，其发病年龄呈双极性：婴儿和儿童以男性多见，成人则以女性多见，且此为少见病变。

32. 影响多囊肾病情进展的因素有哪些

临床上导致包括：环境因素（高咖啡因、高蛋白摄入，饮水少，吸烟），影像学因素（肾脏体积增加，低肾脏血流量），临床指标［早发高血压，肉眼血尿、估算的肾小球滤过率（eGFR）］下降明显，遗传学异常和实验室异常（大量蛋白尿，微量白蛋白尿）等。

（熊 晖 王 正）

参考文献

1. Bindels R，Boeger C，Devuyst O，et al. Autosomal dominant polycystic kidney disease：the changing face of clinical management. Lancet，2015，16（9981）：1993-2002.

2. Schrier RW，Brosnahan G，Cadnapaphornchai MA，et al. Predictors of autosomal dominant polycystic kidney disease progression. J Am Soc Nephrol，2014，25（11）：2399-418.

3. Wüthrich RP，Kistler AD，Rodriguez D，et al. Blood Pressure Control for Polycystic Kidney Disease. In：Li X. Source Polycystic Kidney Disease［Internet］. Brisbane（AU）：Codon Publications，2015.

4. Niemczyk M，Niemczyk R，Gradzik M，et al. Sturge-Weber syndrome coexisting with autosomal dominant polycystic kidney disease. Int Urol Nephrol，2013，（3）：923-924.

5. Lantinga MA，Darding AJ，de Sévaux RG，et al. International Multi-Specialty Delphi Survey：Identification of Diagnostic Criteria for Hepatic and Renal Cyst Infection. Nephron，2016，134（4）：205-214.

6. Lantinga MA，Casteleijn NF，Geudens A，et al. Management of renal cyst infection in patients with autosomal dominant polycystic kidney disease：a systematic review. Nephrol Dial Transplant，2017，32（1）：144-150.

7. Suwabe T，Araoka H，Ubara Y，et al. Cyst infection in autosomal dominant polycystic kidney disease：causative microorganisms and susceptibility to lipid-soluble antibiotics. Eur J Clin Microbiol Infect Dis，2015，34（7）：1369-1379.

8. Sun H，Zhang Z，Huang G，et al. Fluoroscopy versus ultrasonography guided mini-percutaneous nephrolithotomy in patients with autosomal dominant polycystic kidney disease. Urolithiasis，2017，45（3）：297-303.

9. Mao Z，Xu J，Ye C，et al. Complete staghorn calculus in polycystic kidney disease：infection is still the cause. BMC Nephrol，2013，14：168.

10. Alves M，Fonseca T，de Almeida EAF. Differential Diagnosis of Autosomal Dominant Polycystic Kidney Dis-

ease. In：Li X. Polycystic Kidney Disease［Internet］. Brisbane（AU）：Codon Publications，2015.

11. Hasegawa EĬ，Sawa N，Hoshino J，et al. Recurrent Cholangitis in a Patient with Autosomal Dominant Polycystic Kidney Disease（ADPKD）and Caroli′s Disease. Intern Med，2016，55（20）：3009-3012.

12. Seeger-Nukpezah T，Geynisman DM，Nikonova AS，et al. The hallmarks of cancer：relevance to the pathogenesis of polycystic kidney disease. Nat Rev Nephrol，2015，11（9）：515-534.

13. Woon C，Bielinski-Bradbury A，O′Reilly K，et al. A systematic review of the predictors of disease progression in patients with autosomal dominant polycystic kidney disease. BMC Nephrol，2015，16：140.

14. 李文林，齐太国，齐霞，等. 合并感染的多囊肾病原菌及耐药性调查分析. 泌尿外科杂志（电子版），2014（6）：21-24.

第五章 多囊肾的内科治疗

第一节 内科治疗的基础研究

1. 多囊肾内科治疗的基础是什么

常染色体显性遗传性多囊肾（ADPKD）是由两种遗传基因（*PKD1* 基因和 *PKD2* 基因）及其蛋白产物多囊蛋白 1、2（PC1、PC2）共同作用于肾小管上皮细胞纤毛表面的钙离子通道而产生的。肾脏纤毛没有运动功能，由肾小管上皮细胞深入管腔内部，与尿液直接接触，但不直接推动尿液流动。纤毛功能障碍将会造成病变肾小管不断扩张并最终形成囊肿，宏观上即形成多囊肾。正常细胞内腺苷—磷酸（AMP）的浓度随细胞增殖过程而呈现规律性变化，在 ADPKD 的肾脏细胞中，由于 PC1、PC2 的作用，导致细胞表面钙通道功能受损，细胞质内钙离子浓度降低，循环 AMP 浓度升高，细胞增殖加快，同时氯通道介导的液体分泌也增加，从而表现为囊泡不断增大。在这个过程中，血管加压素 V2（VPV2）受体活化、腺苷酸环化酶活性增高、细胞内循环 AMP 浓度增加。理论上讲，找到在多囊肾发生发展中有关键作用的因素后，寻找出控制该因素的药物便可控制多囊肾的发生发展。现有的各种药物还处于实验阶段。

2. 多囊肾内科治疗的包括哪些方面

血管加压素 V_2 受体拮抗剂（抑制 cAMP 产生的治疗）、囊性纤维化跨膜转导调节因子（CFTR）阻断剂（格列本脲、尼氟酸）、大豆蛋白与低蛋白饮食、表皮生长因子受体（EGFR）相关药物、Caspase 阻断剂、枸橼酸、低蛋白饮食、蛋白激酶阻滞剂、吡格列酮、类视黄醇、抗炎症药、基质金属蛋白酶（MMPs）阻断剂（巴马司他）、c-myc 反义寡核苷酸、紫杉醇类药物、损害肾功能的药物等。

3. 血管加压素 V_2 受体拮抗剂在多囊肾内科治疗中的作用

正常情况下，血管加压素 V_2 受体（VPV_2R）表达于肾皮质部和髓质部的集合管上皮。在多囊肾的病变组织中，其表达明显上调并介导了血管加压素对环磷酸腺苷（cAMP）的激活效应。cAMP 不仅可促进液体的分泌，而且还能够活化生长因子的细胞内信号转导蛋白 B-Raf 和细胞外信号调节激酶 ERK，刺激囊肿衬里上皮细胞的增殖。同时，细胞内的小囊泡向管腔侧细胞膜靠近并通过 2 型水通道实现融合，细胞膜通透性增加。

OPC-31260（一种 VPV$_2$R 拮抗药）即可下调 cAMP，并有利尿作用。OPC-31260 是由 Otsuka 制药公司研发的一种选择性 VPV$_2$R 受体抑制剂。在一组实验中，当给予 ADPKD 小鼠 OPC-31260 治疗后，疾病进展得到减缓，病变有所改善。给药 3-10 周后，PCK 大鼠肾脏内 cAMP 蓄积受到抑制，肾脏纤维化、收缩压升高及肾功能不全均得到不同程度的缓和。10-18 周后，该效果得到进一步的确认。更有意义的是在较晚时间给药可以使 pcy 小鼠已经形成的囊肿缩小，逆转肾脏病变。但该药对于肝脏囊肿无明显抑制效果。其不良反应主要有尿液渗透压改变等。总之，OPC-31260 可降低 ADPKD 病变的肾脏内 cAMP 浓度，延缓疾病发展速度，保护肾功能。

多囊肾患者肾脏细胞中 cAMP 浓度升高，细胞内信号转导蛋白 B-Raf 和细胞外信号调节激酶 ERK 活化，囊肿壁细胞增殖加快。在另一组实验中，OPC-41061（高选择性 VPV2R 拮抗药，OPC-31260 的改良药）可使多囊肾细胞中 Ras-GTP、酸化 ERK 蛋白增加，95kD/68kD B-Raf 比例升高。

以上结果说明，VPV$_2$R 拮抗药，不论是 OPC-31260 还是 OPC-41061 均对多囊肾细胞具有正性作用。2018 年，加压素 V2 受体拮抗剂托伐普坦获得美国 FDA 批准，应用于存在病情快速进展风险的 ADPKD 成人患者，以延缓肾功能的下降。

4. 囊性纤维化跨膜转导调节因子（CFTR） 阻断剂在多囊肾内科治疗中的作用

格列本脲是用于治疗糖尿病的一种磺酰脲类药物，能够与磺酰脲受体结合。磺酰脲类降糖药是临床口服降糖药中用量较大的一类，格列本脲是其第二代产品，第一代产品如氨磺丁脲、甲苯磺丁脲等已逐步淡出临床应用。格列本脲是一种 ATP 依赖性的钾通道囊性纤维化跨膜转导调节因子（CFTR）阻断剂，其与 CFTR 的结合力要高于甲苯磺丁脲。它主要是通过一系列复杂的机制抑制了 CFTR 的作用。Sullivan LP 等的研究证实了 ATP 依赖性的钾通道阻断剂对于多囊肾囊肿细胞壁生长的抑制作用，而格列本脲正是这样的一种药物。

尼氟酸是一种应用广泛的钙离子依赖的氯通道阻滞剂，而且它的化学结构与羧化二苯胺极为类似，也是一种氯通道囊性纤维化跨膜转导调节因子（CFTR）的阻断剂。Scott-ward 等的实验证实了尼氟酸也具备的这种抑制作用。试验中主要以重组野生型人 CFTR 为验证离子进出细胞的孔道。结果证实，尼氟酸确实具有部分阻断氯通道囊性纤维化跨膜转导调节因子（CFTR）的作用，但这种作用具备浓度和电压依赖性，并且是一种非常迅速的、瞬间实现的单 CFTR 氯通道抑制作用。试验者又继续应用 I 型 MDCK 细胞来验证尼氟酸对经上皮的氯离子分泌和囊肿生长的影响，发现尼氟酸能够抑制 55% 的 cAMP 依赖的、布美他尼敏感的短捷通路，还发现它能够有效阻碍囊肿的生长。最终，试验者得出结论，认为尼氟酸通过阻断氯通道来抑制囊性纤维化跨膜转导调节因子（CFTR），而其对氯通道的阻断作用主要是以对通道孔隙的填塞来实现的。综合以上事实，我们可以认为基于尼氟酸或其相关类似物的治疗方式有可能成为 ADPKD 的新疗法。

5. 大豆蛋白与低蛋白饮食在多囊肾内科治疗中的作用

低蛋白饮食可显著延缓慢性肾衰竭（CRF）的进程已成为共识。一般情况下，低蛋白饮食或在其基础上加用一些必需氨基酸，是治疗 CRF 的基础方案。以往，多数专家认为，

CRF 患者摄入生物价较高的动物蛋白要好于摄入豆类食品或植物蛋白。但近年对于大豆营养价值和保健价值的研究显示，大豆中的蛋白成分在许多方面更适于肾病患者。早有研究发现，大豆中蛋白质含量高达 40% 左右，且多属优质蛋白。大豆蛋白质的氨基酸组成较为全面，含有人体所必需的 8 种氨基酸，且含量远远高于稻麦等植物。对于儿童所必需的组氨酸，在大豆中的含量也很高。此外，大豆中的脂肪含量高达 18%-22%，其中不饱和脂肪酸占 85% 左右，完全没有胆固醇，而且含有亚油酸、亚麻酸、花生四烯酸三种人体必需脂肪酸（三者均为不饱和脂肪酸）。大豆中还含有蛋白酶抑制物、皂苷、植物血凝素、植酸、胀气因子、脂加氧酶和异黄酮等营养因子，这些因子对预防肿瘤和心血管疾病等人类常见病起重要作用。大豆中还含有丰富的纤维素。

大豆蛋白的这些优点决定了它对肾脏疾病患者可能更有利：①营养价值高：大豆蛋白是植物中唯一类似于动物蛋白的完全蛋白质，其营养价值不亚于优质动物蛋白。研究发现，当以大豆蛋白作为唯一蛋白质来源时，按推荐的供给量标准（0.6g/kg）摄食，可以满足人体的一般需要；大豆分离蛋白的 PDCAAS 值与鸡蛋清蛋白相同并高于牛肉。②大豆蛋白较动物蛋白含有较低的甘氨酸、丙氨酸、精氨酸和脯氨酸，这些氨基酸具有增加肾脏血流量的作用，而肾小球高血流量、高压力、高滤过被认为是 CRF 进行性恶化的最主要原因之一。③大豆蛋白中含蛋氨酸相对少，过多摄入蛋氨酸可致血中高同型半胱氨酸升高。高同型半胱氨酸血症是导致肾脏病患者动脉粥样硬化的危险因素，后者所造成的肾小动脉病变，是糖尿病肾病（DN）发病的重要机制之一；高同型半胱氨酸血症损伤血管内皮细胞和肾小球系膜细胞，导致毛细血管和肾小球滤过膜通透性增加蛋白漏出、细胞外基质增加。④食用大豆蛋白可避免摄入胆固醇，使血清胆固醇、低密度胆固醇和甘油三酯降低显著降低，基础血清胆固醇较高者，大豆蛋白的降胆固醇疗效更为显著，而高血脂是慢性肾功能进行性恶化的重要机制之一，也是导致尿毒症患者高心血管病发生率的重要因素。⑤大豆中所含不饱和脂肪酸量明显高于动物蛋白，大豆蛋白饮食可减少饱和脂肪酸的摄入量，不饱和脂肪酸对肾脏有保护作用。⑥大豆蛋白具有多方面的降低动脉粥样硬化的作用。

对于多囊肾患者来说，大豆蛋白饮食可延缓 Han：SPRD-cy 大鼠肾脏损伤的进展。Tomobe 和 Ogborn 等对 Han：SPRD-cy 大鼠多囊肾模型研究显示，等热量的大豆蛋白（20%）与酪蛋白（20%）饮食相比较，血肌酐较低、尿氨排泄降低、囊肿体积降低、肾纤维化减轻，以及巨噬细胞浸润、肾小管上皮细胞增生、凋亡明显减少；大豆蛋白饮食能降低多囊肾模型小鼠总肾重和肾重/体重 24%~25%，降低血尿素氮，使平均囊肿体积减少 25%；而酪蛋白饮食则无明显影响。Aukema 等对断乳的雄性和雌性正常或多囊肾大鼠，分别给予酪蛋白或大豆蛋白为基础的饮食，共 6 周，观察肾体积、肾脏水含量、囊肿大小、IGF-1 含量，血清肌酐、尿素氮和 IGF-1 以及肌酐清除率。结果：饲喂大豆蛋白的多囊肾大鼠的肾脏体重较轻，水含量较少，囊肿体积较小，血清尿素氮和肌酐较低而肌酐清除率较高。多囊肾组大鼠肾脏 IGF-1 含量显著高于正常大鼠。雄性和雌性大豆蛋白饮食组大鼠肾脏 IGF-1 含量较正常大鼠组低，在雄性大鼠，大豆蛋白的多囊肾组或正常组大鼠的血清 IGF-1 含量较低。总的来说，正常大鼠、雌性大鼠或饲喂大豆蛋白的大鼠的 IGF-1 较低，提示 IGF 在该模型的多囊肾的发展过程中的作用，也表明大豆蛋白可延缓肾脏疾病的进展。Ogborn 等将雄性 Han：SPRD-cy 大鼠，配对分组，分别给予20%酪蛋白或20%大豆蛋白为主要蛋白来源的饮食，共6周。结果发现，两组大鼠生长状况良好，大豆蛋白组肾脏囊肿较小，上皮增生和纤维化轻较轻，巨噬细胞浸润少。大豆蛋白组血清肌酐较低，肾脏和肝脏亚油酸含量较高，肝脏-亚油酸较高，但肝脏花生四烯酸含量较低。该研究显示：等热量的大豆蛋白可减轻Han：SPRD-cy大鼠肾脏上皮和间质的改变，这种改变与低胆固醇血症无关，组织学的改变与多不饱和脂肪酸代谢改变有关。

6. 表皮生长因子受体（EGFR）相关药物在多囊肾内科治疗中的作用

EGFR是原癌基因c-erbB1的表达产物，是表皮生长因子受体（HER）家族成员之一。该家族包括HER1（erbB1，EGFR/TGF-α）、HER2（erbB2，NEU）、HER3（erbB3）及HER4（erbB4）。HER家族在细胞生理过程中发挥重要的调节作用。EGFR广泛分布于哺乳动物上皮细胞、成纤维细胞、胶质细胞、角质细胞等细胞表面，EGFR信号通路对细胞的生长、增殖和分化等生理过程发挥重要的作用。EGFR等蛋白酪氨酸激酶功能缺失或其相关信号通路中关键因子的活性或细胞定位异常，均会引起疾病的发生。

目前研究较多的这类药物主要有三种：EKI-785，是一种酪氨酸激酶抑制剂，它能够竞争性结合EGFR的ATP结合位点；EKB-569，前者的升级换代产品；WTACE2，是一种肿瘤坏死因子（TNF-α）抑制剂，能够与TNF-α转化酶结合。

以往很多研究早已发现，ARPKD细胞中EGFR的活性是明显增强的。Richards等对EKI-785应用于多囊肾的效果进行了研究，结果发现病肾囊肿数量明显减少，肾功能得到部分恢复。他们认为这主要是应用药物使肾脏集合管腔内的EGFR受体数量相对减少所致的。在另一组实验中，试验者选取生后7天至21天的BPK小鼠进行试验，使用EKB-569与WTACE2治疗，未治疗组小鼠于24小时内死亡，EKB-569小鼠肾囊肿数量下降，肾功能有所恢复；而双药联合治疗组中，由于WTACE2的应用，使得EKB-569的用量减少67%即可达到单独应用EKB-569时的同等效果。

Torres等在研究中发现，使用EKI-785和EKB-569均能显著减少ADPKD肾脏的囊肿数目，延缓肾衰竭，但后者用药量相对较少，副作用也较少。经腹腔给药法效果明显好于管饲法，这可能是两种给药方法的生物利用度有差异而导致的。他们认为，酪氨酸激酶抑制剂应该能够在ADPKD的治疗方面得到应有的关注。

另一种药物WTACE2也在研究中被发现能够显著改变DARPKD的疾病进程。Dell等的研究发现，BPK小鼠体内肿瘤坏死因子（TGF-α）表达明显增强，当被给予WTACE2治疗后，肾脏体积缩小超过40%，血浆尿素氮（BUN）下降超过30%。因此他们认为，肿瘤坏死因子（TGF-α）在ARPKD发展过程中有非常重要的作用，同时抑制TGF-α的分泌对于该病的治疗也具有非常关键的价值。

7. Caspase阻断剂在多囊肾内科治疗中的作用

已有实验证实在PKD小鼠肾脏中前凋亡蛋白Caspase-3是明显升高的。近期又有实验通过在PKD小鼠Han：SPRD应用Caspase阻断剂（IDN-8050）证实，在（Cy/+）鼠（其肾脏体积可达正常2倍以上）应用了IDN-8050之后，肾脏体积减小了44%，囊肿密度降低了29%。同时，BUN水平有所降低，囊肿壁细胞增殖得到了一定的抑制。

8. 枸橼酸在多囊肾内科治疗中的作用

实验已经证实长期摄入枸橼酸钾能够使Han：SPRD实验鼠的肾功能得到显著的恢复，

但对于常染色体显性遗传性多囊肾病（ARPKD）的小鼠会不会有类似的效果呢，Tanner等在他们的实验当中对此进行了尝试。实验发现，pcy/pcy 小鼠无法耐受高浓度的枸橼酸钾盐的摄入，但较低浓度的枸橼酸钾摄入又未能对其产生实际性的影响。他们又在另一组实验中试图寻找枸橼酸盐延缓肾衰竭的原因，他们发现，引用含枸橼酸钾水的 Han：SPRD 小鼠平均寿命可以延长 10~17 个月，而这些小鼠的肾脏经过枸橼酸盐的诱导后，其对枸橼酸盐包括氨盐的代谢都显示出了异常的表现。

此后，Torres 等又发现当 Han：SPRD 小鼠被长期给予碳酸氢钠后，囊肿增大受到抑制，同时部分继发病变如间质性炎症、慢性纤维化及尿毒症等的发生也受到了延缓。对于 Han：SPRD 小鼠和 CD1-pcy/pcy 小鼠，他们对氯化铵的反应是类似的，但对于碳酸氢钠来说，它仅对 Han：SPRD 小鼠具有保护作用。Torres 对此分析认为，Han：SPRD 小鼠病变主要集中在近端小管，而 CD1-pcy/pcy 小鼠病变则主要集中在集合管和远端小管。另外，肾脏对于酸碱负荷进行代谢的位置和代谢方式也存在差别。

9. 低蛋白饮食在多囊肾内科治疗中的作用

在 pcy 小鼠和 Han：SPRD 大鼠模型中，控制性低蛋白饮食均使 PKD 症状得到了部分缓解。这种情况下，肾脏内转化生长因子（TGF-β）等的作用受到了抑制。低蛋白饮食并不是要限制所有的蛋白摄入，以往绝大多数学者认为多囊肾患者不宜摄入过多的豆类蛋白，但这并没有理论依据。相反，在 Han：SPRD 大鼠模型中，大豆蛋白反而使 PKD 症状得到了缓解。另外还有实验证实，大豆中所特有的大豆异黄酮对酪氨酸蛋白激酶具有一定抑制作用，但大豆异黄酮在对多囊肾患者的确切治疗价值仍有待进一步的确认。

10. 蛋白激酶阻滞剂在多囊肾内科治疗中的作用

囊肿衬里上皮细胞的增殖是造成常染色体显性遗传性多囊肾病（ADPKD）囊肿进行性扩大的主要原因，而丝裂原活化蛋白激酶（MAPK）信号通路在众多生长因子介导的囊肿衬里上皮细胞增殖过程中发挥着极其重要的作用。MAPKs 是细胞内的一类丝氨酸/苏氨酸蛋白激酶。研究证实，MAPKs 信号转导通路存在于大多数细胞内，在将细胞外刺激信号转导至细胞及其核内，以及引起细胞生物学反应（如细胞增殖、分化、转化及凋亡等）的过程中具有至关重要的作用。在哺乳类细胞目前已发现存在着下述 3 条并行的 MAPKs 信号通路：ERK（extracellular signal-regulated kinase）信号通路、JNK/SAPK 通路和 p38MAPK 通路，其中与 ERK 相关的细胞内信号转导途径被认为是经典MAPK 信号转导途径。研究证实，ERKs 为脯氨酸导向的丝/苏氨酸激酶，可以磷酸化与脯氨酸相邻的丝/苏氨酸。在丝裂原刺激后，ERKs 接受上游的级联反应信号，可以转位进入细胞核。因此，ERKs 不仅可以磷酸化胞质蛋白，而且可以磷酸化一些核内的转录因子如 c-fos、c-Jun、Elk-1、c-myc 和 ATF2 等，从而参与细胞增殖与分化的调控。

基于以上理论基础，我们完全可以从蛋白激酶相关因子的方向着手来实现对多囊肾囊肿发展的抑制作用。洛伐他汀，一种 HMG-CoA 阻滞剂，在给予 Han：SPRD 小鼠之后，可以检测到法尼基转移酶以及 ras 的法尼基化均受到了不同程度的抑制。同时，MEK 阻滞剂PD-098059 也被发现通过抑制 EGF-cAMP 从而实现对 ADPKD 囊肿上皮细胞增殖作用的抑制。总之，基于蛋白激酶相关因子的阻滞剂来治疗或延缓 ADPKD 的疗法正处于不停地实验与探讨阶段，但却不失为这种疾病的一种治疗思路。

11. 吡格列酮在多囊肾内科治疗中的作用

吡格列酮属于噻唑烷二酮类药物（TZDs），是临床上常用的 PPAR-γ 激动剂。Muto 等研究表明，吡格列酮可明显延长基因敲除的多囊肾小鼠（PKD1$^{-/-}$）的生存期，同时也能延缓肾囊肿发展。作用机制可能与上调病变细胞内黏附分子 E-cadherin 水平、抑制酪氨酸酶磷酸化有关。长期生存期观察动物实验亦显示吡格列酮治疗组的大鼠生存期明显延长。由于 PPAR-γ 激动剂所显示出的多重肾脏保护作用及长期应用于 2 型糖尿病患者的安全性，因此其有望成为治疗多囊肾的有效药物。

12. 类视黄醇在多囊肾内科治疗中的作用

以往的研究早已证实，类视黄醇与细胞内各种因子的合成、细胞生长分化及调节均有十分重要的关系。实验证实 4-羟苯基维胺酯能够对马丁-达比犬的肾脏囊肿细胞产生显著的抑制作用。

13. 抗炎症药在多囊肾内科治疗中的作用

我们可以发现 ADPKD 动物间质性炎症伴随着肾囊肿的发展而逐渐加重，且在整个过程中，我们均可检测到炎症介质的升高。正常情况下，白细胞介素-8（IL-8）、单核细胞趋化蛋白-1（MCP-1）和骨桥蛋白等在正常肾脏组织中含量极低，但在 Han：SPRD 小鼠的肾脏囊肿上皮细胞中却检测到了这三种物质水平的异常升高。在多发性肾囊肿的患者，其血浆白细胞介素-6（IL-6）水平也有升高。另有实验证实，应用 COX-2 阻滞药可以有效降低这些细胞因子在 ADPKD 病肾组织中的水平。

近来，雷帕霉素成为临床上广泛应用的免疫抑制剂，体内外试验同时表明其具有抗肿瘤活性，作用靶点为参与调控细胞增殖分化的丝氨酸/苏氨酸激酶（mammalian-target of Rapamycin，mTOR）。Shillingford 等研究表明 PC-1 胞内段可通过 tuberin 直接调控 mTOR 信号通路，ADPKD 肾组织中存在 mTOR 通路的异常激活。Tao 等发现，应用 mTOR 抑制剂雷帕霉素可抑制 Han：SPRD 大鼠肾小管上皮细胞增殖、肾脏增大及囊肿生成，保护肾功能，除使体重稍减轻外未发现其他副作用。最新研究还表明，雷帕霉素还可有效改善 bpk 和 orpk 多囊肾小鼠的肾脏病变，保护肾功能，并可使肾移植后接受该药治疗的多囊肾患者囊肿体积明显缩小。

14. 基质金属蛋白酶（MMPs）阻断剂（巴马司他）在多囊肾内科治疗中的作用

有研究认为，肾小球与肾小管间质纤维化的进程存在某些共同的病理机制，在增殖性肾脏疾病中都有细胞外基质（ECM）的堆积。Grantham 等研究表明，ECM 的堆积与肾脏组织的 ECM 产生增多有关。Eddy 等研究发现，ECM 的堆积是基质蛋白合成增加，同时其降解受抑制的一种综合结果。而我们所关心的 ADPKD 的一个显著特征就是细胞外基质大量堆积。在囊肿生成过程中，一个重要病理生理机制是细胞外基质的异常，多囊肾存在着许多细胞外基质和肾小管基底膜的异常。过度增生的小管向外扩张必须降解已形成的细胞外基质并形成新的细胞外基质，近来研究表明基质金属蛋白酶和组织中金属蛋白酶抑制剂可能在其中发挥重要作用。随着对于多囊肾基质生成及降解确切机制的研究深入，一种或多种金属蛋白酶抑制剂可能会证实其在多囊肾治疗中的疗效。因此如何解决 ECM 的堆积将成为治疗 ADPKD 的一种重要思路。

MMPs 是一组锌离子依赖酶，在 ECM 代谢的调节中起着非常重要的作用。它是由多肽、N 末端、中心区和 C 末端组成的一段氨基酸序列，平时以无活性的酶原形式存在。其活性中心有 1 个锌离子，pH 中性时会被钙离子激活。其 N 端参与 MMPs 的活化，C 端参与 MMPs 与底物的结合，其锌离子依赖的催化活性中心可与 TIMPs 的 N 端结合，从而被抑制。TIMP1 能抑制绝大多数的 MMPs，广泛存在于组织和体液中，能被多种细胞因子诱导产生，其表达增高能引发多种肾脏疾病。多囊肾大鼠模型中，肾小管上皮细胞 TIMP1 的 mRNA 上升 9 倍，而且 MMPs/TIMPs 对 ADPKD 囊壁细胞增生与组织内血管形成也有明显作用。MMPs 的主要功能包括：降解除乙糖以外的全部 ECM 成分，激活别的 MMPs，形成"瀑布"效应。凡是有 ECM 增多的肾脏疾病都有 TIMP 的高表达或 MMPs/TIMPs 比值降低。

日本北海道大学医学院病理生理学部的 Harada H 及其同事分析了良性和恶性肾囊肿性损害中囊肿液内基质金属蛋白酶（MMP）的表达，应用明胶酶谱法和 ELISA 法检测囊肿液中的 MMP-2 和 MMP-9。他们发现在肾囊肿性病变的囊肿液中可检测到 MMP。与良性囊肿液相比，MMP-2 和 MMP-9 在囊肿性癌症中的含量更高。这些结果提示肾脏囊肿液中基质蛋白酶能够反映出生物学浸润性，并部分解释了肾脏囊肿性损害的发病机制。

15. c-myc 反义寡核苷酸在多囊肾内科治疗中的作用

研究发现 c-myc 在多囊肾动物病变发生发展过程中起非常重要作用。当给予生后 7～20 天的 ARPKD 小鼠 c-myc 反义寡核苷酸后，肾脏重量明显减轻，肾脏功能得到了有效改善，囊肿数量亦明显减少。

16. 紫杉醇类药物在多囊肾内科治疗中的作用

在 ADPKD 的发病机制方面，目前认为，PKD 基因突变后，引起多囊蛋白结构和功能异常，继而导致囊肿发生及进行性长大。但囊肿发生的分子机制至今尚未明了。一些研究者先后提出了五种学说以解释 ADPKD 的成因，其中一种就是纤毛致病学说：国外最近研究表明，纤毛结构和功能的异常直接导致囊肿发生。肾脏纤毛属于初级纤毛，无运动功能，纤毛由肾小管上皮细胞深入管腔，与尿液直接接触，但不推动尿液流动。纤毛功能障碍会导致无法将在正常尿流率下产生的终止信号传递给肾小管细胞，从而造成病变小管不断扩大形成囊肿。近期的研究还表明，钙信号通路的缺陷是 ADPKD 疾病中囊肿形成的基础。细胞内局部 Ca^{2+} 浓度的增加，将会调节多种亚细胞过程。其最终可使特异的胞内囊泡与胞浆膜融合，或激活酶级联反应导致特殊基因表达，导致 ADPKD 的发生。

这提示我们初级纤毛可以作为一种多囊肾的治疗靶标。稳定微管结构、促进微管聚合的药物应该对多囊肾有一定的治疗作用。而以往的研究曾经发现 Taxane 和紫杉醇等药物可以通过稳定纤毛中的微丝、微管结构，从而减少 CPK 小鼠多囊肾囊肿的形成，对 ADPKD 有一定的疗效，但这种治疗方法的实际临床应用仍有待进一步深入研究。

17. 损害肾功能的药物有哪些

肌酸作为一种运动营养补剂，可以非常有效地提高肌肉力量和机体的耐久力及提高运动成绩。肌酸主要存在于肝脏中，可增加肌肉的爆发力及耐久力。外源性肌酐会产生双氰胺及双氢三嗪两种衍生物。双氰胺会加重肾脏对水的排泄负担，从而造成水潴留，加大对肾脏功能的损害。Edmunds 等发现，向 Han：SPRD 小鼠投以肌酸后，这些小鼠的肾脏功能迅速恶化。因此，对于 ADPKD 患者来讲，服用肌酸还是需要加以格外注意的。

吸烟对肾脏病的进展可能不利，然而对非肾病人群吸烟是否影响肾功能还不清楚。1998 年，法国 Sante 地区研究院曾对普通人群中 28 409 名志愿者进行了检查，以明确吸烟对肾功能的影响。结果发现，现在吸烟者与过去吸烟者、从未吸烟者相互比较，校正的肌酐清除率偏高，这种差异主要表现在男性和体弱的女性，且与每日吸烟的数量有关。

还有研究表明，当肾脏病患者同时合并有糖尿病时，吸烟的糖尿病患者肾脏病变进展要快得多，即便其没有糖尿病，肾脏病变发展速度仍然有所加快。吸烟与较高的清蛋白水平和肾功能异常相关，而已戒烟的人，这些影响较少见或基本不存在。

1987 年 Znnarrow 提出 NO（一氧化氮）就是内皮依赖性舒张因子的主要活性成分，主要由血管内皮细胞产生。肾小球内皮细胞可释放 NO，NO 主要通过其血管扩张作用调节肾血流量和肾小球滤过率，参与调节和维持肾脏血流动力，介导内皮细胞和系膜细胞间的信息传递，在维持肾小球正常生理功能中起重要作用。另外，由于 NO 能扩张血管，减少内皮素表达，降低血管内皮活性，因此对肾脏损害有保护作用。在 ARF 早期，NO 含量及其合酶活性增高，肾功能也有所下降，但不显著。这说明一定程度上的 NO 水平增高可增加肾脏的血液灌流量，改善血管内皮细胞缺氧，属于一种代偿机制。基于以上观点，我们可以认为，ADPKD 患者应该尽量避免应用一氧化氮合酶抑制剂类的药物。

影响肾功能的其他因素还包括铵盐类药物可以使肾脏代谢氯化铵的负荷过重、钾离子摄入限制不够造成的高血钾、高蛋白饮食等。

第二节　对症治疗

1. 多囊肾患者合并腰痛的治疗方案有哪些

某些患者的疼痛为一过性，故可先观察。如疼痛持续或较重时可予止痛剂，但一般止痛剂的效果较差。如果疼痛严重，用止痛剂不能缓解且影响患者生活的，可考虑手术治疗，包括囊肿穿刺放液并注入硬化剂（如无水乙醇等）、开放性或腹腔镜囊肿去顶减压术及多囊肾切除术。

2. 多囊肾患者合并出血的治疗方案有哪些

ADPKD 患者的肉眼血尿或囊肿出血多为自限性，故一般减少活动或卧床休息即可。极少数出血量大的患者需要输血治疗。一些血透患者有反复发作的血尿，应选用小分子肝素或无肝素透析，并可考虑经导管选择性节段性肾动脉栓塞术，但肾内感染时慎用。严重的出血可行单肾切除。

3. 多囊肾患者合并高血压的治疗方案有哪些

高血压作为肾功能的损害因素之一，应给予有效监控。有人推荐 ADPKD 患者的降压目标值为 140/90mmHg。也有人认为应降至 130/90mmHg 水平为宜。高血压早期可以限盐（1g/d），保持适当体重，适量运动。当以上措施无效时，药物治疗首选血管紧张素转化酶抑制剂（ACEI）类，此类药物针对 ADPKD 时过度活跃的肾素-血管紧张素-醛固酮系统，并且能降低肾小球毛细血管内压，疗效在病程早期尤其明显。应用 ACEI 类过程中应注意不良反应：急性肾衰竭和严重肾出血。其他降压药包括：β-受体阻滞剂、钙通道抑制剂、中枢降压药和利尿药（利尿药应用中注意预防高钾血症）等。对于药物不能控制的高血压，可考虑肾囊肿减压术、肾动脉栓塞术或肾脏切除术。

4. 多囊肾患者合并感染患者的抗生素的选择

大肠埃希菌是其最常见的感染致病菌，其对亚胺培南、美罗培南、厄他培南、呋喃妥因、阿米卡星、哌拉西林/他唑巴坦、头孢哌酮/舒巴坦等敏感，由于其易产生 ESBLs（超广谱 β 内酰胺酶），产 ESBLs 是大肠埃希菌对 β-内酰胺酶抗菌药物最重要的耐药机制之一，携 ESBLs 的质粒上可同时携带对氨基糖苷类、喹诺酮类、磺胺类等多种耐药基因，产 ESBLs 菌株的耐药率均明显高于非产 ESBLs 菌株，呈现多重耐药现象，给临床的抗感染治疗带来极大困难。为减少产 ESBL 菌株的出现，应避免长期应用第三代头孢菌素和同类频繁更换，减少细菌对 β-内酰胺类抗菌药物耐药的产生和流行。

5. 多囊肾患者合并结石的治疗方案有哪些

鼓励患者多饮水，肾结石如有症状可采取震波碎石，内镜取石或手术取石。

6. 多囊肾患者合并颅内动脉瘤的治疗方案有哪些

对于 18~35 岁有动脉瘤家族史的 ADPKD 患者，应进行 MRI 或血管造影。如无阳性发现，则 5 年后复查。如有阳性结果，应通过血管造影确定动脉瘤大小。小于 6mm 则 2 年后复查，对大于 6mm 的动脉瘤应采取手术栓塞。

第三节 肾功能不全的药物治疗

1. 肾功能不全的多囊肾患者蛋白质摄入的注意事项

肾功能不全食谱中为了使摄入的蛋白质获得最大利用，不让其转化为能量消耗掉，在采取低蛋白质饮食的同时，还必须补充能量。每日每千克体重至少 146.44kJ（35kcal）的热量，主要由糖供给，可吃水果、蔗糖制品、巧克力、果酱、蜂蜜等。

要有合理的蛋白质摄入量。人体内的代谢产物主要来源于饮食中的蛋白质成分，因此，为了减轻残存的肾的工作负担，蛋白质摄入量必须和肾脏的排泄能力相适应。

比如，当血肌酐为 170~440μmol/L 时，蛋白质以每天每千克体重 0.6g 为宜，有大量蛋白尿者，每丢失 1 克尿蛋白，可额外补充 1.5g 蛋白质。当血肌酐超过 440μmol/L 时，蛋白质的摄入量应进一步减少，以每天总量不超过 30g 为好。但是，必须强调的是如果一味追求限制蛋白质摄入，将会导致患者出现营养不良，体质下降，效果并不好。

2. 肾功能不全的多囊肾患者食盐摄入的注意事项

肾功能不全食谱中食盐量应视病情而定，如有高血压、水肿者，宜用低盐饮食，每日 2g 盐。

3. 肾功能不全的多囊肾患者药物治疗包括哪些方面

纠正酸中毒和水、电解质紊乱，高血压的治疗，贫血的治疗和红细胞生成刺激剂（ESA）的应用，低钙血症、高磷血症和肾性骨病的治疗，防治感染，口服吸附疗法和导泻疗法。

4. 多囊肾合并酸中毒和水、电解质紊乱的治疗方案

（1）纠正代谢性中毒：代谢性酸中毒的处理，主要为口服碳酸氢钠（$NaHCO_3$）。中、重度患者必要时可静脉输入，在72小时或更长时间后基本纠正酸中毒。对有明显心功能衰竭的患者，要防止 $NaHCO_3$ 输入总量过多，输入速度宜慢，以免使心脏负荷加重甚至心功能衰竭加重。

（2）水钠紊乱的防治：适当限制钠摄入量，一般 NaCl 的摄入量应不超过 6～8g/d。有明显水肿、高血压者，钠摄入量一般为 2～3g/d（NaCl 摄入量 5～7g/d），个别严重病例可限制为 1～2g/d（NaCl 2.5～5g）。也可根据需要应用襻利尿剂（呋塞米、布美他尼等），噻嗪类利尿剂及贮钾利尿剂对慢性肾功能不全（Scr>220μmol/L）疗效甚差，不宜应用。对急性心功能衰竭严重肺水肿者，需及时给单纯超滤、持续性血液滤过（如连续性静脉-静脉血液滤过）。

（3）高钾血症的防治：肾功能不全患者易发生高钾血症，尤其是血钾>5.5mmol/L时，则应更严格地限制钾摄入。在限制钾摄入的同时，还应注意及时纠正酸中毒，并适当应用利尿剂（呋塞米、布美他尼等），增加尿钾排出，以有效防止高钾血症发生。

对已有高钾血症的患者，除限制钾摄入外，还应采取以下各项措施：①积极纠正酸中毒，必要时（血钾>6mmol/L）可静滴碳酸氢钠；②给予襻利尿剂：最好静脉或肌内注射呋塞米或布美他尼；③应用葡萄糖-胰岛素溶液输入；④口服聚磺苯乙烯：以聚苯乙烯磺酸钙更为适用，因为离子交换过程中只释放离钙，不释放出钠，不致增加钠负荷；⑤对严重高钾血症（血钾>6.5mmol/L），且伴有少尿、利尿效果欠佳者，应及时给予血液透析治疗。

5. 多囊肾合并高血压的治疗方案

对高血压进行及时、合理的治疗，不仅是为了控制高血压的某些症状，而且是为了积极主动地保护靶器官（心、肾、脑等）。血管紧张素转化酶抑制剂（ACEI）、血管紧张素Ⅱ受体拮抗剂（ARB）、钙通道拮抗剂、襻利尿剂、β受体阻滞剂、血管扩张剂等均可应用，以 ACEI、ARB、钙拮抗剂的应用较为广泛。透析前慢性肾功能不全患者的血压应<130/80mmHg，维持透析患者血压一般不超过 140/90mmHg 即可。

6. 多囊肾合并贫血的治疗方案

当血红蛋白（Hb）<110g/L 或血细胞比容（Hct）<33%时，应检查贫血原因。如有缺铁，应予补铁治疗，必要时可应用 ESA 治疗，包括人类重组红细胞生成素（rHuEPO）、达依泊丁等，直至 Hb 上升至 110～120g/L。

7. 多囊肾合并低钙血症、高磷血症和肾性骨病的治疗方案

当 GFR<50ml/min 后，即应适当限制磷摄入量（<800～1000mg/d）。当 GFR<30ml/min 时，在限制磷摄入的同时，需应用磷结合剂口服，以碳酸钙、枸橼酸钙较好。对明显高磷血症（血清磷>7mg/dl）或血清 Ca、P 乘积>65（mg²/dl²）者，则应暂停应用钙剂，以防转移性钙化的加重。

对明显低钙血症患者，可口服钙三醇；连服 2～4 周后，如血钙水平和症状无改善，可增加用量。治疗中均需要监测血 Ca、P、PTH 浓度。

8. 多囊肾患者防治感染的措施

多囊肾患者平时应注意防止感冒，预防各种病原体的感染。抗生素的选择和应用原则，与一般感染相同，唯剂量要调整。在疗效相近的情况下，应选用肾毒性最小的药物。

9. 口服吸附疗法和导泻疗法在多囊肾患者中的作用

口服吸附疗法（口服氧化淀粉或活性炭制剂）、导泻疗法（口服大黄制剂）、结肠透析等，均可利用胃肠道途径增加尿毒症毒素的排出。上述疗法主要应用于透析前慢性肾功能不全患者，对减轻患者氮质血症起到一定辅助作用。

第四节 透析治疗

1. 多囊肾患者透析开始时间

当多囊肾患者经非透析疗法无法维持生存时，需要透析来替代功能不全的肾脏。通常血浆尿素氮>28.6mmol/L（80mg/dl），肌酐>707.2μmol/L 或肌酐清除率<10ml/min；出现严重的代谢性酸中毒，CO_2 结合力<13mmol/L；高度水肿或伴有肺水肿；水钠潴留性高血压；心包炎；明显贫血，Hct<15%时，均应该开始透析治疗。

根据临床实践和国外经验，慢性肾衰竭患者肌酐清除率<15ml/min 即可准备透析血管通道，肌酐清除率<10ml/min 时就可以开始透析，此时患者可有轻到中度贫血、恶心、呕吐，轻到中度酸中毒，出血倾向也不严重，尚无致命性高血钾和严重心功能不全，患者容易通过诱导期。

2. 血液透析禁忌证有哪些

（1）相对禁忌证：①老年高危患者；②由心肌病导致的肺水肿或心力衰竭；③胃肠道等严重活动性出血；④患晚期肿瘤等系统性疾病导致的全身衰竭；⑤严重感染伴有休克；⑥非容量依赖性高血压，收缩压>200mmHg（26.7kPa）。

（2）严格禁忌证：①颅内出血和颅内压增高；②升压药不能纠正的严重休克；③严重的心肌病变并伴有难治性心力衰竭。

近年来由于血液净化方法的增多，医护技术水平的提高，绝对不能接受透析治疗的患者已不多，如严重的出血可以无肝素透析；心肌病变导致的心衰可以用血液滤过或床旁CAVH 系列，严重的非容量依赖性高血压可以先行降压治疗，然后在持续降压的同时进行血液透析或血液滤过。伴有心力衰竭、呼吸衰竭、休克和肾衰竭的多器官功能衰竭的患者用床旁 CAVH 系列方法抢救成功的患者屡见不鲜。

3. 血液透析血管通路的选择

（1）临时性留置导管通路：可选择股静脉、颈外静脉、锁骨下静脉等血管进行穿刺，放置导管。

（2）永久血管内瘘通路的选择：①腕部（桡动脉-头静脉）原始动静脉内瘘；②肘部（肱动脉-头静脉）原始动静脉内瘘；③其他通路方式，如合成材料动静脉移植物、肱动脉-贵要静脉内瘘。

4. 血液透析透析量的设定

透析量的设定应根据透析器内血流率、透析时间长短及透析器效率而定。病情稳定患者透析需要量应随残余肾功能、净重、进食量而定。更客观的是以尿素动力学改变作为选择透析量的指标，但尿素的动力学变化尚不能反映中分子物质的清除量，故尚不能作为判断透析足够与否的金指标。

透析量合适与否的最佳监测方法是检查透析后至透析前血浆尿素氮的浓度比率，无残余肾功能的患者，体重 50kg，每周透析 2 次，透析后/透析前血浆尿素氮比率应为 20%，若每周透析 3 次，则该比率应为 42%。有残余肾功能者，则该比率可略增加。

5. 血液透析常用抗凝法

（1）常规肝素抗凝法。

（2）小剂量肝素抗凝法：适用于低、中危出血倾向时。

（3）低分子量肝素抗凝法：适用于中、高危出血倾向的患者。

6. 血液透析中技术故障及处理

（1）透析液异常：包括透析液浓度、成分和温度异常，透析液浓度异常指稀释度异常而成分无变化；透析液成分异常指正常透析液中有异常成分；温度异常指透析液温度过高或过低。

（2）空气栓塞：空气进入体内引起血管栓塞称为空气栓塞。空气栓塞常引起致命性危险，是严重的透析事故。

（3）高温透析：透析液温度监视系统中恒温器失灵可以引起透析液高温。高温可以造成急性溶血和高血钾。

（4）透析器破膜漏血。

（5）凝血：患者高凝状态，肝素量不足，静脉回血不畅，血流缓慢或血压降低等容易造成透析中凝血。

（6）电源中断。

（7）水源中断。

7. 什么是腹膜透析

腹膜是覆盖于腹腔内脏表面及腹壁内面的活性膜，有良好的弥散和超滤作用，腹膜表面覆以光洁的中胚层细胞，并紧贴于支撑腹膜的结缔组织纤维、血液及淋巴系统，腹膜的总面积与体表面积相同，约为 $2.0 \sim 2.2 m^2$，腹膜形成一个封闭腔，内含大约 100ml 液体，如充入 2000ml 或更多一些液体，正常成人无不适感。进行腹膜透析（腹透）时，将 1 ~ 2L 液体引入腹膜腔内，经过弥散及超滤可将毒性物质从血液及周围组织中移至透析液中，并可将体内废物及多余水分从透析液中引流至体外。

8. 目前常用腹膜透析的类型

目前常用的腹膜透析有三种：连续非卧床腹膜透析（CAPD）、连续循环性腹膜透析（CCPD）、间歇性腹膜透析（IPD）。

9. 血液透析的并发症有哪些

（1）平衡失调综合征：当渗透压变化过大过快时可出现平衡失调综合征，常发生于首次透析，轻度表现为头痛、恶心、疲乏等。

（2）心律不齐：透析患者常伴有轻度高血钾，当透析降低了血钾浓度后，容易发生心律不齐。

（3）透析器首次应用综合征：发生于首次应用透析器，发生后情况严重，甚至危及生命，可分为过敏型和非特异型两种。

10. 腹膜透析的并发症有哪些

（1）腹膜炎。

（2）其他并发症：①与液体平衡有关的并发症：如低容量血症、高容量血症。②代谢并发症：高钠血症、高钾血症、低钾血症、酸中毒、碱中毒、高血糖症、蛋白质丧失所致营养不良等。

（3）腹膜硬化：罕见且比较严重的并发症，腹膜增厚，被灰白色纤维覆盖，患者体重减轻、腹痛、腹水、尿毒症加重，有时可发生肠梗阻，需要手术治疗。

（于　潇）

参考文献

1. 吉琳梅，王洪连，樊均明. 多囊肾的发病机制及其治疗的研究进展. 中国中西医结合肾病杂志，2015，16（11）：1023-1025.

2. Riella C, Czarnecki PG, Steinman TI. Therapeutic advances in the treatment of polycystic kidney disease. Nephron Clin Pract, 2014, 128 (3-4): 297-302.

3. Noel N, Rieu P. Pathophysiology, epidemiology, clinical presentation, diagnosis and treatment options for autosomal dominant polycystic kidney diseas. Nephrol Ther, 2015, 11 (4): 213-225.

4. Li A, Tian X, Zhang X, et al. Human polycystin-2 transgene dose-dependently rescues ADPKD phenotypes in Pkd2 mutant mice. Am J Pathol, 2015, 185 (10): 2843-2860.

5. Gallagher AR, Germino GG, Somlo S. Molecular advances in autosomal dominant polycystic kidney disease. Adv Chronic Kidney Dis, 2010, 17 (2): 118-130.

6. Simms RJ. Autosomal dominant polycystic kidney disease. BMJ, 2016, 352.

7. Torres VE, Harris PC. Autosomal dominant polycystic kidney disease. In: Johnson RJ, Feehally J, loege J, eds. Comprehensive clinical nephrology. 5th ed. Elsevier, 2015: 536-548.

8. Mao Z, XU J, Ye C, et al. Complete staghom calculus in polycystic kidney disease: infection is still the cause. BMC Nephrol, 2013, 1 (14): 168.

9. Pirson Y, Kanaan N. Infectious complications in autosomal dominant polycystic kidney disease. Nephrol Ther, 2015, 11 (2): 73-77.

10. 季大玺，吴丛业. 肾脏替代治疗在急性肾损伤应用中的争议和共识. 医学研究生学报，2015，28（9）：897-903.

11. Steinman TI. Polycystic kidney disease: a 2011 update. Curr Opin Nephrol Hypertens, 2012, 21 (2): 189-194.

12. Verhoest G, Delreux A, Mathieu R, et al. Transperitoneal laparoscopic nephrectomy for autosomal dominant polycystic kidney disease. JSLS, 2012, 16: 437-442.

13. Torres VE, Chapman AB, Devuyst O, et al. Tolvaptan in patients with autosomal dominant polycystic kidney disease. N Engl J Med, 2012, 367 (25): 2407-2418.

14. Reif GA, Yamaguchi T, Nivens E, et al. Tolvaptan inhibits ERK-dependent cell proliferation, Cl⁻ secretion, and in vitro cyst growth of human ADPKD cells stimulated by vasopressin. Am J Physiol Renal Physiol, 2011, 301 (5): F1005-F1013.

15. 梅长林. 欧盟批准托伐普坦用于治疗多囊肾病. 中华医学信息导报，2015，30（11）：15-16.

16. Rappoport J. Autosomal dominant polycystic kidney disease: Pathophysiology and treatment. QJM, 2007,

100（1）：1-9.

17. Van Dijk MA, Kamper AM, van Veen S, et al. Effect of simvastatin on renal function in autosomal dominant polycystic kidney disease. Nephrol Dial Transplant, 2001, 16（11）：2152-2157.

18. Cheng LT, Nagata S, Hirano K, et al. Cure of ADPKD by selection for spontaneous genetic repair events in Pkd1-mutated iPS cells. PLos One, 2012, 7（2）：e32018.

第六章 多囊肾的外科治疗

第一节 概述

1. 常染色体显性遗传性多囊肾病的遗传特点有哪些

（1）患者多为杂合子。

（2）代代发病。

（3）男女发病相等。

（4）1/2 子代发病。

（5）致病基因外显率为 100%。

2. ADPKD 在人群中的发病率是多少

ADPKD 在人群中的发病率约为 1/400～1/1000，大约占终末期肾衰竭病因的 8%～10%。

3. ADPKD 在人群中的发病年龄是多少

ADPKD 可发生于任何年龄段，大多数患者在 20 岁后出现症状，40 岁左右出现明显的临床症状，需要临床治疗。

4. ADPKD 的临床症状有哪些

ADPKD 患者病变早期肾脏功能可无明显损害，中晚期肾功能损害加重，逐渐出现肾功能不全并最终发展至尿毒症。伴随着病程的进展，双侧肾脏逐渐发生很多大小不一的囊肿（图 6-1），并进行性增大，导致肾脏结构和功能的破坏，最终发展至终末期肾衰竭，并可累及多个脏器系统。

5. 导致多囊肾肾功能损害的可能因素有哪些

（1）肾小球囊至集合管任一节段的局部扩张形成囊肿，囊肿的形成和生长可以导致功能性肾单位数量的减少。

（2）囊肿的数量逐渐增多，体积增大，从而引起邻近的肾实质功能单位受压，导致受压肾实质缺血影响其功能，并逐渐引起其萎缩。

（3）囊肿周围逐渐增生的纤维结缔组织，可压迫和闭塞肾小管引起肾功能损害。

（4）多囊肾常伴发囊肿内囊液的感染，感染的囊液往往加速肾功能的恶化。

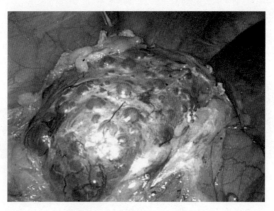

图 6-1 腹腔镜下多囊肾

（5）多囊肾患者内分泌功能的改变，以肾素分泌增加尤为明显，肾素分泌增多从而导致血管紧张素及醛固酮分泌增加，从而诱发高血压，导致肾动脉硬化及影响肾脏的血供，导致肾功能受损。

（6）多囊肾大量囊肿的存在，可压迫肾盂肾盏引起尿液排出不畅和代谢紊乱等，从而导致多囊肾易伴发尿路结石形成，结石的梗阻可引起肾积水及感染，进一步加重肾功能损害。

6. 外科手术治疗多囊肾的目的和意义是什么

通过大量的临床观察表明，多囊肾患者的肾区胀痛、高血压、发热、腹胀和肾功能的损害均与肾脏囊肿数量的增多、体积的增大和囊液的感染有着最为直接的关系。虽然，目前尚没有办法控制肾脏囊肿的发生和增长，但通过外科手术的干预，去除已发生且增大的肾脏囊肿及清除感染的囊液，即使不能达到治愈多囊肾的目的，但对于减轻肾脏内压、改善肾脏血供、延缓肾功能下降速度、控制血压及减轻患者不适症状等具有十分重要的临床意义。

7. 多囊肾的外科治疗历史

1911 年 Rovsing 通过取侧腰背切口，内推腹膜显露肾脏后，行囊肿穿刺抽液来实现减压，术后患者症状改善；1935 年，Goldstein 医生介绍了一种新的手术方式，逐层切开多囊肾皮质缘达肾集合系统，抽吸大囊肿，再经大囊腔穿刺小囊肿；1946 年，Young 报告了一位 17 岁女性多囊肾患者，显露肾脏后，抽吸大囊肿的液体后向囊腔内注入鱼肝油酸钠或其他硬化剂，对小囊肿只需穿刺，术毕患肾体积缩小一半，实现肾脏的减压；1951 年，Buck 等选择性地实施了多囊肾囊肿减压术，以阻止肾脏囊肿体积的增大对肾实质功能的破坏。

8. 目前治疗多囊肾的外科手术方法主要有哪些

目前治疗多囊肾的外科手术方法有多囊肾去顶减压术、多囊肾去顶减压+被膜剥脱术、多囊肾穿刺硬化治疗、肾移植术及肾切除术。

9. 目前治疗多囊肾的主要外科手术方法是什么

目前治疗多囊肾的主要外科手术方法是多囊肾去顶减压术。

10. 多囊肾去顶减压术主要有哪些方式方法

多囊肾去顶减压术根据手术入路的不同主要分为开放多囊肾去顶减压术、经腹腔入路腹腔镜多囊肾去顶减压术和经腹膜后入路腹腔镜多囊肾去顶减压术。

11. 目前应用最广泛， 效果最好的手术方法是什么

经腹腔入路腹腔镜多囊肾去顶减压+被膜剥脱术。

12. 多囊肾去顶减压术的目的是什么

多囊肾去顶减压术的目的主要是为了去除囊肿对正常肾实质的压迫，清除感染的囊液，减轻或消除患者症状，控制高血压和感染，提高患者的生活质量，延缓肾功能损害的进程。面对众多的 ADPKD 患者，慎重选择病例，如何把握手术适应证非常关键。我们认为，针对具有明显的临床症状者、囊肿直径大于 4cm 且数目大于 2 个、有压迫梗阻症状者、囊肿发展影响肾功能者应及早积极处理。

第二节 腹腔镜多囊肾去顶减压术

1. 腹腔镜多囊肾去顶减压术适应证

该术式在多囊肾的手术治疗方面，具有创伤小、恢复快的特点，原则上对于开放手术适应的多囊肾患者，均可以实施腹腔镜手术治疗，而且对于部分因身体条件差难以接受开放手术的患者，亦可以选择实施腹腔镜多囊肾去顶减压术。其适应证如下：

（1）具有明显的临床症状者、有压迫梗阻症状者、囊肿发展影响肾功能者。

（2）肾脏体积大于 500ml 或者单个囊肿直径大于 4cm 者。

（3）开放手术后症状复发的患者，患者一般都不愿再行开放手术者。

2. 腹腔镜多囊肾去顶减压术禁忌证

（1）麻醉禁忌证，该手术需要行气管插管全身麻醉，故有严重的心脏、肺脏、颅脑、肝脏等重要脏器功能障碍而不能耐受气管插管全身麻醉的患者禁忌手术。

（2）肾功能严重损伤者应尽量避免手术。一般认为，对于肾功能严重受损，尤其是已损害至第Ⅲ、Ⅳ期的患者尽量避免手术。术前肌酐值尽量控制在 442μmol/L 以下时考虑行手术治疗。但当多囊肾患者的症状危及生命或严重影响生活质量时，如持续高热、恶性高血压、顽固性肾区疼痛等，在保障手术安全性的前提下，可以考虑行手术治疗。

（3）有严重全身出血性疾病者。

（4）腹腔内有严重的感染以及腹膜炎者。

（5）怀疑囊肿有恶变的。

（6）既往有重大腹部手术史，严重腹腔粘连的，应慎重考虑。

3. 术前需要哪些常规检查

包括血常规、尿常规、大便常规、肝肾功能、凝血功能及病毒化验等实验室，以及心电图、胸片等影像学检查，根据患者的情况可以考虑进一步完善心脏彩超及肺功能检查等，充分了解并评估患者的身体状况，有无手术禁忌，估计手术危险度及可能发生的问题。

4. 术前需要哪些专项检查

泌尿系 B 超、肾脏 CT 检查（图 6-2，图 6-3），最好行冠状位的重建（图 6-4，图 6-5），着重了解囊肿的部位和大小，囊肿有无合并感染及囊内出血，并了解其与周围组织

的关系。在肾功能良好的患者中，行增强 CT 检查，可以进一步了解囊肿是否与肾盂、肾盏相通等，预防术后尿外渗。完善术前双肾 ECT 检查，以便进一步明确患者肾脏功能及分肾功能。无法行强化 CT 的患者，可行肾脏 MR 检查，也可获得满意的图像。

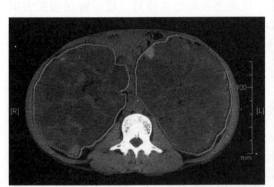

图 6-2　多囊肾 CT（水平位）

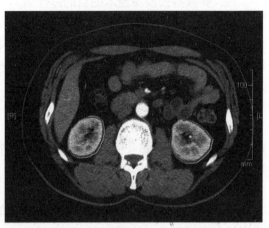

图 6-3　正常肾脏 CT（水平位）

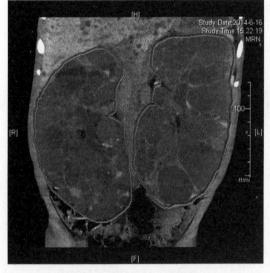

图 6-4　多囊肾 CT（冠状位）

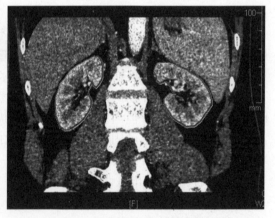

图 6-5　正常肾脏 CT（冠状位）

5. 综合的术前评估应注意哪些方面

多囊肾患者就诊时多数年龄较大，多合并肾功能受损及一系列并发症，一般状况较差，故术前的常规检查，如心脏、肺脏、颅脑、肝脏等重要脏器功能的评估是十分重要的，必要时给予内科药物治疗，以纠正和改善脏器的功能，最大可能的完善术前准备，以保障手术安全。

6. 手术前应进行哪些方面的准备工作

如果患者术前肾功能差，可以辅助给予保护肾功能、降肌酐的药物；肾功能差的患者多合并高血压症状，给予降压药物治疗，以维持血流动力学的稳定；肾功能受损的患者常合并酸中毒、低钙等情况，术前完善生化检查，并根据生化检查结果纠正水、电解质紊乱以及纠正酸碱失衡；肾功能差的患者多合并贫血症状，术前考虑给予促红素等纠正贫血，必要时给予输血治疗纠正贫血；对于合并感染的患者，术前给予积极地抗感染治疗等。因此，术前应积极地改善患者的一般情况，包括保肾降肌酐、控制血压、维持电解质酸碱平衡、纠正贫血、止痛、预防和控制感染等。此外，术前 1~2 周停用阿司匹林等抗凝药物。

7. 手术前一天的准备有哪些

术前常规灌肠，可以减轻术中肠道积气，有利于术野的暴露，并可以减少肠道损伤从而导致的腹腔感染等并发症。手术前常规留置导尿管。

鉴于多数 ADPKD 患者肾脏体积大，手术范围大，时间长，术中可能存在大量出血、渗血的可能性，术前应常规备血，手术前 30 分钟给予肌注止血药，建立 2~3 条静脉通道，且最好包括一条深静脉置管通道，以保证手术安全。

8. 手术采用何种麻醉方式

气管插管全身麻醉。

9. 手术采用何种体位

经腹腔途径采用对侧平脐折刀卧位，头低足底，稍向后倾斜 20°；经腹膜后途径取对侧卧位，腰部垫高（图 6-6）。

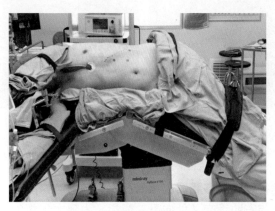

图 6-6　经腹腔途径手术患者体位

10. 双侧多囊肾，如何选择肾脏手术顺序

双侧肾脏常采用分期手术方法，首先比较肾脏体积，肾脏体积大的一侧先行手术治疗；如果双侧肾脏体积基本相同，再比较单个囊肿的直径，单侧囊肿直径大的一侧先行手术治疗；如果双侧单个囊肿的直径也基本相同，则选择肾功能较差（GFR 数值较低）的一侧先行手术治疗；如果双侧肾功能也基本相同，则选择患者自觉症状严重的一侧先行手术治疗。

11. 腹腔镜多囊肾去顶减压术所需要的仪器设备有哪些

手术所需要的设备和常规腹腔镜手术相同，包括高清摄像系统，冷光源、高流量气腹机，高频电刀、超声刀等。

12. 腹腔镜多囊肾去顶减压术所需要的器械有哪些

手术所需要的器械包括气腹针、1 个 10mm Trocar，1 个 12mm Trocar，2 个 5mm Trocar，腹腔镜用血管钳、无创伤抓钳、剪刀，以及电凝钩，超声刀，并准备腹腔镜用持针器及钛夹或 Hem-O-Lok。

13. 左侧经腹腔途径腹腔镜多囊肾去顶减压术穿刺套管的位置

A 点：左胸骨旁线与左肋缘交叉处向下二横指，为建立气腹的位置，气腹建立满意后改为 5mm Trocar 穿刺点；B 点：左腋前线与左肋缘交叉处向下二横指，为 12mm Trocar 穿刺点；C 点：锁骨中线平脐处或平脐于腹直肌外缘处，为 10mm Trocar 置入腹腔镜处。C 点位置相当于肾脏下缘，但部分多囊肾患者肾脏体积较大，肾脏下缘明显超过脐平面，甚至到达盆腔，所以 C 点可以根据患者具体情况适当下移，部分肾脏体积巨大的患者可以增加第四个孔以方便操作（图 6-7）。

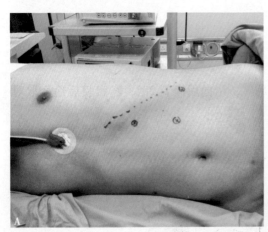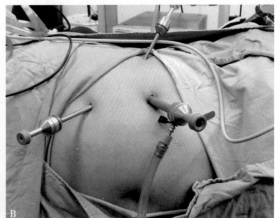

图 6-7 经腹腔途径左侧手术穿刺套管位置
A. 标记套管位置；B. 建立通道后的位置

14. 右侧经腹腔途径腹腔镜多囊肾去顶减压术穿刺套管的位置

A 点：右锁骨中线与右肋缘交叉处向下二横指，为建立气腹的位置，气腹建立满意后改为 5mm Trocar 穿刺点；B 点：右腋前线与右肋缘交叉处向下二横指，为 12mm Trocar 穿刺点；C 点：锁骨中线平脐处或平脐于腹直肌外缘处，为 10mm Trocar 置入腹腔镜处。C 点位置相当于肾脏下缘，但部分多囊肾患者肾脏体积较大，肾脏下缘明显超过脐平面，甚至到达盆腔，所以 C 点可以根据患者具体情况适当下移，部分肾脏体积巨大的患者可以增加第 4 个孔以方便操作。另外，对于右侧手术，由于肝脏的遮挡可能影响手术，有时候需要在右胸骨旁线与右肋缘交叉处增加一个 5mm Trocar 穿刺点，抬起肝脏，方便手术操作。

15. 经腹腔途径腹腔镜多囊肾去顶减压术的具体手术步骤

（1）于 A 点穿刺建立气腹，设定腹腔压力为 14mmHg。

（2）气腹建立成功后，于 C 点采用 10mm Trocar 穿刺入腹腔，置入腹腔镜并连接监视器，直视下分别于 A 点和 B 点采用 5mm Trocar 和 12mm Trocar 穿刺成功后分别置入操作件。

（3）先仔细观察腹腔内各脏器位置，合并肠道粘连患者，需分离粘连带。

（4）首先沿结肠旁沟打开侧后腹膜，上达肾脏上极（肝下或脾下），下达髂血管处，将结肠推向内侧。

（5）自下而上打开肾周筋膜和肾脂肪囊。

（6）钝、锐性结合游离肾脏，首先游离肾脏下极，沿肾脏表面自下极向上逐渐游离，充分游离并显露整个肾脏，在此过程中应注意保护输尿管、肾动脉、肾静脉，并应注意时刻观察保护肠道。

（7）处理囊肿。应用超声刀或电凝钩先行处理较大囊肿，根据术前 CT 或 MR 的信息，找到直径>4cm 的囊肿，打开囊肿一小口，吸尽囊液，注意观察囊液性状，若考虑存在感染，可留取囊液行囊液细菌培养并药敏试验，吸尽囊液后沿囊肿壁与正常肾实质交界处切除突出肾脏外囊肿壁，边缘仔细止血，并需注意观察囊腔内面是否有肿瘤、结石等赘生物或深面的隐藏囊肿。

（8）大囊肿处理完毕后，仔细寻找并处理较小囊肿，若囊肿较小时，可采用少量冰盐水冲洗，以减少高温对正常肾组织的损害，处理完毕，结合患者术前检查 CT 片，并可用剥离棒试探肾脏表面张力，以防遗漏深部较大囊肿未处理（图 6-8）。

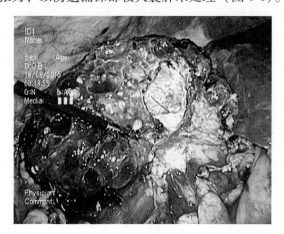

图 6-8　术中处理囊肿

（9）创面彻底止血，吸尽残留囊液，仔细观察创面无活动性出血后，分别于肾脏上极和下极处放置引流管，以便于充分引流，常规缝合手术切口。

16. 经腹膜后途径腹腔镜多囊肾去顶减压术的具体手术步骤

（1）在腋中线髂嵴上约 2cm，横形切开约 1.5cm，分离肌层，切开腰背筋膜，推开腹膜后置入自制水囊管并保留 5 分钟，取出水囊管后置入 10mm Trocar，设定腹腔压力为 14mmHg，注入 CO_2，建立腹膜后操作间隙。

（2）置入腹腔镜，直视下分别于腋后线肋缘下、腋前线肋缘下分别置入 5mm Trocar 和 12mm Trocar。

（3）分离并清理肾脏周围腹膜外脂肪。

（4）将腹膜反折推向内侧，找到腰大肌。

（5）自下而上打开肾周筋膜和肾脂肪囊；

（6）钝锐性结合游离肾脏，首先游离肾脏下极，沿肾脏表面自下极向上逐渐游离，充分游离并显露整个肾脏，在此过程中应注意保护输尿管、肾动脉、肾静脉，并应注意不要损伤腹膜；

（7）处理囊肿。应用超声刀或电凝钩先行处理较大囊肿，根据术前 CT 或 MR 的信息，找到直径>4cm 的囊肿，打开囊肿一小口，吸尽囊液，注意观察囊液性状，若考虑存在感染，可留取囊液行囊液细菌培养并药敏试验，吸尽囊液后沿囊肿壁与正常肾实质交界处切除突出肾脏外囊肿壁，边缘仔细止血，并需注意观察囊腔内面是否有肿瘤、结石等赘生物或深面的隐藏囊肿。

（8）大囊肿处理完毕后，仔细寻找并处理较小囊肿，若囊肿较小时，可采用少量冰盐水冲洗，以减少高温对正常肾组织的损害，处理完毕，结合患者术前检查 CT 片，并可用剥离棒试探肾脏表面张力，以防遗漏深部较大囊肿。

（9）创面彻底止血，吸尽残留囊液，仔细观察创面无活动性出血后，分别于肾脏上极和下极处放置引流管，以便于充分引流，常规缝合手术切口。

17. 一侧手术后何时再行对侧手术

根据患者一般情况及术后恢复进程，一般建议患者 6~12 个月后再行对侧手术。

18. 经腹腔途径手术有哪些优点

（1）气腹建立容易；操作空间大，解剖标志清楚，视野好。

（2）方便充分游离肾脏，能够彻底暴露肾脏，无死角盲区，有利于对囊肿彻底地减压治疗。

（3）较腹膜后途径更容易掌握。现国外腹腔镜多囊肾手术治疗多采用此途径，国内也逐渐接受此法。

19. 术后处理及注意事项

（1）鉴于该手术范围大，时间长，术后需严密监测患者生命体征。

（2）术中患者肾脏完全游离，因此术后患者需卧床一周后方可下床活动，留置尿管，注意观察尿液颜色变化，并注意监测每日尿量。

（3）术后根据情况，必要时给予止血药治疗。

（4）绝大多数患者囊肿囊液存在感染，术后需积极抗感染治疗。

（5）术后当天给予碳酸氢钠（小苏打）静滴，第二日复查血常规及肾功能、生化，根据检查结果给予对症治疗。

（6）针对患者肾脏功能，术后可给予改善微循环药物及还原剂药物治疗，促进肾功能恢复。

（7）严密监测血压，若血压高给予给予降压药物治疗，血压控制于 130/80mmHg 左右；若患者存在贫血，给予促红素促进造血，必要时给予输血治疗；尽早给予百令胶囊及开同等药物，保肾降肌酐治疗。

（8）由于手术范围大，且去除囊肿数目众多，初期可能会出现引流量大的情况，注意保持引流管通畅，待引流量减少并少于 30ml/24h 时逐渐依次拔除引流管。

20. 术后复查包括哪些内容

术后每 3 个月复查血常规、血肌酐，电解质；每 6 个月行双肾 ECT 检查，每 12 个月行 CT 检查以判断多囊肾进展情况（图 6-9，图 6-10）。

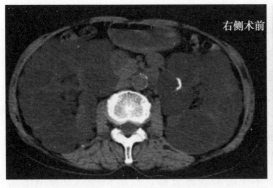
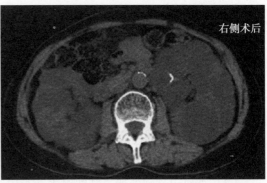

右侧术前　　　　　　　　　　　　　　　　右侧术后

图6-9　右侧多囊肾术前和术后的对比（CT平扫水平位）

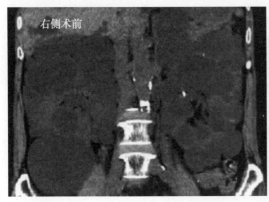
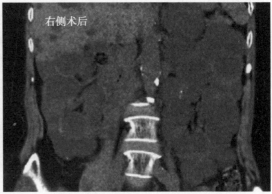

右侧术前　　　　　　　　　　　　　　　　右侧术后

图6-10　右侧多囊肾术前和术后的对比（CT平扫冠状位）

21. 腹腔镜多囊肾去顶减压术有哪些常见的术后并发症

（1）尿瘘、尿外渗、肾周积液形成。

（2）腹腔脏器损伤的并发症，如肠瘘、胰瘘。

（3）肠粘连、肠梗阻。

（4）术后渗血、渗液。

（5）腹部、肩部疼痛。

22. 腹腔镜多囊肾去顶减压术后并发症的原因及预防措施

（1）尿瘘、尿外渗、肾周积液形成多继发于术中尿路的损伤，其中包括肾脏（肾盏、肾盂等）、输尿管、膀胱的损伤。其中，肾脏的损伤较输尿管及膀胱的损伤常见，肾盂和肾盏的损伤多发生于处理肾门周围或囊肿位置深且靠近肾盂时。为避免这些并发症的发生，我们建议在术前，如患者肾功能良好，尽量行强化CT扫描，通过强化CT检查有利于对囊肿的定位，尤其对于深部囊肿进行准确的定位，并可清楚地显示其与肾盂的关系并有助于排除深部囊肿与肾盂或肾盏相通的可能。术中在处理这些囊肿时，应注意避免烧灼或损伤到这些囊肿的基底部，以免造成囊肿和集合系统相通产生术后尿外渗的情况。一旦发生损伤，轻度的患者可以通过膀胱镜检查于该侧输尿管置入双"J"管进行通畅引流，减少尿外渗促进愈合，症状严重者，必要时还需进行二次手术处理。

（2）肠瘘：肠瘘是比较严重的并发症，主要继发于术中肠道的损伤。因此术前的常规清洁灌肠是十分必要的，不仅有利于游离和暴露肾脏，而且有助于减轻肠道意外损伤后产生的并发症。术中胰腺的损伤往往造成严重的后果，可造成术后胰瘘、胰源性腹膜炎等并发症，严重者可危及患者生命。行左侧腹腔镜多囊肾手术，游离左肾上极的内侧面时要特别小心胰尾。如果怀疑胰腺损伤，术后应延长禁食时间、预防性应用生长抑素并加强抗感染等对症治疗，并需密切观察患者病情变化，如确认存在胰腺损伤而保守治疗无效时，往往需要进一步手术治疗。总之，熟悉脏器解剖位置及其毗邻关系，术中精细操作，不断提高术者的经验有助于减少这些并发症的产生。

（3）术后出现肠粘连、肠梗阻主要是由于术中游离肠道脏器、松解粘连以及渗液的炎性刺激所致。对于术中囊液、渗液要尽量吸尽，必要时可应用少量的生理盐水冲洗，以防止术后的炎性粘连。

（4）由于手术创面大，往往渗液、渗血较多。一般渗出物在术后 48 小时内最多，以后逐渐减少，注意观察引流物颜色，如为稀薄淡红色，则无须处理；引流物颜色较重时，可以适当应用止血药物；术后短期内出现鲜红色血性渗出而且引流量很大时，应用止血药物无效时应想到血管损伤的可能，密切观察生命体征以及引流物的性状和量，必要时考虑行探查手术以明确原因，对症处理。

（5）肩部疼痛是术后最常见的并发症，往往是由于建立气腹的 CO_2 气体刺激腹膜、膈肌所造成的。疼痛轻者一般无须处理，多在术后 24~48 小时自行缓解，严重者可适当给予止痛剂治疗。

第三节 腹腔镜多囊肾被膜剥脱术

1. 腹腔镜多囊肾囊肿去顶减压联合被膜剥脱术是谁首先提出的

采用经腹腔途径或后腹腔途径进行多囊肾囊肿去顶减压术，已经成为治疗 ADPKD 的常规治疗模式，山东省立医院泌尿微创中心金讯波教授首先提出了腹腔镜多囊肾去顶减压术联合肾脏被膜剥脱术治疗 ADPKD 的新思路和方法，在原有的囊肿去顶减压术的基础上将术侧肾脏被膜进行充分剥脱。

2. 腹腔镜多囊肾囊肿去顶减压联合被膜剥脱术的优点是什么

单纯行腹腔镜多囊肾囊肿去顶减压术，去除了囊肿，减轻了囊肿对于肾脏实质的压迫，但由于肾脏表面肾被膜的束缚，单纯囊肿去顶并不能完全解除囊肿对肾脏实质的压迫，联合被膜剥脱术，将肾被膜完全剥脱，解除了肾脏表面坚韧被膜的束缚，进一步实现了减压及更加理想的远期手术效果，对于合并高血压患者，临床事实证明，通过充分的减压和被膜剥脱，术后多数患者可以达到不吃降压药或少吃降压药物的效果，达到控制血压的理想效果。因此，此种术式，不论是在单纯的保护肾功能方面，还是在控制血压并预防高血压对肾脏的损伤方面，都有现实的临床价值，值得推广和应用。

3. 被膜剥脱术的具体操作步骤

被膜剥脱术该操作是在对多囊肾患者肾脏囊泡处理完毕后，在多囊肾去顶减压术的基础上进行的，具体操作如下：

（1）囊肿去顶减压完毕后，寻找被膜易于剪开剥脱处，应用剪刀剪开被膜一小口，对于肾脏体积大且肾脏表面遍布囊肿的患者，不易区分被膜的情况，可以用剪刀在肾脏表面条件相对较好处，剪破一小囊肿后寻找被膜会相对容易。

（2）抓钳辅助下沿肾脏长轴方向，在剪开肾脏被膜逐步向前推进的同时，应用抓钳和剪刀同时向剪开长轴双侧方面钝性分离，注意在此过程中，由于被膜剪开后肾脏失去了被膜的保护，变得质脆，易破裂出血，因此在分离的过程中避免锐性损伤及用力过猛，以免造成肾脏撕裂致大量出血（图6-11）。

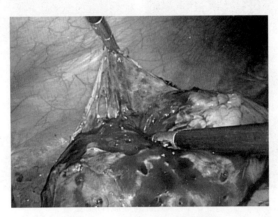

图 6-11　沿长轴方向剪开被膜

（3）沿长轴剪开完毕，并向双侧钝性分离，直至将被膜剥脱至邻近肾门处，在此操作过程中，部分患者合并异位血管的存在，注意绕行并加以保护，该操作过程的难点集中于肾脏已被完全游离，在被膜剥脱过程中，肾脏会处于一直活动的状态，且往往肾脏体积大，尤其在肾脏体积巨大（>2000ml）时，基本不可能看到全貌，会为被膜剥脱过程带来很大困扰，尤其对于肾脏上极和下极处的被膜剥脱，剥脱过程较为费劲，往往需要极大地耐心去完成操作，我们多囊肾患者常规行被膜剥脱术，且术中被膜剥脱以双侧剥脱分别至肾门水平的要求。当然，在剥脱至肾门处时应当加倍小心，避免伤及肾门的血管等重要组织（图6-12，图6-13）。

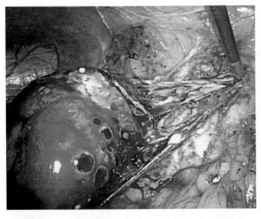

图 6-12　将被膜剥脱至靠近肾门处（外侧）

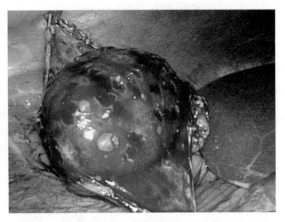

图 6-13　将被膜剥脱至靠近肾门处（内侧）

（4）操作完毕，应用生理盐水冲洗肾脏及腹腔，此时一般会明显看到较操作前肾脏颜色红润、肾脏表面渗血较前增加、血运较前丰富，我们术中可以看到剪开的被膜不能重新对合覆盖肾脏（图6-14），由此可充分证明肾脏被膜在多囊肾患者中对肾脏的束缚力，并可证实确切的减压效果，对于肾脏表面较小的渗血可自行止血，较为明显的渗血予以干预。

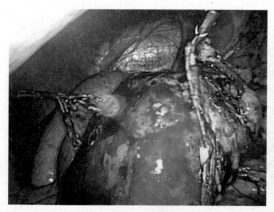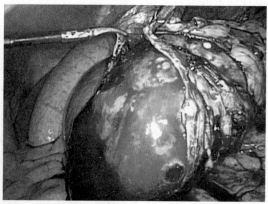

图6-14　剥脱的被膜不能复合

（5）在被膜剥脱完毕的基础上，我们会在肾脏表面再次看到许多小囊泡，应用剪刀再逐一剪破，实现更加理想的手术效果和远期效果。

第四节　开放多囊肾去顶减压术

1. 开放多囊肾去顶减压术的适应证，禁忌证以及术前准备和腹腔镜手术有什么不同吗

开放多囊肾去顶减压术的适应证、禁忌证以及术前准备与腹腔镜手术基本相同，没有明显的差别。

2. 开放多囊肾去顶减压术的优点

开放手术较腹腔镜手术游离更加彻底，同时有手的触觉做引导，可以去除深部、腹腔镜下难以从肾脏表面观察到的囊肿，同时止血更加彻底。另外开放手术较腹腔镜手术费用较低。

3. 开放多囊肾去顶减压术的缺点

开放手术创伤大、患者痛苦，恢复慢、影响体力劳动和不利于美容的要求，患者难以接受，但在无腹腔镜设备的基层单位或腹腔镜手术失败时，可以作为一种选择。

4. 开放手术的具体操作步骤

传统的开放性手术，患者多取侧卧位，手术侧朝上，多经第12肋缘下切口，切口长约15~20cm（图6-15），逐层分离寻找到肾脏，打开肾脏周围被膜游离出肾脏，逐一处理肾脏表面囊肿，剪开囊壁，吸净囊液，于囊肿壁和正常肾实质交界处切除囊壁，观察囊腔内是否光滑和有无赘生物，创缘仔细止血，留置引流管引流，常规缝合切口。

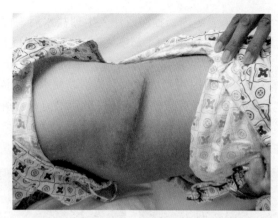

图 6-15　开放多囊肾去顶减压术切口瘢痕

第五节　多囊肾穿刺硬化治疗

1. 多囊肾穿刺硬化治疗的优缺点

肾囊肿的穿刺治疗已有 50 余年的历史，相对于传统的开放手术，该方法操作简单、创伤小、痛苦少，但具有较高的复发率，有报道囊肿消失率不足 50%，而且对肾脏腹侧和肾上极的囊肿穿刺存在较大的难度和风险，尤其是对于靠近集合系统的囊肿穿刺存在较大风险。

2. 多囊肾穿刺硬化治疗的适应证和禁忌证

针对多囊肾患者，尤其对于肾功能受损严重或者存在全麻手术禁忌的患者，可考虑于局部麻醉下行多囊肾穿刺硬化治疗。

3. 多囊肾穿刺硬化治疗的原理是什么

有研究表明，肾囊肿的囊液是由囊壁上皮细胞分泌的，硬化剂作用于该细胞，改变了细胞脂质和膜蛋白的比例，从而引起氨基酸转运及钙离子内流的异常，从而导致囊壁细胞死亡，丧失其分泌功能。此外，硬化剂的类脂溶性可以使其直接渗透细胞膜，引起蛋白质凝固并促进纤维组织增生，导致囊壁粘连和闭合。

4. 多囊肾穿刺硬化治疗的术前准备

该操作常在 B 超的引导下进行，患者多取对侧卧位或俯卧位，腰部垫高，首先行 B 超检查进行准确的定位，进一步了解肾脏的大小、了解囊肿分布及大小，并仔细观察肾脏与周围血管、肠管和周围脏器的关系，选取合适的穿刺点、穿刺路线以避开血管、肠管和周围脏器等。

5. 多囊肾穿刺硬化治疗的具体操作步骤

常规消毒、铺巾，局部麻醉成功后，B 超引导下穿刺针逐层穿刺皮肤达肾周脂肪囊外，嘱患者平稳呼吸，必要时可嘱患者暂停呼吸配合操作，调整针尖角度在 B 超引导下穿刺入目标囊肿内（图 6-16），注意针尖位置，固定针尖于囊肿中内 1/3 交接处，拔出针芯，抽吸见有囊液流出，观察囊液性状，抽净囊液（图 6-17），记录囊液量，可考虑行常规化验检查及行感染囊肿囊液细菌培养并药敏试验，指导术后抗感染治疗，注入生理盐水冲洗囊腔，B超探查确定针尖仍处于囊腔内，抽净所注入生理盐水后，以99.7%无水乙醇冲洗囊腔（图6-18），建议用量约为所抽囊液的25%～30%，注射速度视患者反应情况而定，嘱患者适当改变体位，使无水乙醇与囊壁充分接触，保留5～10分钟后吸出所注入乙醇（酒精），如此反复操作3次，必要时可考虑置入引流管以便术后引流及冲洗，对其余较大囊肿同上法依次处理之。穿刺点消毒后敷贴覆盖。视患者术前肾囊肿的大小及术中情况考虑是否留置引流管，术后患者卧床休息，给予止血及抗感染等治疗，注意观察尿液颜色，建议复查尿常规，并注意关注有无并发症的发生。

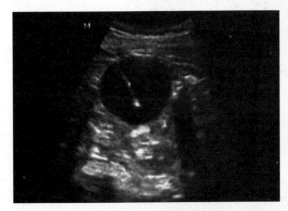

图6-16 穿刺针穿入囊肿

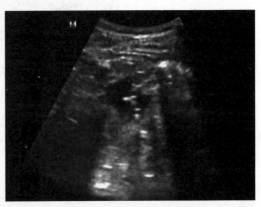

图6-17 穿刺针吸净囊液

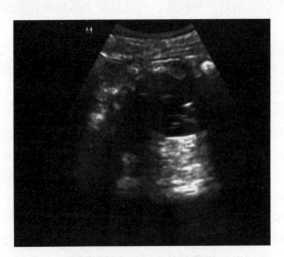

图6-18 无水乙醇冲洗囊腔

6. 除B超引导下，是否还有其他引导穿刺方法

除B超引导下行肾囊肿穿刺硬化治疗，还有CT引导下方法的报道，大致可以分为直接穿刺法和导管法。

（1）直接穿刺法：患者取俯卧位，体表放置栅栏标记物，行CT扫描来确定穿刺点及穿刺路线，常规消毒铺巾完毕，利多卡因局部麻醉，嘱患者屏住呼吸，于已定穿刺点沿预定穿刺路线进行穿刺，穿刺成功后，CT扫描明确穿刺针尖位于囊肿内，拔出针芯，抽吸见有囊液流出，观察囊液性状，抽干囊液，记录囊液量，可考虑行常规化验检查及行感染囊肿囊液细菌培养并药敏试验，指导术后抗感染治疗，抽尽囊液后计算囊液量，再向囊腔内注入生理盐水冲洗囊腔，再次行 CT 描证实针尖仍位于囊腔内，抽净所注生理盐水后，以 99.7% 无水乙醇冲洗囊腔，建议用量约为所抽囊液的 25%～30%，注射速度视患者反应情况而定，嘱患者适当改变体位，使无水乙醇与囊壁充分接触，保留 5～10 分钟后吸出所注入乙醇，如此反复操作 3 次，必要时可考虑置入引流管以便术后引流及冲洗，对其余较大囊肿同上法依次处理之。穿刺点消毒后敷贴覆盖。视患者术前肾囊肿的大小及术中情况考虑是否留置引流管，术后患者卧床休息，给予止血及抗感染等治疗，注意观察尿液颜色，建议复查尿常规，并注意关注有无并发症的发生。

（2）导管法：患者取俯卧位，体表放置栅栏标记物，行 CT 扫描来确定穿刺点及穿刺路线，常规消毒铺巾完毕，利多卡因局部麻醉，嘱患者屏住呼吸，于已定穿刺点沿预定穿刺路线进行穿刺，穿刺成功后，CT 扫描明确穿刺针尖位于囊肿内，拔出针芯，见有囊液流出，留取囊液行常规化验检查及行感染囊肿囊液细菌培养并药敏试验，指导术后抗感染治疗。后经穿刺针置入导丝，退出穿刺针后沿导丝逐渐置入扩张导管逐级扩张通道，最后于已扩张通道置入引流管至目标囊肿囊腔内，拔出导丝，固定引流管，即可经引流管进行相关操作，以 99.7% 无水乙醇冲洗囊腔，建议用量约为所抽囊液的 25%～30%，注射速度视患者反应情况而定，嘱患者适当改变体位，使无水乙醇与囊壁充分接触，保留 5～10 分钟后吸出所注入乙醇，如此反复操作 3 次，对其余较大囊肿同上法依次处理之。待患者回转病房后，可每日经引流管注入乙醇冲洗囊腔，每日重复上述操作 1～2 次，关注引流量，待引流量减少后考虑拔除引流管。

7. CT 引导较 B 超引导行多囊肾穿刺硬化治疗的优势

首先，CT 较 B 超分辨率高，更可清晰地显示囊肿与周围组织的关系，避免了肠腔等空腔脏器的干扰；其次，CT 扫描有助于选择最佳的穿刺点和穿刺路径，从而避开血管、肠管及其他脏器，尤其在一些复杂的穿刺操作中尤为重要，大大地降低了手术的风险。

8. 临床上常用的硬化剂有哪些

目前，临床上可供选择的硬化剂有无水乙醇、苯酚（石炭酸）、碘苯酯、50% 的葡萄糖、甲醛溶液（福尔马林）等，曾有研究分别应用葡萄糖、硫酸铝钾、无水乙醇、甲醛溶液及苯酚溶液作用于囊肿壁，后行 HE 染色观察囊壁变性坏死程度，结果显示苯酚效果最好，其次依次为甲醛溶液＞无水乙醇＞硫酸铝钾＞葡萄糖。另有应用医用生物蛋白胶的报道，医用生物蛋白胶作为一种医用辅助材料，由纤维蛋白原、凝血酶等组成，注入囊腔后可凝固成胶冻状的纤维蛋白，从而粘连填充囊腔，达到治愈的目的，因其具有较好的组织相容性，不易引起炎症及异物反应，且无细胞毒性，可被组织降解、吸收，不良反应少。但目前临床上仍以无水乙醇最为常用。

第六节　多囊肾合并症的外科治疗

1. 多囊肾合并结石的发生率

在 ADPKD 患者中，结石的发生率大约为 20%～35%，其中，2/3 的患者会有自觉症状。

2. 多囊肾合并结石的成分

有研究表明，结石通常由尿酸和/或草酸钙组成，在诊断方面，CT 比超声更具有敏感性，我们往往需要特别注意区分结石和囊壁或实质钙化。

3. 多囊肾合并结石是否需要治疗

通常情况下，多囊肾合并结石患者是不需要外科治疗干预的。

4. 什么情况下多囊肾合并结石的需要治疗

当结石引起梗阻症状或患者有明显的症状时，往往需要外科治疗的干预，尤其多囊肾由于该病本身的特性，在结石的治疗方面更为困难。

5. 多囊肾合并结石有哪些治疗方法

体外冲击波碎石术和经皮肾镜碎石术在早期和正常肾功能的患者中没有禁忌，并已成功使用且没有增加的并发症，此外，还可以考虑具有输尿管软镜钬激光碎石术。

6. 多囊肾合并出血患者的临床表现

多囊肾患者合并出血在临床上是十分常见的，部分患者表现为囊肿内出血，另有部分患者可表现为明显的肉眼血尿。

7. 多囊肾合并出血最可靠的检查方法是什么

CT 检查是诊断多囊肾合并出血最可靠的方法。在 CT 上，出血囊肿表现为高密度的囊肿（图 6-19），有时囊肿出血与囊肿感染难以区分，但合并出血的多囊肾患者，其囊肿的密度较感染囊肿要高。

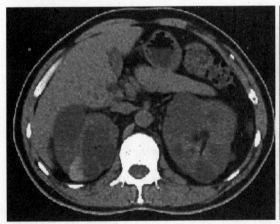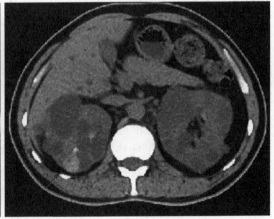

图 6-19 多囊肾合并出血（CT 平扫）

8. 多囊肾合并出血的保守治疗有哪些

一旦发生多囊肾合并出血的情况时，建议先行保守治疗，患者绝对卧床休息，水化，给予止血、抗感染药物治疗，必要时给予导尿治疗，避免或暂时中止促进出血的药物（例如华法林、阿司匹林或氯吡格雷），出血通常在 2~7 天内消退，部分患者可能需要更长的时间来恢复。

9. 多囊肾合并出血患者是否需要手术治疗

大量的临床实践证明，合并出血的囊肿其远期往往容易发生囊肿感染，而感染会加剧肾功能的损害。所以在临床上建议，在患者保守治疗有效控制出血后，具备多囊肾外科处理指征的情况下，应当行外科治疗（多囊肾去顶减压并被膜剥脱术）。

10. 多囊肾合并出血患者行手术治疗的时机

临床上多囊肾患者发生囊肿出血后，在给予保守治疗出血控制 1 个月后，可以考虑手术治疗。

11. 多囊肾患者囊肿合并感染是否常见？

囊肿合并感染是多囊肾患者另一常见的并发症。

12. 多囊肾合并感染的临床表现

多囊肾患者囊肿合并感染时，患者往往表现为患侧腰部疼痛、体温持续或间歇性升高等症状，且患者的发热症状虽经积极抗感染治疗，仍然不能得到有效的控制。

13. 多囊肾合并感染的 CT 表现

CT 检查有助于多囊肾合并感染患者的诊断。在 CT 上，其表现为密度稍高的囊肿，且尤以其囊壁密度增高、囊壁增厚为明显，行强化 CT 更有助于诊断（图 6-20，图 6-21），但与合并出血的囊肿相比较，其囊肿密度要低。

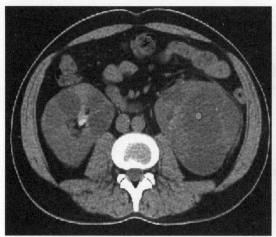
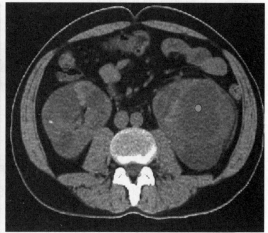

图 6-20　多囊肾合并感染（CT 平扫）

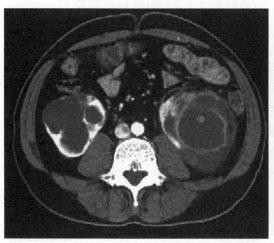
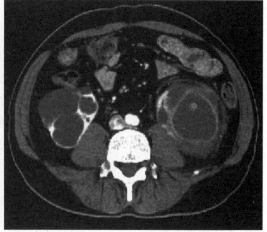

图 6-21　多囊肾合并感染（CT 强化）

14. 多囊肾合并感染的治疗有哪些方法

当抗感染治疗效果不佳时，感染囊肿较大且单一或少数，可考虑行感染囊肿穿刺引流术，有助于感染症状的控制；患者感染囊肿体积小且数量多，建议行多囊肾去顶减压术，可达到控制感染的目的。肾切除术很少实施，但是在肾周脓肿或气肿性肾盂肾炎的情况下仍被考虑。

第七节　肾切除术

1. 多囊肾行肾切除术的适应证有哪些

（1）多囊肾伴有肾肿瘤。

（2）顽固性严重血尿危及生命时。

（3）多囊肾伴有肾结核。

（4）肾移植前肾脏体积巨大占据盆腔。

（5）控制食管裂孔疝症状。

（6）不能用药物控制的严重高血压。

2. 多囊肾行肾切除术后的并发症有哪些

术后并发症包括伤口感染和裂开、腹腔感染、肺脏并发症、胃肠出血、心肌梗死和术后出血等。因此，多囊肾患者行肾切除术需慎重。

第八节　肾移植

1. 多囊肾导致成人终末期肾衰竭（ESRD）的概率

多囊肾患者多在20~60岁阶段出现明显的临床症状，其中约有50%的患者到60岁左右时发展至肾衰竭期。

2. 对于发展至ESRD的患者有哪些治疗方法

对于发展至ESRD的患者，其主要治疗方法是肾脏替代治疗，包括腹膜透析、血液透析和肾移植等，治疗方式的选择因患者而异，有条件者可考虑行肾脏移植手术。

3. 什么是肾移植

肾移植（renal transplant）通常是指同种异体肾移植，是指将活体或尸体的健康肾脏移植到肾脏功能丧失的患者体内，从而使得肾功能损害至尿毒症期的患者重新获得肾功能，从而摆脱血液透析等肾脏替代治疗，提高生活质量。

4. 世界上首例肾脏移植出现在何时

1954年Murry为一名患者实施了以其同卵双生兄弟为供者的活体亲属肾移植术，手术获得成功且术后没有排斥反应，移植肾功能正常，这是世界范围内首次成功完成的同卵双生子间的肾移植手术，Murry因此获得1990年诺贝尔生物医学奖，由此开创了世界器官移植的新纪元。

5. 多囊肾患者接受肾脏移植手术的适应证

手术适应证如下：多囊肾引起的终末期肾病均为肾移植的适应证。受者年龄并无绝对限制，视身体一般状况而定，一般认为应小于60岁。

6. 多囊肾患者接受肾脏移植手术的禁忌证

合并未控制的恶性肿瘤、艾滋病、严重血管病变、活动性感染、精神病及预期寿命<2年的患者。如患过肝炎等经过免疫抑制治疗可引起全身情况恶化的疾病，应视为肾移植的相对禁忌证。

糖尿病、肺结核、狼疮、弥漫性血管炎、溃疡病和其他疾病移植前应先得到控制。高血压在肾移植后可能下降，恶性高血压术前应控制，可视为相对禁忌证；多囊肾在肾移植后也可有一定程度缩小，巨大多囊肾视病情可是为相对禁忌证。如患过肝炎等经过免疫抑制治疗可引起全身情况恶化的疾病，应视为肾移植的相对禁忌证。

7. 移植肾大多来源于哪里

目前，移植肾供肾都来源于 DCD 患者供肾和亲属供肾。

8. 多囊肾患者亲属供肾有何特殊性

由于多囊肾有遗传性及延迟发病的特殊性，针对多囊肾的亲属供肾，往往存在较大难度，现普遍认为，30 岁以上、肾脏超声或 CT 检查结果阴性者可考虑作为供肾者。此外，基因序列研究有助于评估供肾者，提供更多的活体肾，但由于方法复杂，使用受到限制。

9. 多囊肾患者肾移植术前的常规检查有哪些

ADPKD 患者常在成年后进入 ESRD，往往造成在移植手术前就已存在较为严重的心血管疾病，因此术前需行超声心动图评价左心室功能，排除瓣膜病变；此外，行髂血管 B 超检查，有助于评估吻合血管的状况，必要时可考虑行髂动脉造影。同时还应完善各项移植相关的免疫检查：包括血型、致敏状态（HLA 抗体检测）、HLA 分型、供受者淋巴细胞毒交叉配合试验，并应确定近期是否曾应用影响免疫状态的药物，如干扰素、白细胞介素及人参多糖等。

10. 多囊肾患者肾移植术前是否需常规做多囊肾切除

对多囊肾患者肾移植术前是否需常规做多囊肾切除意见不一致。有学者认为保留原有多囊肾对肾移植患者并无影响，一旦移植排异需恢复腹透或血透时，保留原多囊肾对维持体液平衡较为有利；也有学者认为肾移植术前切除原多囊肾者生活质量明显优于未切除者，5 年移植肾存活率亦高于未切除者，使用促红细胞生成素可以解决双侧肾脏切除后出现的贫血问题。

11. 肾移植前切除多囊肾的手术指征

①反复尿路感染；②难以控制的疼痛；③伴发肾、输尿管结石；④伴发肾肿瘤；⑤持续血尿；⑥脓尿；⑦肿大肾脏压迫下腔静脉。

12. 多囊肾患者肾移植术的术式

肾移植术的术式已基本定型，多异位移植于受者的腹膜外髂窝，多采取供肾的肾动脉与受者的髂内动脉作端端吻合或与髂外动脉作端侧吻合，肾静脉与受者的髂外静脉作端侧吻合，供肾输尿管与受者膀胱吻合。

13. 肾移植术后的处理要点是什么

肾移植术后的处理要点主要集中于预防和治疗排斥反应。急性排斥反应时多表现为移植肾肿胀，局部疼痛，尿量减少，血清肌酐值升高，但不具有特异性。彩色多普勒超声检查对诊断急性排斥反应及与其他并发症鉴别有意义，细针穿刺活检是目前诊断急性排斥反应最可靠的方法。

14. 肾移植术后常见的并发症是什么

肾移植术后早期常见的并发症是超急排斥反应、原发移植肾无功能、急性排斥反应、急性肾小管坏死、药物中毒、感染、淋巴囊肿、移植肾输尿管尿漏和血管狭窄及栓塞；术后晚期常见的并发症是慢性移植物失功（包括慢性排斥反应）、移植肾原肾病复发、继发性糖尿病、高脂血症和恶性肿瘤等。

（金讯波　熊　晖）

参 考 文 献

1. 金讯波，张智宇. 常染色体显性遗传多囊肾病发病机制的研究现状. 泌尿外科杂志，2010，2（3）：1-4.

2. 熊晖，夏亭，蒋绍博，等. 肾脏体积对常染色体显性遗传性多囊肾患者手术时机选择的影响. 山东大学学报（医学版），2011，49（8）：96-99.

3. Mao Z, Chong J, Ong AC. Autosomal dominant polycystic kidney disease：recent advances in clinical management. F1000Res. 2016, 5：2029.

4. Grantham JJ, Torres VE. The importance of total kidney volume in evaluating regression of polycystic kidney disease. Nat Rev Nephrol. 2016, 12（11）：667-677.

5. 侯小飞，马潞林，王国良，等. 腹腔镜多囊肾去顶术 13 例报告. 中国微创外科杂志，2007，7（7）：684-686.

6. Haseebuddin M, Tanagho YS, Millar M, et al. Long-term impact of laparoscopic cyst decortication on renal function, hypertension and pain control in patients with autosomal dominant polycystic kidney disease. J Urol, 2012, 188（4）：1239-1244.

7. Dunn MD, Portis AJ, Naughton C, et al. Laparoscopic cyst marsupialization in patients with autosomal dominant polycystic kidney disease. J Urol, 2001, 165（6 Pt1）：1888-1892.

8. Keenan D, Maxwell AP. Optimising the management of polycystic kidney disease. Practitioner. 2016, 260（1790）：13-16.

9. 朱绍兴，陈仕平，李启铺，等. 后腹腔镜去顶减压术治疗成人型多囊肾. 中国内镜杂志，2006，12（10）：1070-1072.

10. 王安和，桂亚平，章劲夫，等. 腹腔镜肾囊肿去顶减压术治疗多囊肾的临床分析. 同济大学学报（医学版），2007，28（3）：92-94.

11. 王昌兵，顾恒，袁宇峰，等. 后腹腔镜囊肿去顶减压术治疗肾脏囊性疾病 57 例报告. 腹腔镜外科杂志，2012，17（7）：533-534.

12. Hemal AK. Laparoscopic management of renal cystic disease. Urol Clin Nurth Am, 2001, 28（1）：115-126.

13. Torres VE, Harris PC. Polycystic kidney disease：genes, proteins, animal models, disease mechanisms and therapeutic opportunities. J Intern Med, 2007, 261（1）：17-31.

14. Desai PJ, Castle EP, Daley SM, et al. Bilateral laparoscopic nephrectomy for significantly enlarged polycystic kidneys：a technique to optimize outcome in the largest of specimens. BJU Int, 2008, 101（8）：1019-1023.

15. Agarwal MM, Hemal AK. Surgical management of renal cystic disease. Curr Urol Rep, 2011, 12（1）：3-10.

第七章 其他肾囊肿性疾病

第一节 肾囊肿性疾病分类

1. **肾囊肿性疾病都有哪些**

（1）常染色体显性遗传性多囊肾病（ADPKD）：常染色体显性遗传性多囊肾病是一种常见的单基因遗传病，具有遗传异质性，发病率很高，在欧美国家约为 1/600～1/1000，在国内约有 500 万患者。此病为常染色体显性遗传，符合孟德尔遗传规律，多有明确的家族遗传史，代代相传，凡父母双方一方发病，则 50%子代携带致病基因，男女发病概率相等。主要临床表现为双肾皮质与髓质多个液性囊肿形成与增大，肾脏进行性增大伴肾功能逐渐下降，最终发展为终末期肾病，同时伴多系统受累，如肝囊肿、卵巢囊肿、颅内动脉瘤、心脏瓣膜异常及结肠憩室等，因此它也是一种系统性疾病。肾衰竭时靠透析或肾移植维持生命，最终多死于各种并发症。

（2）常染色体隐性遗传性多囊肾病（ARPKD）：ARPKD 属于常染色体隐性遗传性多囊肾病，由于常染色体的隐性遗传方式，ARPKD 患儿的父母亲应是杂合子，且每个胎儿有 25%的患病概率。Zerres 及其同事将 ARPKD 基因定位于人类第 6 对染色体的短臂上。Zerres 发现了 ARPKD 和 4 个染色体 6p 末端部分（即随体）之间的密切遗传关系。但无一个已定位的基因能解释 ARPKD 的发病机制。Zerres 认为 ARPKD 是由多等位基因所致。这种遗传方式表明一个基因的许多不同突变的等位基因可以解释家系中表现型的一致性，以及家系间表现型的显著差异。多数的研究表明 ARPKD 是一种单基因疾病，临床和病理表现可有多种。

ARPKD 包括临床和组织病理学表现，然而，它有两个恒定的特点：①肾集合管的梭形扩张；②与门静脉纤维化有关的胆道发育不全。

（3）儿童 ADPKD：儿童 ADPKD 伴临床症状者较少，可以用超声检查发现，儿童的发病率约为 2%，基因连锁分析证实早期 PKD 的发作者病变基因主要位于染色体 16p 上。根据临床特征 ADPKD 早期不能与 ARPKD 相区分，但对儿童而言，其阳性家族史是诊断 ADPKD 的重要依据。对 ADPKD 家族中儿童的临床研究已明确证实对基因携带者约 45%有发病的风险，但早期发作的基本机制仍不清楚。

（4）多囊肝病：多囊肝病是否与 ADPKD 不同仍有争议，基因连锁研究结果可能会有一个比较明确的答案，部分患者一侧肾脏有多囊病变而对侧肾未见异常，对这类患者需作进一步研究。

（5）肾脏囊性发育异常：囊性发育异常诊断并不难，代表了疾病的早期阶段，其基因特征仍不清楚，在一些家族为常染色体显性遗传或可能是 X 性连锁遗传，特点是在一些基因携带者一侧肾脏可受累，少数对侧肾脏亦受累。

有许多报道已证明肾发育不良是已定义的综合征的一部分，在这些综合征中肾脏损伤不一定完全符合肾发育不良的标准，另外所谓肾发育不良有时被用来描述未确定的肾脏病变。肾发育不良的病理机制不清。

（6）肾-肝-胰发育不良：肾、肝、胰共同发育不良由 Ivemark 于 1959 年前描述，后被许多作者进一步证实，肾病变包括囊肿、小管发育异常、肾单位发育缺陷、肾小球囊肿；肝脏包括部分区域增大、大量毛细胆管增殖、小叶周围纤维化，部分患者有肝内胆管增殖，因此临床常诊为 Caroli 综合征；胰腺主要发生纤维化和囊肿伴有实质组织的减少，患者多无肝、肾受累的症状或家族中常染色体显性遗传的证据。

（7）肾小球囊性病：肾小球囊性病有别于 ADPKD，在囊肿肾可发现有皮质囊肿形成、尿道梗阻、尿道压力增加而使肾脏扩大，上述改变根据梗阻的时间及程度不同而不同。

（8）单纯性肾囊肿：临床常见，囊肿通常是单个的，皮质轮廓不清，囊肿数量可随着年龄增大而增加，单个囊肿常由于肾小管的梗阻所引起，易与其他囊性疾病的早期相混淆。有作者总结 72 例患者发现在 30～49 岁发生率为 1.7%，50～70 岁为 11.5%，年龄大于 70 岁为 22.1%；双肾囊肿（每个肾至少有一个囊肿），30～49 岁为 1%，50～70 岁为 4%，70 岁以上为 9%。

（9）获得性肾囊肿（ARCD）：最早发现于非肾囊肿性疾病的血透患者，因此 ARCD 常见于终末期肾衰竭的患者，尸解及外科手术证实在血透患者 ARCD 的发生率为 40%～50%，并与透析时间的长短呈正比，与患者年龄、治疗方式及原发性肾脏疾病无关。囊性肾病的病理解剖易与多囊肾相混淆。

（10）幼年型髓质囊性病：这类疾病起初被描述为两种不同的疾病，至少有两种遗传和临床特征，幼年获得性和成年显性遗传性，大部分患者囊肿位于肾脏的髓质和皮髓质交接区域，微分离研究证实肾单位有多发性小憩室，囊肿受累部位主要位于远曲小管节段，已证实肾小球内及小球、肾间质及小管周围结缔组织周围纤维化、透明样变。基因连锁分析证实病变位染色体 2p 区域。

（11）多房性肾囊肿：所谓多腔主要指解剖特征，其外部平滑而缺乏正常的肾组织而与其他肾囊肿性疾病相区别，有作者将该病总结为如下 8 个特点：①单侧病变；②单个病变；③多腔病变；④囊腔与肾盂不通；⑤囊腔间相互不通；⑥囊腔内衬上皮细胞；⑦腔内无肾实质组织；⑧腔周组织正常。

（12）髓质海绵肾（MSK）：病变存在于单个肾集合管和肾小管，发病率约为 0.5%。MSK 是一种发育异常的疾患，已被组织学所证实，同时常有尿道异常。MSK 除非伴肾小球肾炎、血尿或感染，通常无症状。症状多发生于儿童及 20 岁左右，偶有超过 60 岁者，高钙尿症见于 40%～50% 的 MSK 患者。尽管在一些家族发病提示与常染色体显性遗传有关，但临床诊断存在 2 个难题：①通常因无症状而难以诊断；②与"乳头样改变"不同，通常被考虑为正常变异。

（13）肾盂旁囊肿：肾盂旁囊肿和肾盂源性囊肿是同义词，而后者描述较为确切。肾盂旁淋巴囊肿常见于移植肾脏，常继发于淋巴管梗阻。

2. 肾囊肿性疾病的 Potter 分类法（1972 年）　这种分类方法在临床应用中具有一定的局限性，表 7-1 概括了肾囊肿性疾病的主要特征。

表 7-1　肾囊肿性疾病的分类

---

1 常染色体隐性遗传性多囊肾病（Potter Ⅰ 型囊性肾病）

2 常染色体显性遗传性多囊肾病（Potter Ⅲ 型囊性肾病）

　2.1 位于染色体 16p（*PKD1*）

　2.2 位于染色体 4p（*PKD2*）

　2.3 常染色体缺陷仍不清（*PKD3*?）

3 囊性发育缺陷（整个或部分肾脏）

　3.1 偶尔或复发

　3.2 发育缺陷（AD）

　3.3 常染色体隐性遗传（？）

　3.4 性连锁遗传（？）

　3.5 肾-肝-胰腺发育缺陷（AR）

　3.6 囊性发育缺陷

4 肾小球囊性疾病

　4.1 偶发的

　4.2 常染色体显性遗传

　4.3 常染色体显性遗传性发育不良

　4.4 常染色体显性遗传性多囊性肾病的早期表现

　4.5 继发于输尿管梗阻（Potter Ⅳ 型囊性肾病）

　4.6 肾小球囊性疾病

5 单纯性囊肿

6 获得性肾囊肿

7 幼年性肾炎/髓质囊性病

8 髓质海绵肾（MSK）

　8.1 偶发

　8.2 伴有常染色体显性遗传

　8.3 伴有先天性偏身肥大（NI）

　8.4 多囊肾的早期阶段（AR 和 AD）

9 实质旁肾囊肿

　9.1 肾盏憩室

　9.2 肾盂旁淋巴管扩张

　9.3 肾盂旁囊肿

---

3. 多囊和单囊肾的分类标准　见表 7-2。

表 7-2　多囊和单囊肾的分类标准

	ARPKD	ADPKD	单纯肾囊肿
	婴儿多囊肾 Potter Ⅰ	成人多囊肾 Potter Ⅱ	Potter Ⅱ A（扩大） Potter Ⅱ B（发育不良）
染色体位置	染色体 6p （*PKD3*）	染色体 16p（*PKD1*）85% 染色体 4p（*PKD2*）15%	
发病率	1/6000～1/4000	约 1/1000	包括所有类型约 1/1000
肾脏病理			
镜下	正常肾形态	正常肾形态	通常肾外形改变
大小	增大	增大	增殖或发育不良
镜下囊肿的位置	远曲肾小管 （>90%）	囊肿位于肾单位的任何部位， 包括集合管	通常肾结构完全改变
囊肿直径	2mm 或更大	初期较小，后达数厘米	大小不同，可达数厘米
结缔组织	通常不增加	通常不增加，后期轻度增加	增加
近曲小管受累	无	无	有
肝病变	肝纤维化	1/3 成人有肝囊性变	无
主要临床特征	新生儿期：呼吸窘迫、肾功能不全、部分有高血压	通常在 30～50 岁发病，肾区疼痛并增大，蛋白尿、血尿、高血压，尿路感染，颅内出血，在 PKD2 呈中度过程，儿童发作仅见 PKD1	变化多端
泌尿系造影 B 超	造影剂延迟排出，皮质、髓质部可见囊肿，随年龄增加，其改变同 ADPKD	肾脏增大、肾盂扩大，变形，肾盏烧饼状畸形，肾纵轴移位，在部分年龄患者可见 ARPKD	通常无变化，肾轮廓模糊
亲属患病的风险	肾皮、髓质回声增强，后期见囊肿信号，25%	皮、髓质见不同大小囊肿，有时与 AR 型不易区分，50%	肾形状异常，见直径大小不等的球形囊肿未明，通常低于 10%

第二节　其他囊样肾病变的鉴别诊断

1. 肾囊肿性疾病需要与哪些囊样肾病变鉴别诊断

某些肾脏实质性病变，由于液化、坏死、囊性变，在影像学检查上，病变主体可呈囊性质地而与肾囊肿性病变鉴别困难，这类病变主要有以下几种：囊性肾癌、囊性肾母细胞瘤（Wilms 瘤）、肾感染或肾脓肿、肾结核及肾盂积水。

2. 怎样与囊性肾癌鉴别诊断

肾细胞癌是成人最常见的肾脏恶性肿瘤，占肾脏恶性肿瘤发病总数的 85% 左右，99% 发生于一侧肾脏，4.5% 为多发。腰部疼痛（50%）、间歇性血尿（60%）、腹部包块除见于本病晚期外，还见于成人型多囊肾等非肿瘤病变。近年来，由于卫生条件逐步改善，亚临床肾癌检出率日益增加，对这组病例，影像学检查有重要诊断价值。

3. 肾癌形成囊性的主要原因有哪些

囊性肾癌形成的原因主要有以下几种：

（1）肿瘤呈囊性生长：肾细胞癌起源于近曲小管上皮细胞，其中一些以囊性形式生长，逐渐形成大小不等互不相通的多房性肿块，囊内有含量不等的新鲜血液，肿瘤常有假包膜。

（2）肾癌中心供血不足，出血和坏死形成假囊肿。"囊肿"壁厚且极不规则，多为单房。

（3）肾癌起源于囊肿壁上的上皮细胞，结节常位于囊肿的基底部。

（4）肾癌引起肾小管或肾小动脉阻塞导致囊肿形成。当囊肿增大时，肿瘤嵌入到囊肿内，此型少见。

4. 囊性肾癌的病理组织学分型

Hartman 等将囊性肾癌按病理组织学类型分为 4 种：

（1）固有的单囊性生长。

（2）固有的多囊性生长。

（3）囊肿坏死。

（4）起源于单纯性囊肿内壁上皮细胞。其中以多囊性生长者多见，细胞类型以透明细胞癌多见。

5. 囊性肾癌的超声表现

超声检查肾肿瘤实体多为强回声，瘤内的液化坏死区则为相对低回声。根据 Bosniak 肾囊肿性病变的分级，一般为Ⅲ级或Ⅳ级囊肿。

6. Bosniak 肾囊肿性病变的分级

Ⅰ级：超声检查：光滑的囊壁，囊内无回声，声波增强。CT 检查：难以显示的薄壁，水样密度。病理上为良性、单纯性囊肿，一般不需进一步检查。

Ⅱ级：囊周小钙化，囊壁、囊隔微小钙化，没有软组织肿块，囊肿间隔菲薄，增强扫描无强化。病理上为轻度复杂性、良性囊肿，一般也不需进一步检查。

Ⅲ级：厚壁囊肿，厚的囊肿间隔，大块样钙化，增强扫描，囊间隔可强化。本级肾囊肿性病变多为良性，但不除外少数表现类似的恶性肿瘤，常需积极处理，手术治疗。

Ⅳ级：实质性成分比囊性成分多，实性肿块内有一至多个囊肿。本级肾囊肿性病变应高度怀疑为囊性肾癌，通常需根治性肾切除术。

7. 囊性肾癌的 CT 表现

CT 平扫，可见肿瘤囊壁增厚，肿瘤比正常肾实质密度略低，界线不清，质地可均匀或不均匀，瘤内偶可见到钙化影。囊性肾癌的分隔常见，且粗细不匀，一般分隔>1mm，与囊壁交界处呈结节状增厚。动态增强扫描，与肾实质相比，多数肿瘤实体呈"快进快出"型强化（图 7-1），囊性肾癌病变与邻近肾实质边界不清，这与肿瘤缺乏包膜且呈浸润性生长有关。瘤周包膜对肾癌定性帮助较大，由于出血、坏死，肿瘤密度常不均匀。囊性肾癌的囊内密度不均匀，可出现碎屑，絮状物及大块状凝血块。与单纯性肾囊肿相比，囊性肾癌的囊壁较厚，囊壁及分隔钙化明显，呈斑点状、线条状或壳状。囊内密度稍高，增强扫描，囊壁有强化，除少数患者与不典型肾囊肿鉴别较难外，多数不难诊断。

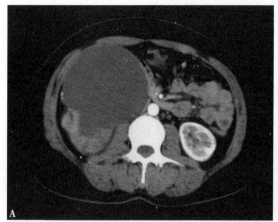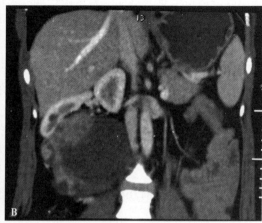

图 7-1　右侧囊性肾癌 CT 图像

A. 横断面；B. 冠状位

8. 囊性肾癌的 MRI 表现

由于肾脏含水量与肿瘤相仿，MRI 平扫显示肿瘤信号与肾髓质相仿，故小肿瘤的显示率不高。动态增强扫描，不仅能明显提高肿瘤与肾脏间的信号对比，还能了解肿瘤的血供特征，对肾癌有较高的定位、定性价值。较大的肾癌，因坏死、出血、机化，肿瘤信号常不均匀。"包膜"是肾癌的较特征表现：在 T_2WI 上，表现为环肿瘤分布的线样低信号影，应用此概念时应注意与化学位移伪影鉴别，后者与相位编码方向一致，用脂肪抑制技术可消除。MRI 造影剂不含碘，可用于肾衰竭或碘过敏者。癌栓信号与肾内肿瘤同步，而邻近的正常血管，由于流空效应，在各加权序列上均呈极低信号。

9. 怎样与肾母细胞瘤鉴别诊断

肾母细胞瘤好发于儿童，是儿童第二位常见的腹部恶性肿瘤。98% 的患者发生于 10 岁以下，最多见于 3 岁以下的儿童，3 岁以后发病率显著降低，5 岁以后少见，成人中罕见，约有 3% 发生在成人，被称为成人肾母细胞瘤。成人肾母细胞瘤中 20% 发生在 15~20 岁，80% 发生在 30~70 岁。男女发病率无明显差异，多数为一侧发病，3%~10% 为双侧，患者双侧同时或相继发生。"腹块、血尿、婴幼儿发病"是本病临床三联征。约半数患者有不同程度高血压或低热表现，15% 病例可有马蹄肾、先天性无虹膜、半身肥大等先天畸形。

临床诊断该病的主要依据是影像学检查，包括腹部 X 线片、排泄性尿路造影、腹部超声、腹部 CT 或 MRI 检查。其中最简单的检查方法是腹部超声检查，腹部 CT 平扫和增强扫描是最重要的检查项目，诊断肾母细胞瘤的准确性高达 95% 以上。但对伴有肾功能不全、下腔静脉瘤栓患者应做腹部 MRI 扫描检查。CT、MRI 表现为肾实质内单发巨大占位，肿瘤质地不均匀，增强扫描有不均匀强化，少数累及肾门者，同侧肾实质灌注下降。个别坏死面积大者，可呈囊性改变。与单纯性囊肿的区别在于，囊性 Wilms 瘤的囊壁较厚，可强化。

10. 怎样与肾感染或肾脓肿鉴别诊断

肾实质感染来源于细菌性肾盂肾炎直接侵犯或化脓菌血行播散，病原体多为葡萄球菌、链球菌或肠源性化脓菌。经过适当治疗，绝大多数肾感染可治愈，个别患者则演变为肾脓肿。影像学检查可诊断多数感染性肾病变，临床表现、实验室检查对定性诊断有重要的辅助诊断价值。

除少数肾脓肿患者晚期，脓肿壁可有壳样钙化外，X 线片一般无阳性发现。造影检查，部分患者可见到肾盂、肾盏显影浅淡、形态异常等肾盂肾炎表现，与肾盏相通的脓腔在造影像上呈边缘模糊的片絮状影。

CT 平扫，肾脓肿为边缘模糊的等密度或稍低密度影，质地常不均，脓腔密度比单纯性囊肿高，CT 值 30HU 左右；合并出血者，脓肿内可有絮状稍高密度影，若脓腔内发现气体，则诊断更可靠；增强扫描，脓肿壁较厚且可轻度至中等程度强化，脓腔不强化，仍为低密度。病变邻近的肾周筋膜增厚、肾周脂肪密度增高，少数患者还可有肾周积脓和肾脏移位表现。水肿是感染的最常见病理改变，在 T_2WI 上为边缘不清的稍高信号，感染局部皮髓质界线模糊不清甚至消失，病变局部肾影略饱满，肾周筋膜增厚，随着病程发展，病变中央液化、坏死形成脓腔。在 T_1WI 上，脓液信号介于脑脊液和肾髓质之间；在 PDWI 和 T_2WI 上，则为明显高信号，脓肿壁较厚，脓肿内有时可见到分隔。依成分不同，脓肿壁和脓肿内分隔的信号表现各异，纤维、机化、肉芽组织的信号较低，水肿的信号稍高。尽管如此，少数感染性肾病变与混合性囊肿和囊性肿瘤仍鉴别困难，需借助临床表现、实验室检查或穿刺活检。

超声检查：典型的肾脓肿呈圆形、厚壁的低回声肿块，脓腔内回声不均匀，偶可见到气体影，个别脓肿也可表现为无回声的薄壁影。

11. 怎样与肾结核鉴别诊断

多数肾脏结核源自肺结核血行感染，少数为泌尿、生殖系统结核逆行感染所致。不同病理阶段的结核，影像学表现各异。

病变早期，病变局限于肾实质内，只有干酪样坏死而无明显的钙化，病灶与肾实质间无明显密度差，X 线检查可完全正常；病变中期，结核性脓肿形成，少数患者可见到肾轮廓局限性、分叶状凸起，病灶内可见到云絮状、多囊状或斑点状密度增高影，尿路造影像上，造影剂进入脓腔，则形成棉团状染色区；肾结核晚期，由于病变内广泛纤维瘢痕形成，肾脏体积缩小，轮廓也不规则，钙盐大量沉积，个别情况下，患肾呈体积缩小的桑葚状密度增高影，由于其大体病理上为灰白色，故称为"油灰肾"，是"肾自截"的特征性影像学表现，此期患肾已无功能，尿路造影可有输尿管、膀胱结核的相应表现。肾实质结核早期，其 CT 表现与细菌性脓肿相似，由于 CT 对钙化敏感性高，可发现 X 线片不能显示的微小钙化，对病变定性帮助较大。MRI 对钙化敏感性较低，在肾结核定性诊断方面，并不比 CT 优越。

12. 怎样与肾盂积水鉴别诊断

作为泌尿系统常见病、多发病，不仅有尿路、肾脏的形态学改变，还有肾功能损害。影像学检查不仅能了解积水程度，还能了解积水原因。

超声检查，多数肾盂积水诊断不难，但少数病例有时可误诊为肾盂旁囊肿。尿路造影、CT 对肾盂积水有较高诊断价值，不同程度积水的影像特点不同，与肾实质内囊肿鉴别不难。对导致积水的肿瘤、血块、结石、迷走血管、腹膜后淋巴结压迫等原因也有一定诊断价值（图 7-2）。对于显示尿路全貌，判断积水程度，常规 CT 不及造影直观、准确。但在梗阻原因、肾实质病变、肾功能损害等方面则明显优于造影，能显示 X 线片未能显示的阴性结石、小结石、血块、肿瘤、腹膜后纤维化等病变。血块依出血时间不同，密度、形态、位置可变，变换体位、动态随访有重要鉴别诊断价值。逆行造影可显示造影剂进入集合系统，肾盂明显扩张积水，显影，而囊肿无造影剂进入（图 7-3）。

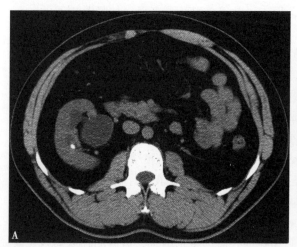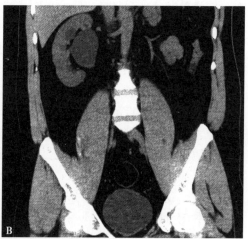

图 7-2　右侧肾盂积水 CT 图像

A. 横断面；B. 冠状位

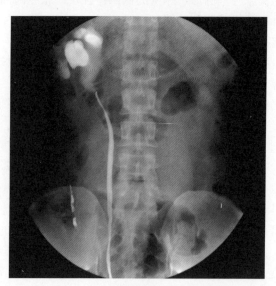

图 7-3　右侧肾盂积水逆行造影图像

急性梗阻时，由于肾盂内压力较高，患肾灌注减低，CMD 尚好，肾盂轻度扩大，肾盏扩大不明显，肾影正常。慢性梗阻者，肾盂、肾盏明显扩大，患肾呈多囊状外观，与多发肾盂旁囊肿表现类似，增强扫描延迟像，造影剂进入肾盂、肾盏，形成"液-液面"，而囊肿内则没有造影剂，肾实质受压、变薄，CMD 不清。常规 MRI 扫描对肾盂积水的诊断价值与 CT 相仿，但 MRI 对钙化敏感性不高，当临床怀疑尿路结石时，应避免选择 MRI 检查。由于 GD-DTPA 完全以自由滤过的方式经肾小球排出，与肾小球滤过率相关性极好。因此，动态 MRI 扫描还可用于观察肾小球滤过率。快速扫描和利尿药的联合应用，可鉴别积水是梗阻性还是功能性。

急、慢性梗阻的强化类型不同，前者为肾小管期、分泌期的延迟；后者早期强化程度减低；晚期肾排减少或无排泄，在 T_2WI 上，肾皮质信号降低。无论急性还是慢性梗阻，CMD 均不清。

第三节 单纯性肾囊肿

一、概述

1. 单纯性肾囊肿的发病率

单纯性肾囊肿（simple renal cysts）是人类肾脏疾病中最常见的病变，也是成人和儿童中最常见的囊肿性肾脏疾病。单纯性肾囊肿绝大多数的患者是成人，男性多于女性，男女比例为 1.4∶1～1.6∶1。随着年龄的增长，发病率逐渐上升。据 Ravine 等（1993）统计，50 岁以后约有 50% 的人有一个或多个肾囊肿；50～70 岁成人中 4% 患双侧肾囊肿（每个肾脏至少有一个囊肿）；70 岁以上的人中肾囊肿患病率达 9%。本病在儿童中少见，在因各种原因行腹部超声检查的儿童中，各家报道患病率在 0.22%～2% 之间。

2. 单纯性肾囊肿病因及发病机制

单纯性肾囊肿发病机制尚未完全阐明，目前认为它不是先天遗传而是后天获得性的良性肾囊肿性疾病。多年来，关于囊肿的发生，人们提出了许多观点。起初 Hepler 认为肾小管和（周围）血管的闭塞引发单纯性肾囊肿。随后一些学者提出单纯性肾囊肿起源于与集合系统失去联系的肾盂憩室。也有人认为它是由于缺血和局部炎症引起肾小管阻塞，进一步形成囊肿。此后学者 Bart 提出单纯性肾囊肿起源于远端肾小管和集合管憩室。1994 年，Franek 等的研究认为，囊肿的起源具有异质性，多起源于肾小管（尤以近端肾小管多见），但部分囊肿起源不明。起源于肾小管的囊肿与肾小管相连，据认为是由于某些原因引起肾单位阻塞所致。而那些起源不明的囊肿则不与肾小管相连，其发病机制涉及上皮细胞增殖及上皮细胞分泌的囊肿液体等。近来有学者的研究发现，单纯性肾囊肿囊液中含有表皮生长因子（EGF）、胰岛素样生长因子-1（IGF-1）和一种促进囊肿形成的活性物质（cyst formation-promoting activity，CFPA），这些物质促进肾小管细胞增殖，进而形成囊肿。

3. 单纯性肾囊肿的发病年龄

单纯性肾囊肿可见于任何年龄，包括成人、儿童、新生儿和胎儿。

4. 单纯性肾囊肿的位置及好发部位

病变可为单侧或双侧，多位于双肾上极，尤以右肾上极多见。每侧肾脏可以有一个或几个囊肿，位于皮质深层及髓质的囊肿相对少见，多个囊肿罕见。

5. 单纯性肾囊肿的外观形态

囊肿多为单腔，呈球形，直径一般 2~10cm，巨大肾囊肿直径可达 30~40cm。据估计通常囊肿需 10 年才能长到直径 2cm。巨大囊肿可容纳数升液体。小的囊肿可能完全位于肾实质内而易于压迫周围正常肾组织。

6. 单纯性肾囊肿的生理结构

囊肿壁薄而透明，并且有张力，内表面常衬以单层扁平上皮，这些扁平上皮通常是不连续的。囊肿外层由纤维组织构成，散在浸润的单核细胞。如有炎症，囊壁可增厚、纤维化、甚至钙化。囊肿与肾小球或集合系统不相通。

7. 单纯性肾囊肿囊液有哪些成分

囊液为透明的淡黄色液体，是血浆的超滤液，但脂质、胆固醇、白蛋白等血浆蛋白含量较少。囊液静水压为 2kPa（15mmHg），波动于 0.13~5.3kPa（1~40mmHg）之间。囊液的代谢很快，可超过 200ml/24h，更新率达 20 次。囊壁不允许大分子物质通过，对低分子物质和抗生素通透性亦差。

二、临床表现

单纯性肾囊肿的临床表现

即使囊肿已有相当大小，但多数患者仍没有症状和体征。多数的囊肿是因其他目的行影像学检查时偶然发现的。有的患者因腹部触及包块（多见于位于肾下极较大的囊肿），或腹部外伤后血尿和蛋白尿而就诊。

如果肾囊肿有症状，常见的是：

（1）腰腹疼痛：是由于较大的囊肿向外突起牵拉了肾包膜或囊肿压迫肾实质，也可能由于囊肿出血和感染等原因所致。

（2）血尿：据 Yasuda 统计，单纯性肾囊肿患者中肉眼血尿占 6.4%，微量血尿和微量蛋白尿各占 40% 和 12%，后两者严重程度与囊肿大小无关。

（3）继发梗阻和感染：体积较大的囊肿还能压迫输尿管或肾盏颈部，引起输尿管或肾盏梗阻和继发感染。囊肿感染时有腰痛、发热、脓尿、白细胞增多等。有时囊肿压迫邻近血管，使局部肾血流减少，造成该部位缺血，肾素水平升高而出现高血压。

（4）红细胞增多症：是罕见的症状，可能与囊液高 EPO（erythropoietic）活性有关。在急性尿道梗阻时，肾盂、肾盏中的液体可外渗入囊肿内而自行减压。某些情况下，囊内液体剧增可破裂而进入集合系统。但两者均少见。

（5）囊肿恶变为肿瘤：是一个严重却少见的并发症，据统计囊壁癌变率约 1%。

三、诊断与鉴别诊断

1. 单纯性肾囊肿的诊断方法有哪些

大部分单纯性肾囊肿是在常规腹部 B 超检查和尿路造影中发现的。通常 B 超和（或）CT（图 7-4）即可做出明确诊断。如诊断仍有困难，可在 B 超引导下行囊肿穿刺，吸取囊液进行化验。也可行 MR 检查结合 CT 进行诊断。

2. 单纯性肾囊肿的鉴别诊断

单纯性肾囊肿临床上的主要问题是与肾恶性肿瘤相鉴别。单纯性肾囊肿与肿瘤同处于

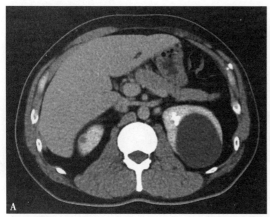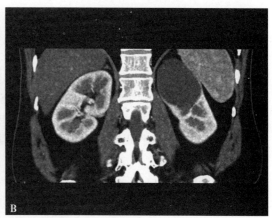

图 7-4 单纯肾囊肿 CT 图像

A. 横断面；B. 冠状位

一个肾脏的可能性为 2%。鉴别诊断需借助 B 超、CT、肾动脉造影、囊液化验等，主要将单纯性肾囊肿与肿瘤性肾囊肿（囊肿癌变或肿瘤内部坏死发生囊肿）区分开来。

3. 单纯性肾囊肿与肿瘤性肾囊肿的 B 超表现有什么区别

前者 B 超呈圆形液性暗区，壁薄，后壁回声增强；后者囊壁不规则，囊内瘤区有回声，后壁无回声增强。

4. 单纯性肾囊肿与肿瘤性肾囊肿的 CT 表现有什么区别

前者在 CT 呈圆形低密度区（静脉注射造影剂后不增强），可有囊肿周围钙化线，囊肿与肾实质界面光滑，边界清楚锐利；后者如有钙化，多呈中央区钙化，常不完全具备单纯性肾囊肿的 CT 表现。

5. 单纯性肾囊肿与肿瘤性肾囊肿的囊液有什么区别

囊液化验时良性囊肿呈透明草黄色，无红细胞、白细胞和非典型细胞；恶性囊肿液的外观呈血性或黑色，胆固醇、脂肪和乳酸脱氢酶含量升高，可发现恶性肿瘤细胞。

6. 单纯性肾囊肿与肾细胞癌的关系有哪几种

Gibson 总结了四类单纯性肾囊肿与肾细胞癌的关系：

（1）囊肿与肿瘤的起源无关。

（2）囊肿起源于肿瘤内部。

（3）肿瘤起源于囊肿内部。

（4）囊肿发生于肿瘤近端（可能是肿瘤阻塞了肾小管引发囊肿）。

7. 单纯性肾囊肿与肾盏憩室如何鉴别

在临床上小的单纯性肾囊肿难与肾盏憩室区分，后者患者血尿和尿路感染更常见些。可以通过排泄性尿路造影和逆行尿路造影以及强化 CT 的排泄期图像来判断囊肿是否与集合系统相通，来进行鉴别。

四、治疗

1. 单纯性肾囊肿是否都需要治疗

人们发现不经治疗的单纯性肾囊肿变化缓慢，并且这种变化更倾向于囊肿数目的增加而不是体积的增大，加上它几乎不影响肾功能，恶变机会很小，故对无症状和无并发症的患者不需治疗，可半年至一年复查一次。

2. 哪些单纯性肾囊肿需要治疗

目前认为直径<4cm 的单纯性肾囊肿且无临床症状者，可不予处理，但应定期复查 B 超或 CT 动态观察其变化。但下列情况应考虑手术治疗：①直径≥4cm 且有明显症状或并发症者，如合并有腰痛、反复尿路感染、血尿、高血压症状；②有明显分隔或多房性囊肿；③生长迅速，体积迅速增大的囊肿；④囊肿有明显钙化或出血，怀疑囊肿有恶变者，则应及时治疗。

3. 单纯性肾囊肿的手术治疗有哪些方法

手术方法主要有传统的开放手术、B 超引导肾囊肿穿刺硬化治疗和腹腔镜微创手术治疗几个发展过程，亦有小切口手术和经皮肾镜下肾囊肿去顶术等应用于肾囊肿治疗的报道。

4. 传统开放手术的优缺点

传统的开放手术虽然疗效显著，成功率可达 100%，但因其创伤大、恢复慢，患者难以接受，现已被临床淘汰。

5. B 超引导肾囊肿穿刺硬化治疗的优缺点

肾囊肿穿刺硬化治疗操作简便、创伤小、恢复快，但因其远期复发率较高，并且无法取得囊肿壁病理，限制了该种方法的应用。

6. 小切口手术的优缺点

小切口手术治疗单纯性肾囊肿由于其手术切口小，具有较大的优点，但也因为切口小，显露受限，往往只适用于肾下极或肾中部背侧的单纯性肾囊肿，而且手术切口小，术中止血困难。

7. 腹腔镜肾囊肿手术的优缺点

腹腔镜肾囊肿手术损伤小、术中可取出囊壁做病理检查以便排除恶变的可能、术后康复快、住院时间短、并发症少，易为患者接受，伴随着该种术式的日益成熟，腹腔镜肾囊肿手术已经成为一种成熟和理想的手术方法，成为治疗肾囊肿手术的主流手段。

8. 肾囊肿如何选择治疗方法

鉴于临床上肾囊肿存在多样性，治疗方案也存在多样化，不同类型的肾囊肿应选择何种治疗手段，尤其是对于不同特点的肾囊肿，究竟哪种治疗手段更好，是否都适用于腹腔镜手术，尚没有一个统一、清晰的认识。术后囊肿复发和残腔存留是影响疗效尚待解决的临床问题。

9. 金讯波教授提出的囊肿临床分型

金讯波教授等根据肾囊肿的大小、位置以及接受最佳治疗方式和疗效的不同，将肾囊肿进行分型。优点：一是便于对不同大小、位置囊肿的叙述；二是便于治疗方式的选择；三是便于治疗效果的科学统计。Ⅰ型肾囊肿：囊肿直径≤3cm，囊肿直径小且多数位于肾实质内；Ⅱ型肾囊肿：囊肿直径>3cm 且位于肾实质内，没有突出于肾表面；Ⅲ型肾囊肿：囊肿直径大于 3cm 且突出于肾表面。对于Ⅰ型单纯肾囊肿以观察为主；Ⅱ型囊肿较小者以穿刺硬化加持续引流为主，囊肿较大者以腹腔镜治疗为首选；Ⅲ型囊肿大者以腹腔镜治疗为主，小者以单纯穿刺硬化治疗即可。

10. 腹腔镜肾囊肿去顶减压术如何降低复发率

熊晖等采用腹腔镜肾囊肿去顶减压联合囊壁硬化的手术方法来治疗单纯性肾囊肿（图7-5），手术中将囊肿游离后，将囊肿打开小口，吸净囊液后再注入无水乙醇，等待5分钟并重复3次，再去除多余的囊壁。这样既可以最大限度地去除囊壁，又可以破坏残存囊壁的分泌功能，进一步降低手术复发率。

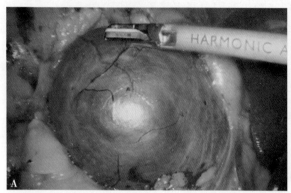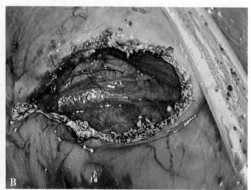

图 7-5 腹腔镜肾囊肿去顶减压术图像

A. 囊肿游离后；B. 囊肿去顶后

第四节 肾盂旁囊肿

1. 什么是肾盂旁囊肿

肾盂旁囊肿（peripelvic cyst of kidney），主要是指发生于邻近肾盂的囊肿，为泌尿外科少见疾病。其发病率相对较低，为肾囊肿的1%~3%，可发生于任何年龄，多数患者在50岁以后才出现肾盂旁囊肿。男女发病无明显差异，可单侧或双侧，单发或多发。

2. 肾盂旁囊肿的形成原因

肾盂旁囊肿形成的主要原因可分为先天性和后天性，肾盂旁囊肿多由先天性因素造成，发病率为肾囊肿的1%~3%，多在50岁以后才出现；后天性的肾盂旁囊肿多是由于泌尿系梗阻性疾病，患者既往多有泌尿系梗阻、结石或者感染性疾病史。

3. 肾盂旁囊肿的临床表现

肾盂旁囊肿发展缓慢，患者早期常无特殊症状，肾盂旁囊肿的临床表现主要取决于囊肿的大小及压迫肾盂或肾脏血管的程度，多在中年以后随着囊肿体积的增大而出现，常常为查体发现。肾盂旁囊肿较小时，通常无症状，可随诊观察。随着囊肿增大，当囊肿压迫肾集合系统或肾蒂血管时可出现腰腹部症状、血尿、高血压以及肾积水，严重时可导致肾衰竭。

4. 肾盂旁囊肿的 B 超表现

由于B超检查具有简单易行、创伤小、可反复进行等优点，故将B超作为诊断肾盂旁囊肿的首选检查。肾盂旁囊肿的典型B超检查变现为肾窦内出现圆形或者类圆形的无回声暗区，轮廓鲜明，囊壁较薄，与肾盂不相连通。但囊肿较大时，囊内压升高使囊壁紧贴于肾盂内壁，可出现肾盂受压的痕迹，不易辨认。但由于B超只是二维图像，故B超只作为肾盂旁囊肿的初步诊断，多可做出囊肿的诊断，对囊肿的具体情况则需要进一步的检查。

5. 肾盂旁囊肿的 CT 表现

CT 是最有效的诊断肾盂旁囊肿的检查。CT 检查可以明确囊肿的大小、数量、与肾盂的关系，以及向肾门内伸展程度等（图7-6）。由于囊肿不与肾窦肾盏相通的特点，使增强扫描对其有独特的诊断优势。螺旋 CT 增强多期扫描对肾盂旁囊肿的诊断具有十分重要的价值，检查时分三期进行：①先行双肾平扫，扫描范围自肾上极至上段输尿管为止，如有输尿管狭窄或肾积水严重时可扫描输尿管全段以期发现输尿管的具体狭窄位置，平扫时肾盂旁囊肿表现为肾窦内边缘整齐的低密度区，其 CT 值约为 0~20HU，若合并出血及感染则更高；②第二步行双肾增强扫描，静脉注射造影剂 60~70 秒后行增强扫描，可见双肾实质均匀强化，病变周围的肾实质可见受压迫痕迹，而囊肿内无强化剂进入，仍表现为低密度的液性暗区；③第三步是延迟扫描，这也是最为重要的一步，即在肾增强扫描约 4~5 分钟后行延迟扫描，由于延迟扫描时部分造影剂进入正常的肾盏内，而囊肿内仍无造影剂进入，从而形成强烈对比，有造影剂进入的囊肿周围肾盏清晰地勾勒出肾盂旁囊肿的轮廓。有时候一次延迟扫描未能见到明确的造影剂进入肾盏肾盂，此时可在静脉注射造影剂后 10~20 分钟行第二次延迟扫描，此时多能有较好的造影剂填充效果。随着 CT 检查技术的发展，现在可以轻松地进行扫描后多方位三维重建，能够更好地显示肾盂旁囊肿的位置、大小、与周围组织的毗邻关系。

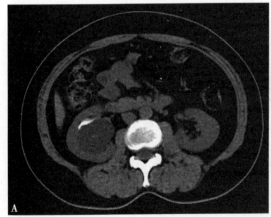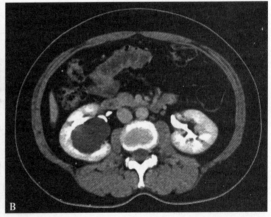

图7-6　右肾盂旁囊肿 CT 图像

A. CT 平扫；B. CT 强化

6. 肾盂旁囊肿的 MRI 表现

MRI 对于囊内出血、血肿机化及良、恶性肿瘤之间的鉴别上较为特异。当肾盂旁囊肿合并出血或可疑恶变可采取 MRI 检查进行鉴别。并且 MRI 检查不采用造影剂，可以减轻对肾功能的损伤，当肾盂旁囊肿患者肾功能较差时可取代 CT 检查。典型的肾盂旁囊肿 MRI T_1 加权影像表现为低信号强度，而 T_2 加权影像则表现为高信号强度。

7. 肾盂旁囊肿的手术指征

（1）囊肿直径大，出现明显的血尿、腰痛、高血压等临床症状。

（2）压迫肾盂、肾盏及输尿管出现梗阻而影响肾功能，合并囊肿继发感染及泌尿系结石者。

（3）有自发性或者外伤性破裂出血。

（4）与肾脏恶性肿瘤无法鉴别时。

8. 肾盂旁囊肿的治疗方法有哪些

肾盂旁囊肿的治疗方法主要有 B 超或 CT 引导下肾盂旁囊肿穿刺抽液术、开放手术、囊肿去顶减压术及腹腔镜手术，目前腹腔镜手术是泌尿外科治疗肾盂旁囊肿的发展趋势。

9. B 超或 CT 引导下的肾盂旁囊肿穿刺抽液术的优缺点

在 B 超或 CT 的定位引导下，以穿刺针穿入囊肿内部抽吸囊液，可注入或不注入硬化剂，即抽液后向囊肿内注入无水乙醇，经一段时间的接触后使囊壁之间相互粘连，以减少术后复发的方法。此方法虽简便易行、经济，但由于未去除囊壁，囊壁结构仍存在，复发率极高，有文献报道达 17%～44% 的复发率。除此之外，由于肾盂旁囊肿常位于肾窦内，位置与肾蒂血管、肾盂等结构相毗邻，穿刺时有损伤肾蒂血管出现大出血的危险，以及损伤肾盂发生尿瘘。注入硬化剂的治疗方式由于可能引起严重的肾盂肾炎或者继发性肾盂输尿管连接处狭窄而被摒弃。

10. 开放手术的优缺点

开放手术主要包括开放囊肿去顶减压术、囊肿切除术或肾切除术，多以囊肿切除术为主，当囊肿无法与恶性肿瘤相鉴别时可考虑性肾切除术。但由于开放手术需要开腹进行，对患者的损伤较大，且由于肾脏位置较深，术野暴露不清晰，需要较多的分离，术后恢复慢，住院时间长等缺点，现在已被各种微创技术所取代。

11. 经输尿管镜下肾盂旁囊肿内切开引流的优缺点

对于囊肿接近集合系统尤其是来源于肾窦组织的囊肿，经输尿管镜行囊肿的内切开引流具有无体表切口、恢复快、并发症少、近期疗效确切等优点。术前必须行逆行造影术检查以明确无输尿管畸形，保证输尿管镜可以顺利地的进入肾盂内。经自然腔道内镜手术虽然具有其他手术无法比拟的优势，但适应证有限且难以去除囊壁以避免术后囊肿复发，大大地限制了它的应用。

12. 腹腔镜手术的优缺点

近年来，由于腹腔镜的广泛应用，肾囊肿的处理更加微创彻底，效果更加确实，腹腔镜在治疗肾囊肿方面已成为一种成熟而理想的术式。腹腔镜技术因其创伤轻微，可多角度观察，放大术野和精确操作等特点，结合超声刀快速稳妥的切割止血作用和可吸收止血纱布的广泛应用等优势，扩大了其手术适应证。

13. 腹腔镜治疗肾盂旁囊肿的手术方式有哪两种

腹腔镜肾盂旁囊肿切除术和去顶减压术，但以往对两种术式治疗肾盂旁囊肿效果比较的报道很少。

14. 腹腔镜肾盂旁囊肿去顶减压术的优缺点

因肾盂旁囊肿常位于肾窦内、肾门部，有较厚的肾实质覆盖且囊肿与肾蒂血管关系密切，腹腔镜肾盂旁囊肿去顶减压术不能完整切除囊肿壁，术后囊肿去顶处易粘连导致再封闭，术后囊肿易复发。但手术过程中不用完全游离囊肿，手术风险相对小，难度低。

15. 腹腔镜肾盂旁囊肿切除术的优缺点

腹腔镜肾盂旁囊肿切除术，手术中要求完全游离囊肿，将囊肿完整切除，手术风险大、难度高，但术后复发率较去顶减压术明显降低，是肾盂旁囊肿理想的治疗方法（图7-7）。手术应由熟练掌握泌尿外科微创手术技术的医师进行，以降低手术并发症的发生率。

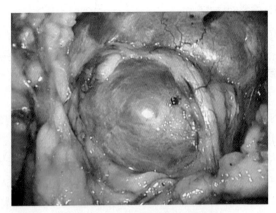

图 7-7 肾盂旁囊肿腹腔镜图像

国外医院多采取经腹腹腔镜肾盂旁囊肿切除术。经腹腔路径的优点是解剖结构清晰，操作空间大，可以同时处理双侧病变，另一方面由于腹膜具有吸收功能且不会引起吸收热，这就避免了后腹膜积液吸收所引起的发热等术后并发症。

第五节 肾盏憩室

1. 什么是肾盏憩室

肾盏憩室（calyceal diverticulum）是肾实质内覆盖移行上皮细胞的囊腔，经狭窄的通道与肾盂或肾盏相通，憩室无分泌功能，但尿液可反流入憩室内。

2. 肾盏憩室的好发部位

该病可发生于肾的任何部位，但肾上盏更易受累及。肾盏憩室临床发病比较少见，多为单侧性，少数为多发性，双侧同时存在者仅占患者 3%，且多无病状，常为尿路造影的意外发现。在文献报道中，IVU 检出率为 2.1‰~4.5‰。合并结石者更少，有学者报道结石的并发率为患者的 10%~39%。

3. 肾盏憩室的病因有哪些

肾盏憩室（又名肾盂源性囊肿）的病因仍不清楚，目前有先天性与获得性的 2 种说法。

4. 先天性病因的依据是什么

首先，儿童和成年人（常见 20~60 岁）发病率相似，而且无性别差异，提示为胚胎学病因。在胚胎早期一些输尿管的第 3 段及第 4 段分支形成，后又有序地退化，若其持续存在成为一个单独的分支则可能形成肾盏憩室。也可以说，在胚胎发育早期，输尿管芽发生多次分支分裂，形成原始肾小盏，此后逐渐萎缩合并，如原始肾小盏在此过程中脱落则形成囊性扩张，也有学者认为其与遗传有关。

5. 获得性病因的依据是什么

部分学者则主张肾盏憩室是后天获得的——部分患者的肾盏憩室可在急性上尿路感染

后出现，提示憩室可能是小的局限性皮质脓肿破溃入集合系统而形成，或为儿童期肾盂内压增高、尿液反流所致。

6. 根据憩室发生部位不同，可将肾盏憩室分为几种病理类型

可分为两种病理类型，Ⅰ型：囊肿体积较小，位于肾脏两极，常见于上极肾盏杯口的上方，与肾小盏相通，此类憩室通常较小，1mm 至数厘米不等。偶尔也可为大憩室，但长期随访多无症状；Ⅱ型：囊肿体积较大，位于肾脏中部，直接与肾盂或肾大盏相通，常有临床症状。

7. 单纯性肾盏憩室的临床表现

单纯性肾盏憩室多无明显的症状，在憩室较大或是憩室并发结石的时候可以出现腰痛、血尿、发热、尿频、尿急、尿痛等症状。严重时反复泌尿系感染，尤其当并发感染时血尿显著加重。

8. 症状表现的严重程度与憩室的大小是否相关

症状表现的严重程度与憩室的大小无关，一些小的肾盏憩室，也可引起明显的腰痛。这可能与肾盏连接部压力增加或引流不畅有关。

9. 肾盏憩室合并结石的特点

由于肾盏憩室通道很窄，结石极少能通过憩室颈排入肾盏。如有排石会出现肾绞痛。憩室合并结石时，表面的肾实质常形成瘢痕或萎缩。瘢痕形成常导致憩室通道闭合。此时，结石位于肾实质的腔内，与集合系统完全分隔。

10. 肾盏憩室常见的并发症是什么

憩室通道关闭可引起急性感染和肾脓肿。肾上极脓肿常导致有症状的胸腔积液。感染也可导致黄色肉芽肿性肾盂肾炎。

11. 单纯性肾盏憩室尿常规有什么表现

一般患者尿常规无异常。合并感染者可有镜下血尿、白细胞，严重时有肉眼血尿，需作尿细菌培养加药敏试验。

12. 单纯性肾盏憩室的影像学诊断有哪些

肾盏憩室多经 B 超检查发现，且能见到部分憩室中并发结石和（或）实性占位性病变。在诊断中常采用排泄性尿路造影，其延迟摄像多可发现造影剂在憩室中聚集。此外逆行造影、CT、MRI 有时也有一定帮助。

13. 肾盏憩室 B 超声像图的特点

超声检查作为一种无创伤性的辅助诊断手段，对肾盏憩室病具有明确的诊断价值和临床指导价值。其特点为：①在声像图上显示为局部椭圆形囊状扩张之暗区与局部条状的肾盏相通；②通过排尿后观察暗区的变化可判断暗区与肾盏的关系；③与肾囊肿可作出特征性鉴别；④先天性与后天性的重要区别是观察患侧输尿管有无扩张为判断点。

14. 肾盏憩室 X 线检查的特点

肾盏憩室 IVU 显示肾盏周围有圆形边缘光滑的囊腔，囊中造影剂排泄迟缓，偶见与肾盏相通。当 IVU 示囊肿显影不良或不显影时，为与肾盂旁囊肿相鉴别，需行逆行造影，若有囊肿造影剂充盈与肾盂肾盏相通或者发现憩室或结石位于肾盏四周肾实质内的典型影像学特征，即可确立诊断。疑有憩室者可加摄斜位片及侧位片，尽可能显示肾盏憩室的中间管道。

15. 肾盏憩室 CT 检查的特点

CT 检查见肾盂旁有囊性占位性病变，憩室与肾盂相通者增强扫描后有造影剂充盈，部分憩室囊腔中有钙化和（或）实性占位性病变（图 7-8）。注意：部分肾盂肾盏憩室由于通道较短或憩室与肾盏距离较近而使得肾盏憩室的中间细管显示率不高，IVU 及 CT 检查无典型影像学表现（囊肿无或有极少量造影剂充盈）而将其误诊为肾盂旁囊肿、单纯性肾囊肿、海绵肾，或因囊肿较小与肾盏相通，造影剂充盈后误诊为肾盏扩张或肾盏积水。

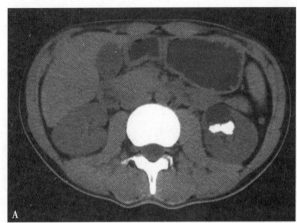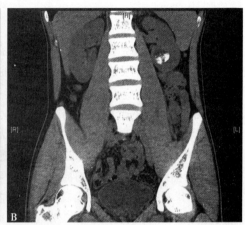

图 7-8　左肾下盏憩室合并结石

A. 横断面；B. 冠状位

16. 肾盏憩室 CT 延迟摄片的显影顺序

延迟摄片显影顺序依次为相邻肾盏、中间细管、憩室，之后憩室内造影剂密度再逐渐增高。这一点具特征性，是诊断肾盏憩室最可靠的依据。

17. 除诊断外，CT 对肾盏憩室的治疗有何意义

CT 检查可进一步明确憩室顶部肾实质厚度、观察憩室通道、憩室的分泌功能以及鉴别诊断，对于治疗的选择有临床指导意义。

18. 肾盏憩室应与哪些疾病鉴别诊断

肾盏憩室应与肾盏积水、破入肾盏的肾囊肿、囊性肾癌及肾结核等相鉴别。

19. 肾盏憩室与肾盏积水怎样鉴别诊断

肾盏积水常由肾盏漏斗部炎症狭窄或结石梗阻引起，造影显示肾盏扩大、失去正常杯口状，且位于肾盏的正常位置，而憩室则在肾皮质区；肾盏积液的漏斗部常较长，而憩室更接近集合系统，其邻近的肾盏仍保持正常的外形。

20. 肾盏憩室与肾囊肿破入集合系统怎样鉴别诊断

肾囊肿破入集合系统时，常出现与肾盏憩室相似的征象，但囊肿与集合系统间的通道宽大，囊壁薄而光滑。

21. 肾盏憩室与囊性肾癌怎样鉴别诊断

囊性肾癌的囊壁较厚，囊壁及分隔钙化明显，呈斑点状、线条状或壳状，增强扫描，囊壁有强化。囊内密度不均匀，可出现碎屑，絮状物及大块状凝血块。

22. 肾盏憩室与肾结核空洞怎样鉴别诊断

肾结核空洞边缘不整齐，常合并肾盏虫蚀样改变，结核空洞往往是多个同时存在。结

合肾结核的临床表现及尿内抗酸菌检查，则可作出鉴别。

23. 肾盏憩室是否需要治疗

肾盏憩室一般无症状，定期随访观察即可，很少需手术治疗。现在随着微创腔内技术的不断进步和提高，多采用微创外科治疗，主要包括经皮肾镜取石术、逆行输尿管软镜（URS）碎石术以及腹腔镜手术等。

24. ESWL 治疗肾盏憩室结石的效果如何

ESWL 来处理有症状的肾盏憩室内结石，所获得的疗效差异较大，单独使用 ESWL 后结石的排净率在 4%～58% 不等。由于憩室通道较窄，尿流冲击作用小，妨碍了结石碎块的排出。肾盏憩室结石 ESWL 治疗后结石清除率较低的原因主要在于狭窄的肾盏憩室通道。

25. 影响 ESWL 治疗肾盏憩室结石成功率的因素有哪些

（1）结石的大小：临床实验证实，ESWL 后清除率与结石的大小呈负相关，随着结石直径的增加清除率也越低。

（2）肾盏憩室结石的组成：临床实验表明，对于胱氨酸、草酸钙结石，震波治疗效果差，难以将其击碎。

26. ESWL 首选治疗哪些部位肾盏憩室结石

虽然 ESWL 治疗憩室结石的排净率低，但 70%～80% 的患者治疗后症状缓解，因此，在某种条件下 ESWL 可作为治疗憩室的适宜方法。由于并发症少而又属非创伤性，ESWL 对上、中组肾盏憩室结石的治疗应是首选的，尤其能够使反复发作性疼痛消失。

27. 经皮肾镜取石治疗肾盏憩室合并结石的优势是什么

对反复感染的患者，彻底清除结石是相当重要的。除 ESWL 外，损伤较小的治疗方法是经皮肾镜取石（PCNL）。PCNL 的优势是不仅可以将结石粉碎排出，而且可以将憩室通道开放，充分引流，促使憩室腔闭合。

28. 行 PCNL 的指征是

使用 PCNL 技术治疗肾盏憩室结石，需有丰富的经皮肾内镜技术经验。指征是：①须能经肾实质的短途径穿刺到达有结石的同轴肾盏颈；②肋间穿刺，能确保无胸膜损伤。如达不到以上条件，则一开始便行手术治疗。

29. 输尿管软镜肾盏憩室结石的适应证

输尿管软镜联合钬激光、电灼治疗肾盏憩室结石，主要用于处理肾上中盏憩室结石，可以作为经皮肾镜手术的补充，尤其是对于极度肥胖、严重脊柱畸形等情况下建立经皮肾通道困难者。

30. 腹腔镜治疗肾盏憩室结石的适应证

随着体外震波碎石术、经皮肾镜取石术以及输尿管软镜碎石术等微创外科治疗方法在肾盏憩室结石治疗实践中所遇到问题的出现，腹腔镜技术已被广泛用于处理复杂的肾盏憩室结石，如肾前部的憩室结石、逆行输尿管软镜进不了部分颈部狭窄或是位于肾下极的肾盏憩室。

31. 腹腔镜治疗肾盏憩室结石的手术要点是什么

腹腔镜治疗肾盏憩室结石，憩室多位于肾前方或下极并突出于肾表面。术中切除憩室顶部并关闭憩室开口，憩室囊壁进行电灼。手术的重要步骤是术前插一输尿管导管入肾盂，通过导管注射亚甲蓝液，观察从集合系统通向憩室的漏口，以便在术中闭合漏口。

32. 开放手术治疗肾盏憩室结石的手术方法有哪些

开放手术的方法很多，包括憩室去顶术、肾楔形切除术、肾部分切除术及肾切除术。对上、下两极较大的肾盏憩室，肾实质有明显损害者，可行肾极或肾部分切除。如肾盏憩室内不能排除肿瘤或巨大的肾盏憩室，造成肾功能严重受损时作肾切除术。

33. 肾盏憩室结石手术方法如何选择

对伴有明显症状、并发感染或是憩室较大的肾盏憩室结石患者，需要根据患者的具体情况，充分考虑憩室的位置以及大小，用以制定个性化微创外科治疗方案。

ESWL 治疗肾盏憩室结石，虽然是创伤小、并发症少，但是仅仅是击碎部分结石，而且还不能保证结石碎片的排出，效率较低；关键的一点是没有处理肾盏憩室囊腔，以后结石可能复发。

输尿管软镜可以作为处理肾盏憩室结石的一种创伤小的方法，可以作为首选，用于治疗中等或是较小的肾盏憩室结石，但是部分颈部狭窄或是位于下极的肾盏憩室合并结石则无法处理。

经皮肾镜取石术是使用最为广泛也最有效的微创治疗方式，可以作为治疗位于肾后部的肾盏憩室结石的首选，但是对于位于肾前部的肾盏憩室结石的处理就有难度，使用腹腔镜手术更适宜。对于位于肾前部的肾盏憩室结石：如果处于肾脏肾上极，可以使用输尿管软镜；如果位于中下肾盏，那么就采用腹腔镜治疗。

腹腔镜手术主要用于治疗位于肾前部的肾盏憩室结石，或是由于憩室颈口狭窄以致内镜无法通过颈口以及直径较大的结石。

第六节 多房性肾囊肿

1. 什么是多房性肾囊肿

多房性肾囊肿（multilocular cyst of kidney）又名囊性肾瘤（cystic nephroma），是一种少见的、独特的、命名极易混乱的肾脏良性肿瘤。多房性肾囊肿是指肾内有局限性、大而有完整被膜的单发肿物，多位于肾脏两极，肿物可压迫周围正常肾组织，内由多个囊肿构成。构成囊肿的房大小不等，直径可由数毫米到数厘米，房与房之间互相不通，内含黄色透明液体。

2. 光镜下房壁由什么细胞构成

光镜下房壁为嗜酸性单层立方上皮或矮柱形上皮细胞覆盖。

3. 光镜下房间隔由什么细胞构成

房间隔内不含正常肾单位结构，而是由两种成分组成：一种是小而圆的初级细胞至长而成熟的成纤维细胞，或变性的纤维结缔组织；另一种是可有或无胚胎性成分，依据分化程度不同可表现为巢状、腺管状或肾小球样结构以及间叶组织分化，间质为疏松组织或致密胶原纤维。房间隔的这一特点是区别多房性肾囊肿和多发性单纯肾囊肿的重要依据。

4. 多房性肾囊肿的临床表现

多数患者于 2 岁前或 40 岁以后发病，前者多为男性，后者多为女性。患儿多表现为无痛性腹部肿块，而成人多表现为腹部肿块，腹痛及血尿。

5. 诊断多房性肾囊肿的条件有哪些

（1）囊肿必须是单侧。

（2）囊肿孤立而多房。

（3）囊肿与肾盂不通。

（4）房之间互不交通。

（5）囊壁有上皮覆盖。

（6）房壁无正常肾组织存在。

（7）囊肿外残存的肾组织正常。

6. 多房性肾囊肿与单纯性肾囊肿如何鉴别诊断

单纯性肾囊肿：B 超和 CT 检查显示肾实质内囊性肿块，但 B 超检查为均质的液性暗区。CT 检查为一圆形、壁薄而光滑的单纯性囊性肿块，无分隔的小房形成。

7. 多房性肾囊肿与成人多囊肾如何鉴别诊断

成人多囊肾多为双侧，往往有家族史，可有血尿及腰腹部囊性肿块。如为单侧时应作鉴别。常同时有肝、胰、脾等脏器的多囊性改变。肾功能呈慢性进行性减退。IVU 示患肾明显增大，肾盂肾盏伸长变形，呈蜘蛛脚样。B 超和 CT 示整个肾脏呈弥漫性囊性改变。

8. 多房性肾囊肿的治疗原则

对儿童多采用患肾切除术，对成人一般行肾部分切除术。

第七节　髓质海绵肾

1. 什么是髓质海绵肾

髓质海绵肾（medullary sponge kidney MSK）是一种较常见的肾发育异常，其特点是肾髓质集合管和锥体部的乳头管呈梭形扩张或小囊状扩张，形成肾髓质无数大小不等的囊腔，从大体外观上看近似海绵，因而得名。1939 年由 Lenarduzzi 发现并首次报告，Cacchi 和 Ricci 于 1949 年报告了其病理学和组织学改变的主要特点，故 MSK 又称 Lenarduzzi-Cacchi-Ricci 病。

2. 髓质海绵肾是否是遗传性疾病

目前普遍认为 MSK 是一种肾脏先天性疾病并具有遗传倾向的良性肾髓质病变，临床上较少见。绝大多数髓质海绵肾为散发，非遗传性发育异常。但家族性发病倾向亦有报道，且呈常染色体隐性遗传。

3. 髓质海绵肾患者还有哪些伴随症状

一些患者伴有其他先天性发育异常，大约 25% 患者有偏身肥大，反之，偏身肥大者中有 10% 伴有髓质海绵肾。极少数患者伴有 Ehlers-Danlos 综合征、先天性幽门梗阻、Marfan 综合征、Caroli 病、心脏畸形、Becknith-Wwidemann 综合征、先天性无牙、多囊肾、马蹄肾、肾旋转异常及附加肾。

4. 髓质海绵肾的病因

本病病因尚未清楚，大多数学者认为本病是一种先天性发育异常，即个体发育上缺陷引起集合小管扩张和囊性变为特征的发育异常。其发病机制为输尿管胚芽上升及分支过程中，在集合管形成时中断，引起集合管远端的增大、扩张而发病。

5. 髓质海绵肾的发病部位

海绵肾仅限于锥体部，扩张的集合管主要位于肾髓质锥体顶部靠近肾小盏周围，可影响两侧锥体或单一肾盏，多为双侧性（80%）。单侧或局灶性者（20%）少见。

6. 髓质海绵肾的镜下表现

显微镜检查可见肾髓质的多发性小囊肿，由扩张的集合管形成，其他部位肾组织基本正常。小囊内壁衬以立方形、圆锥形或扁平形细胞上皮，囊与囊之间可相通或完全不通，可与集合管或肾盂相通。完全封闭的囊肿其上皮萎缩，内含 PAS 染色阳性物质，而非封闭者其上皮为柱状或移行上皮细胞。

7. 髓质海绵肾囊内成分

囊内可见浓缩的胶样物质或干棕色物质，可有小结石。结石多呈砂粒状、大小不一、形态多样、成分为不同比例的磷酸钙和碳酸钙。

8. 髓质海绵肾的临床表现

髓质海绵肾虽然出生时可能已存在，但早期无明显症状，通常到 40~50 岁因伴发结石、血尿和尿路感染时才被发现。本病好发于 30~50 岁，女性多于男性，比率约为 1.5∶1~2.5∶1，常见的临床表现有反复发作的肉眼或镜下血尿、脓尿、尿路感染症状、腰痛、尿潴留、结石而引起的腹痛、腹部不适，少数出现肾绞痛，可有排石史。

9. 髓质海绵肾的超声特点

典型声像图表现为肾锥体回声增强，内呈放射状分布、大小不等的无回声区和强回声光点或光团，后者呈扇形或花瓣样分布，后方伴声影。无回声区为囊状扩张的集合管，强回声光点或光团为多发的钙化及小结石。结石的声影较淡，类似彗星尾。一般无肾盂肾盏积水，肾脏大小正常或稍增大，肾锥体回声增强。

10. 髓质海绵肾的 KUB 特点

表现为肾的轮廓大小可正常或稍扩大，常能发现数目多少不等的小结石，结石细小，呈簇状、扇形或花瓣样细小结石分布在肾髓质区是本病在 X 线片上特征性征象（图 7-9）。

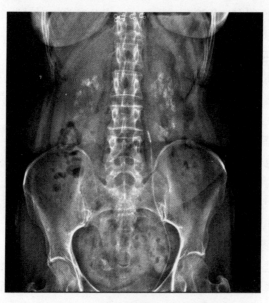

图 7-9　髓质海绵肾 KUB 表现

11. 髓质海绵肾的 IVU 特点

表现为：①扇形征：显示梭形扩张集合管呈扇形分布；②花束征：既有扩张的集合

管，又有集合管的憩室样突起小囊，状似花束；③葡萄串征：多个小囊形成，大小较一致；④菜花征：由形状、大小不同小囊充满造影剂及囊内结石广泛分布于肾髓质形成。上述影像通常互相交错。

12. 髓质海绵肾的分级

Forster 等根据静脉肾盂造影结果将海绵肾严重程度分为 4 级：Ⅰ级：病变只累及一个肾脏的单一乳头；Ⅱ级：病变累及双侧肾脏，但每一个肾脏只累及一个乳头；Ⅲ级：病变累及一个肾脏的多个乳头；Ⅳ级：病变累及双侧肾脏，每个肾脏至少一个乳头受累。对于病变较轻、无结石及囊腔较小时，静脉肾盂造影有可能漏诊。

13. 髓质海绵肾的 CT 表现

一个或多个肾锥体内多发小斑点状结石，大小约 0.1～10mm，散在或簇集成团，呈花瓣样、扇形分布（图 7-10）。肾锥体内可见条纹状、小囊状低密度影。部分腹部 X 线片阴性患者，CT 平扫可发现肾锥体细小的结石。CT 增强扫描，扩张的肾集合管内有条纹状、刷状、小囊状或扇形的造影剂积聚，高密度的结石位于扩张的肾集合管内，部分可被造影剂掩盖。部分病例肾实质内有多发小囊肿。CT 对海绵肾结石显示极佳，对集合管的扩张也能做出一定的评价，CT 检查应作为 MSK 诊断的金标准。

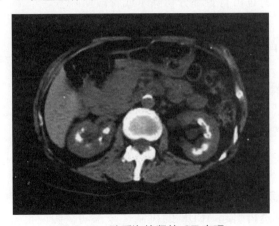

图 7-10　髓质海绵肾的 CT 表现

14. 髓质海绵肾的磁共振成像表现

髓质海绵肾的磁共振成像表现为双侧肾实质内多发大小不等的囊状长 T_1、长 T_2 异常信号，信号均匀，边界清楚，其内见斑点状长 T_1、短 T_2 异常信号。由于 MRI 对钙化、结石不敏感，信号缺乏特征性，不宜作为常规检查。

15. 髓质海绵肾的诊断

中年人反复血尿伴尿路感染，时有肾绞痛和小结石排出，应该考虑此病的可能。腹部 X 线片见肾脏大小正常或轻度增大，肾区内可见成簇的多发性结石，静脉肾盂造影见造影剂在肾乳头或扩张的集合管呈现放射条纹状或花束状，B 超、CT 检查可确诊。

16. 髓质海绵肾应与哪些疾病鉴别诊断

髓质海绵肾应与肾结核、肾乳头坏死、多囊肾、肾盏憩室及肿瘤鉴别。

17. 髓质海绵肾的治疗

髓质海绵肾的治疗包括一般性治疗和针对并发症的治疗，两者都很重要。

18. 髓质海绵肾的一般性治疗包括哪些内容

无症状无合并症者，无须特殊治疗，但每年需复查尿钙及尿菌。应嘱患者多饮水，保持每日尿量在 2000ml 左右。采用低钙、低草酸饮食。对高钙尿患者应适当长期应用降低尿钙的药物如噻嗪类利尿剂并与枸橼酸钾联合应用以防止或延缓结石形成。尿钙正常的尿石症患者，可口服磷酸盐类药物。注意切勿做不必要的排石治疗，因结石位于肾乳头管内不能将结石排出。

19. 髓质海绵肾并发症的治疗包括哪些内容

并发症包括继发性结石梗阻和感染。当海绵肾结石从乳头管排出并在尿路内停留、长大而引起尿路梗阻时促使病情恶化。因此一旦继发性尿路结石引起尿路梗阻即应排石治疗且不应做长期等待，对不能自行排出的结石造成尿路梗阻时要及时发现，及早进行处理，行体外冲击波碎石术、经输尿管镜碎石术或输尿管切开取石术，以解除尿路梗阻。继发尿路感染，后会加速肾脏的损害过程，因此对继发感染患者应给予有效足量的抗生素控制感染。对海绵肾结石患者，不主张做肾切除手术，除非是单侧病变患者且已证明该侧肾脏因继发结石和感染已无肾功能者，且对侧肾脏功能正常或相对正常时，方可考虑单侧肾切除。对于局灶性的海绵肾也可行肾部分切除术或肾段切除术。

第八节　获得性肾囊肿

1. 什么是获得性肾囊肿病

获得性肾囊肿病（acquired cystic disease of the kidney，ACDK）系指在非肾囊肿性疾病所致的慢性终末期肾脏病变的基础上出现的多发性、双侧性肾囊肿，表现为"多发性对称性囊肿"。目前尚无统一的诊断标准，但一般认为肾脏至少应有 3 个以上的囊肿，且无肾囊肿病史。

2. 获得性肾囊肿病的发病机制

慢性肾衰竭、长期透析引起 ACDK 的机制迄今未明，假说很多，如肾小管基膜改变、肾小管梗阻、内源性或外源性毒素、诱变因子（mutagen）、促细胞分裂剂（mitogen）、生长因子、促肾因子（renotropic factor）等，其中 Evan 等（1979）提出的促肾因子为较多人所接受，即当终末期肾病，肾单位大量减少时，体内促肾因子增多，该因子促使残存肾单位增生。在此基础上进而形成囊肿甚至肿瘤。

3. 获得性肾囊肿病的发生部位

获得性肾囊肿大多数发生在肾皮质，亦可位于髓质或皮髓质交界处。

4. 获得性肾囊肿病的临床表现

绝大多数 ARCD 患者没有囊肿相关症状。早期囊肿较小者不易发现。随着透析时间延长，囊肿亦逐渐增大、增多，囊内出血、感染时，则出现腰痛、血尿等症状。

ARCD 最严重的并发症是肾细胞癌，其发生率比正常人高 7 倍，故应高度警惕。如能及时作 CT 等进一步检查，或可确立肾癌诊断而不致丧失手术治疗之机会。

5. 获得性肾囊肿病的诊断

超声及 CT 检查均可用于获得性肾囊肿病的诊断，B 超较 CT 的诊断敏感性稍差。

6. 获得性肾囊肿病的治疗

小囊肿可不必处理，囊肿较大者（直径达 5cm 以上）可考虑行超声引导下穿刺。ARCD 本身无须治疗，晚期肾衰竭患者肾脏如果较正常增大，则发生肾癌的危险性增高。一般主张不论瘤体大小，如病情许可均应作肾切除，所以对于有症状或扫描发现的肿块均应行肾切除。对于一侧丧失功能肾脏发生的病变，而另一侧如有易发因素时，应考虑双侧肾切除术。

第九节　结节性硬化综合征

1. 什么是结节性硬化综合征

结节性硬化综合征（tuberous sclerosis complex，TSC）是一种常染色体显性遗传性疾病，发病与种族和性别无明显相关。1880 年，Bourneville 报道了一例癫痫、精神发育迟缓和肾脏肿瘤的病例并命名为结节性硬化，因此该病又称 Bourneville 病。TSC 是一组侵犯皮肤、神经、心脏、肺脏和肾等多器官、多系统的综合征。临床上以面部血管纤维瘤、甲周纤维瘤、特征性的色素减退斑、鲨鱼皮样斑、视网膜错构瘤、癫痫及智力障碍等特征为主。其最特征性的临床表现为面部血管纤维瘤、癫痫发作和智能障碍。

2. 结节性硬化综合征的基因位点

TSC 为常染色体显性遗传病，已知有两个基因位点失活突变均可导致本病。它们分别为 TS1 和 TS2。

3. TSC1 基因的结构和编码蛋白

TSC1 基因由 23 个外显子组成，长度为 50kb，位于 9q34，接近 ABO 血型基因和 ABL 癌基因。其中第 1 及第 2 外显子为非编码区，第 3 至 23 外显子为编码区，从第 222 个核苷酸起开始转录，转录产物为 8.6kb 的 mRNA，在各种组织中具有广泛表达。TSC1 基因编码产物称为错构瘤蛋白（hamartin），是一个分子量为 130kDa 的蛋白，错构瘤蛋白由 1164 个氨基酸组成。

4. TSC2 基因的结构和编码蛋白

TSC2 基因结构比较复杂，有 41 个外显子和 1 个无编码意义的引导外显子组成，总长为 5.5kb，位于 16p13，常染色体显性遗传性多囊肾病基因（ADPKD1 基因）位点附近。表达的蛋白产物称为马铃薯蛋白（tuberin），TSC2 蛋白有 1784 个氨基酸，分子量为 19 800。TS2 含 5.4kb 编码区和 41 个编码外显子，长度为 40kb。75%的 TSC 由 TSC2 突变所致。

5. TSC 可累及的器官有哪些

TSC1 及 TSC2 产物在组织中有广泛表达，几乎所有组织均同时存在有 TSC1 及 TSC2 产物。TSC 可累及除周围神经、脑脊膜、骨骼肌及松果体以外的任何器官，其中脑和肾脏是受损害频率最高的两个器官。

6. TSC 的肾脏损害包括哪些

（1）良性血管平滑肌脂肪瘤。

（2）恶性血管平滑肌脂肪瘤。

（3）肾脏囊肿。

（4）大嗜酸粒细胞瘤。

（5）肾脏细胞癌。

7. TSC 患者肾脏囊肿发生的部位

TSC 患者肾脏囊肿可发生于肾单位的各个节段。囊肿较小、数目不多时，主要位于肾皮质，有时以肾小球囊肿为主。而当囊肿体积较大、数目较多时，肾皮质、髓质和肾小管的各个节段都可出现，一般囊肿的大小和数量随时间的推移而增大和增多，囊肿常为双侧，数量不等，少则一个或几个，多则无数个。

8. TSC 合并肾脏囊性改变的临床表现

TSC 合并肾脏囊性改变严重时，可伴有临床症状，主要表现为高血压和肾功能不全。肾脏因囊性改变而增大时，常于 1 岁以内或儿童时期出现高血压，高血压的发生机制目前尚不明了。但发现患者血浆肾素活性增高。多数肾脏囊肿患者可在 10~30 岁出现肾功能不全。

9. TSC 合并肾脏囊肿如何诊断

对于囊肿，可通过 B 超、CT 或 MRI 等加以明确。诊断 TSC 需要 2 个或更多不同类型的损害，而不是同一器官多发的同一损害。因此除肾脏囊肿外，还应注意有无其他异常。

10. TSC 合并多发性肾脏囊肿与何种疾病进行鉴别诊断

需与 ADPKD 鉴别，从影像学角度，TSC 与 ADPKD 的囊肿并无明显差异。两者的区分，除家族史外，TSC 肾脏囊肿可随时间而出现或消失，ADPKD 的囊肿不会自行消失；TSC 肾脏囊肿患者半数以上伴有肾血管平滑肌脂肪瘤，且常为多发，与 ADPKD 不同；TSC 肾脏囊肿患者约 10%伴肝脏血管平滑肌脂肪瘤，只有 3%伴肝脏囊肿，而 ADPKD 患者肝脏囊肿的发生率则要高得多。

11. TSC 合并肾脏囊肿如何诊断

TSC 的诊断主要依靠影像学检查，如 B 超、CT 等（图 7-11，图 7-12）。

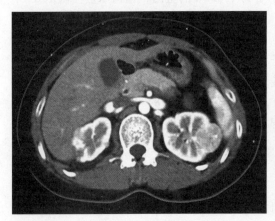 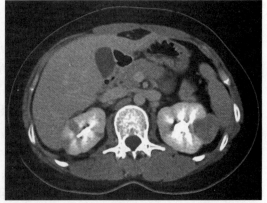

图 7-11　肾脏平滑肌脂肪瘤 CT 图像　　　　图 7-12　肾脏平滑肌脂肪瘤合并囊肿 CT 图像

12. TSC 合并肾脏囊肿如何治疗

TSC 患者合并肾脏囊肿的治疗主要是并发症的处理，特别是要严格控制高血压。肾功能不全者应及时治疗，进入尿毒症期须透析或行肾移植。囊肿手术减压也是手段之一。

第十节 VHL 综合征和肾囊肿

1. 什么是 VHL 综合征

Von Hippel-Lindau（VHL）综合征是由 VHL 肿瘤抑制基因种系突变引起的以视网膜及中枢神经系统血管母细胞瘤和腹部多发良恶性肿瘤及囊肿（如肾透明细胞癌、嗜铬细胞瘤、神经内分泌瘤、内淋巴囊肿瘤、肾脏和胰腺多发囊肿等）为主要临床表现的常染色体显性遗传病，具有显著的表型变异及年龄依赖性的外显率。

2. VHL 综合征的发病率

目前的流行病学调查表明，该病的发病率为 1∶30 000~1∶50 000。该病常被肾脏科和泌尿科医生发现。

3. VHL 基因的定位

VHL 基因定位于 3 号染色体短臂的顶端，即 3p25-26 区，为肿瘤抑制基因，长约10kDa。VHL 基因含有 3 个外显子，编码 213 个氨基酸的蛋白质，可产生两种蛋白质。

4. VHL 基因编码哪两种蛋白质

VHL 基因编码以下两种蛋白质：①pVHL30：由 213 个氨基酸组成（相对分子质量30kDa）；②pVHL19：由 160 个氨基酸组成（相对分子质量 19kDa），该蛋白被认为是选择性翻译的产物，相较 pVHL30 蛋白缺少前 53 个氨基酸。

5. VHL 综合征的诊断标准

目前多采用 Maher 等提出的诊断标准：

（1）没有已知 VHL 综合征遗传病家族史的患者中需具有以下两个或两个以上的特征性病变：①两个或两个以上的视网膜，脊椎或脑血管母细胞瘤或单一血管母细胞瘤及相关的内脏病变（例如多发肾或胰腺囊肿）；②肾细胞癌；③肾上腺或肾上腺外嗜铬细胞瘤；④不常见的病变，内淋巴囊肿瘤，附睾或阔韧带乳头状囊腺瘤，或胰腺的神经内分泌肿瘤。

（2）具有 VHL 病阳性家族史的患者存在一个或一个以上的下列疾病表现：①视网膜血管瘤；②脊髓或小脑血管母细胞瘤；③肾上腺或肾上腺外嗜铬细胞瘤；④肾细胞癌；⑤多发性肾和胰腺囊肿。

6. 哪些是 VHL 综合征的高危人群

由于 VHL 综合征临床表现多样、呈现年龄依赖性，加之现代医学分科专业化，仅凭临床表现很难做到 VHL 综合征早期诊断。Hes 等提出 VHL 综合征高危人群包括：

（1）VHL 综合征家族中所有成员。

（2）有家族史的肾透明细胞癌、嗜铬细胞瘤、血管母细胞瘤患者。

（3）双侧、多发性或较年轻的嗜铬细胞瘤、肾癌、血管母细胞瘤患者。

7. VHL 综合征的肾脏损害有哪些

VHL 综合征患者中 60%~80% 合并肾脏损害，VHL 病的肾脏损害常表现为单纯性肾囊肿、复杂性肾囊肿和肾癌。

8. VHL 综合征的肾囊肿有什么表现

在 VHL 患者的肾脏内通常可见数个囊肿，偶尔肾脏内可见很多囊肿，而类似于遗传性多囊性肾病。这些肾囊肿是淡灰色、半透明的，并充满清亮液体。它们的大小从几毫米到 1.5cm。

9. VHL 综合征的诊断

由于 VHL 病是一种常染色体显性遗传病，家族史对于疾病的诊断尤为重要。患者家族中每一代都有人发病。对于没有家族史的散发患者，诊断 VHL 病至少需要两种主要的临床表现，其中必须包括视网膜或者中枢神经系统的病变。

10. VHL 综合征的治疗

目前 VHL 治疗方式有外科手术、化疗、生物治疗（免疫治疗）和靶向治疗（抗血管生成）等，但疗效仍有限，总体预后不佳，导致患者死亡主要原因为肾脏转移性肿瘤和中枢神经系统血管母细胞瘤并发症。

第十一节　多房性肾囊性变

1. 什么是多房性肾囊性变

多房性肾囊性变（multicystic kidney）是泌尿生殖系统先天性畸形中肾囊性病变的一种，是构成新生儿及小婴儿最常见的腹部肿物，是一种相对常见的先天性肾病，肾脏失去正常形态，被不规则的分叶的囊肿所占据，其大小及数目不一。

2. 多房性肾囊性变的临床表现

多房性肾囊性变无特异性临床表现，常于孕期 B 超检查时发现，或婴儿期以腹部包块就诊，少见成年后诊断者。单侧发病者，患肾无功能，因对侧肾脏有部分性功能代偿，患儿多无肾衰竭，一般也不发生癌变。如为双侧病变，多因肾功能不良而伴有羊水过少，通常预后不良，易引起继发血尿、感染、高血压等并发症，多在新生儿期死亡，甚至为死产。成年后诊断者，常因为腰痛、腹部包块或高血压、血尿就诊，或体检时偶然发现。包块多呈囊性感，不活动，触痛不明显。

3. 多房性肾囊性变的超声表现

其特征为：①患侧无正常的肾脏图像，可见又多个大小不等、形态不一、互不相通的囊肿构成的囊性包块，呈葡萄串样。②肾脏中央或囊之间可见团状或小岛状实质性组织，但肾周围无正常肾皮质回声，亦无正常集合系回声。③如为双侧多房性肾囊性变，在胎儿期有羊水过少及膀胱不显示的特征。④部分病例表现为肾脏缩小甚至不显示或表现为不典型肾盂积水。

4. 多房性肾囊性变的 CT 表现

CT 表现为肾区见多房性呈水样密度的囊肿，大小不一，数目不等，其间可见厚薄不一的间隔，无明显肾盂结构。囊壁和囊肿间隔可见钙化。增强后囊性部分无明显强化（图7-13），实质部分可有中度强化代表肾脏发育不良的成分。对侧肾脏体积一般大于正常。

5. 多房性肾囊性变的治疗原则

单侧多房性肾囊性变，如果对侧肾脏情况良好，且无尿路梗阻可行患侧肾切除，否则，除患肾肿块很大，对腹腔其他脏器产生压迫者外，可给予长期观察。但一旦疑有恶性肿瘤或引起高血压时，需要进行外科手术治疗，切除患肾。同时由于对侧肾代偿很大，临床常需对症治疗，以保护健肾能更好地发挥滤过功能。

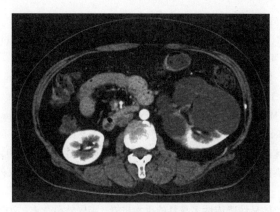

图 7-13 多房性肾囊性变 CT 图像

（熊 晖）

参 考 文 献

1. Agarwal MM, Hemal AK. Surgical management of renal cystic disease. Current Urology Reports, 2011, 12 （1）: 3-10.

2. Katabathina VS, Kota G, Dasyam AK. Adult renal cystic disease: a genetic, biological, and developmental primer. Radiographics: a review publication of the Radiological Society of North America, Inc., 2010, 30 （6）: 1509-1523.

3. McGuire BB, Fitzpatrick JM. The diagnosis and management of complex renal cysts. Current Opinion in Urology, 2010, 20 （5）: 349-354.

4. Maher ER, Neumann HP, Richard S. von Hippel-Lindau disease: a clinical and scientific review. Eur JHum Genet, 2011, 19: 617-623.

5. Nicolau C, Bunesch L, Sebastia C. Renal complex cysts in adults: contrast-enhanced ultrasound. Abdominal Imaging, 2011, 36 （6）: 742-752.

6. Yu W, Zhang D, He X, et al. Flexible ureteroscopic management of symptomatic renal cystic diseases. The Journal of Surgical Research, 2015, 196 （1）: 118-123.

7. Yonguc T, Sen V, Aydogdu O, at al. The comparison of percutaneous ethanol and polidocanol sclerotherapy in the management of simple renal cysts. International Urology and Nephrology, 2015, 47 （4）: 603-607.

8. Bas O, Nalbant I, Can Sener N, et al. Management of renal cysts. JSLS, 2015, 19 （1）: e2014. 00097.

9. Skolarikos A, Laguna MP, de la Rosette JJ. Conservative and radiological management of simple renal cysts: a comprehensive review. BJU International 2012, 110 （2）: 170-178.

10. Graumann O, Osther SS, Osther PJ. Characterization of complex renal cysts: a critical evaluation of the Bosniak classification. Scandinavian Journal of Urology and Nephrology, 2011, 45 （2）: 84-90.

11. Waingankar N, Hayek S, Smith AD, et al. Calyceal diverticula: a comprehensive review. Reviews in Urology, 2014, 16 （1）: 29-43.

12. Silay MS, Koh CJ. Management of the bladder and calyceal diverticulum: options in the age of minimally invasive surgery. The Urologic Clinics of North America, 2015, 42 （1）: 77-87.

13. Agarwal MM, Hemal AK. Surgical management of renal cystic disease. Current Urology Reports, 2011, 12 （1）: 3-10.

14. Jain S, Chaitanya Arudra SK, De Las Casas LE. Cystic nephroma of the kidney. The Journal of Urology,

2015，193（1）：313-314.

15. Gambaro G, Danza FM, Fabris A. Medullary sponge kidney. Current Opinion in Nephrology and Hypertension，2013，22（4）：421-426.

16. Uchida T, Takechi H, Oshima N, et al. Medullary sponge kidney diagnosed by unenhanced magnetic resonance imaging. Iranian Journal of Kidney Diseases，2015，9（1）：18.

17. McPhail EF, Gettman MT, Patterson DE, et al. Nephrolithiasis in medullary sponge kidney：evaluation of clinical and metabolic features. Urology，2012，79（2）：277-281.

18. 齐太国，金讯波. 单纯性肾囊肿分型及其意义的研究. 泌尿外科杂志，2010，2（2）：30-34.

19. 金讯波，张智宇. 常染色体显性遗传多囊肾病发病机制的研究现状. 泌尿外科杂志，2010，2（3）：1-4.

20. 金讯波，袁航. 常染色体显性遗传性多囊肾的手术进展. 泌尿外科杂志，2010，2（4）：1-4.

21. 熊晖，夏亭，蒋绍博. 肾脏体积对常染色体显性遗传性多囊肾患者手术时机选择的影响. 山东大学学报（医学版），2011，49（8）：96-99.

22. 李斌，张沂南，金讯波. 腹腔镜囊肿去顶减压术联合肾脏被膜剥脱术治疗常染色体显性遗传性多囊肾病的安全性及有效性评估. 泌尿外科杂志，2011，3（2）：4-6.

23. 熊晖，王正，相玉柱. 腹腔镜肾囊肿去顶减压术联合无水酒精囊内注入治疗单纯性肾囊肿. 泌尿外科杂志，2012，4（4）：14-17.

24. 齐太国，金讯波. 单纯性肾囊肿临床治疗研究进展. 泌尿外科杂志，2013，5（2）：52-56.

第八章 多囊肾研究进展

第一节 ADPKD 的致病基因和发病机制进展

1. ADPKD 在致病基因方面的研究进展有哪些

ADPKD 是常染色体显性遗传病，因此，有此病的后代有 50% 的机会遗传该疾病。它是遗传异质的，具有 2 个致病基因：①*PKD1*：编码 PC-1 并占 85% 的病例；②*PKD2*：编码 PC-2 并占病例的 15%。来自加拿大和美国的基于人群的研究表明 PKD2 相关疾病的患病率更高，因此该基因的突变可占所有 ADPKD 病例的 1/4 ~ 1/3。虽然一些人假设有第 3 个 PKD 基因，但并没有令人信服的证据支持这个假设。

ADPKD 具有惊人的高表型变异性。*PKD2* 比 *PKD1* 突变导致的疾病要相对轻微，ESRD 的平均年龄分别为 79.7 岁和 58.1 岁。在 *PKD1* 突变中，非截断突变比截断突变可导致的病变要轻微（后者占 *PKD1* 突变的 65%）。ADPKD 中的基因型表型关系尚未完全理解。该疾病与多种表型相关，从具有巨大囊肿的新生儿到其肾脏功能以足够的水平维持到老年的患者。导致这种变异的关键因素是受影响的基因位点（*PKD1* 对 *PKD2* 突变），等位基因变异差异（截断，非截断或低突变），基因失活的时间，嵌合和遗传背景。男性可能有更严重的表型。受影响的家庭成员可能具有不一致的疾病严重性，表明遗传和环境修饰者的作用。在 10% ~ 15% 的 ADPKD 患者中，没有该疾病的阳性家族史。这种情况的原因包括新生突变（5% 的病例），来自 *PKD2* 突变和非截断 *PKD1* 突变的轻度疾病，嵌合体，或不能获得家长的医疗记录。

2. 目前对多囊蛋白的认知进展有哪些

近年来对 ADPKD 发病机制的了解已经大大提高，尽管如此，多囊蛋白的功能和潜在疾病发展的分子机制仍然知之甚少。多囊蛋白构成蛋白质通道的亚家族并且被认为调节细胞内钙信号传导。多囊蛋白在许多组织中表达，包括肾小管上皮，肝胆管和胰管。PC-1 定位于初级纤毛和参与细胞-细胞接触的结构（例如，紧密连接）。PC-1 可能作为受体和/或黏附分子，而 PC-2 是钙通透的非选择性阳离子通道，存在于初级纤毛，内质网和可能的质膜上。这些多囊蛋白相互作用以形成 PC 复合物，其定位于原始纤毛并在细胞内钙调节中起作用。

3. ADPKD 中的囊肿发生机制进展有哪些

虽然几个假说已经被提出，但是 ADPKD 的囊肿发生机制仍未能被完全了解。体细胞二次打击突变模型表明，体细胞突变发生在未受影响的等位基因，使致病基因的功能损失增加 50%~100%。换句话说，ADPKD 在细胞水平上被认为是隐性的。这个模型是基于多个观察，包括囊性发生的焦点性质（即，少数肾小管上皮细胞变为囊性，虽然遗传突变存在于所有细胞中）。此外，已观察到囊性细胞中受影响的 ADPKD 基因的正常等位基因经历丢失或突变。

最近的证据表明，为了发生囊变，不需要完全丧失功能；相反，功能 PC-1 或 PC-2 必须降低到某一阈值水平。低于该临界阈值，PC-1 剂量与相对于囊肿起始速率和进展速率的疾病严重性相关。*PKD1* 或 *PKD2* 中的突变导致细胞内钙的减少，环腺苷酸（cAMP）的增加，蛋白激酶 A 的活化，以及增加集合管原始细胞对加压素的恒定张力效应的敏感性。钙信号的中断与增强的 cAMP 信号传导激活下游信号通路，从而导致受损的肾小管生成，细胞增殖，增加液体分泌和间质炎症。由 CFTR 基因编码的 cAMP 依赖性转运蛋白刺激上皮细胞分泌氯化物，并且在产生和维持囊液填充的囊肿中起重要作用。其他致病途径可包括 mTOR、Wnt 或 hedgehog 信号传导的激活；PC-1 片段对基因转录的直接作用；增加有氧糖酵解等。

第二节 ADPKD 的诊断进展

1. ADPKD 的 B 超诊断进展有哪些

鉴于其可用性、安全性和低成本，超声检查是用于症状前诊断的首选。目前已经有研究为具有阳性家族史的患者建立了年龄相关的超声诊断和疾病排除标准。具体地，对于年龄 15~39 岁的风险个体总共 3 个或更多个肾囊肿，以及对于年龄为 40~59 岁的风险个体每个肾脏中 2 个或更多个囊肿的存在足以诊断 ADPKD。对于年龄大于 40 岁的个体，超声检查未发现肾囊肿可排除 ADPKD。

2. 磁共振成像（MRI）或计算机断层扫描（CT）进展有哪些

如果超声诊断不明确，可以采用磁共振成像（MRI）或计算机断层扫描（CT）进一步诊断。对于年轻个体（<40 岁），在排除 ADPKD 方面 MRI 优于超声检查。最近对 73 名受影响的患者和 82 名未受影响的个体的研究表明，通过 MRI 发现少于 5 个囊肿足以排除潜在肾脏供体中 ADPKD 的诊断。薄层扫描的增强 CT 可能提供类似的信息，但是这在正式研究中尚未确定。在没有家族史的情况下，这些基于影像学的标准不适用。在这种情况下，应考虑多种因素，包括患者的年龄，相关表现的存在（例如肝囊肿），以及提示其他遗传疾病的发现或家族史。

3. 增强超声在诊断 ADPDK 方面可有优势

尽管在观察囊肿壁和分隔以及发现实性占位方面优于常规的超声，但对比增强超声（CEUS）在 ADPKD 诊断中的适用性并不占优势。

4. 肾脏 MRI 评估中的金标准多参数 MRI 是指什么

常规肾 MRI 检查模式包括静脉注射顺磁造影剂之前和之后的 T_2 加权图像，化学位移成像（CSI，同相/反相）序列和脂肪饱和的 T_1 加权图像。动态对比增强 MRI 扫描、DWI 扫描和磁共振尿路造影术（MRU）促成了 MRI 检查的多参数（MP）模式，并使其成为肾脏 MRI 评估中的金标准。MRU 检查可以以双重方式执行：第一种方法在于获取基于强烈 T_2 加权图像的静态流体的水文序列。可以执行该序列的重复检查以更好地观察肾盂肾盏系统和输尿管。另一种方法在于在静脉内给予对比剂后获取 MRU 扫描；肾脏的排泄功能必须保留，以便该检查是可行的。使用利尿剂可能有帮助，特别是在没有肾盂肾盏系统扩张的患者中。

5. 血氧水平依赖性磁共振成像是指什么

血氧水平依赖性磁共振成像（BOLD-MRI）是使用脱氧血红蛋白作为组织氧饱和度的内源性标记物的，用于评估某些肾脏病理学的新技术。它的结果解释是困难的，因为获得的 BOLD-MRI 信号取决于例如患者的水化程度、循环血量、年龄、性别、影响氧解离曲线（体温，血细胞比容，血液 pH）等因素。

6. 为什么说超声在评估多囊肾进展方面存在局限性

影像学技术不仅可用于诊断疾病及其并发症，而且可用于评价疾病进展。疾病进展的评估需要确定囊肿的数量和大小以及肾脏的大小。虽然超声检查是 ADPKD 诊断的首选方法，但 CT 和 MRI 扫描在评估疾病进展中更有价值。超声检查的局限性与其对方法和操作者可靠性的依赖性等因素有关。此外，超声扫描在评估小于 1cm 的小囊肿时是无效的。通过影像学检查在评估疾病进展时评估的参数之一是由肾脏体积显示的肾脏大小。在超声检查中，可以使用三维（最大长度，宽度和前后尺寸）通过使用计算旋转椭圆体积的公式来计算体积，以评估肾脏大小。但是与基于 MRI 的体积评估相比，该方法低估了肾脏的大小（约 25%）。另外超声也低估了由于各种因素造成的肾体积，包括囊性肾的不规则形状，通常与旋转椭圆体的不同。

7. 目前多囊肾患者肾脏体积评估的金标准是什么

正是因为超声诊断方面存在局限性，CT 和 MRI 开始被用来准确评估多囊肾患者的肾脏体积进展情况。最初，在 ADPKD 患者中使用 CT 来估计肾脏的大小（体积），其体积测量的准确性和 MRI 相似。然而，由于使用电离辐射和使用肾毒性造影剂，该方法在 ADPKD 患者的长期随访中不占优势。目前，MRI 被认为是肾脏体积评估的金标准。

8. 监测肾脏总体积（ TKV 和 htTKV ）　变化对 ADPKD 患者的进展情况有何意义

正如多囊肾病放射成像研究联合会（CRISP）所证实的，肾脏的大小与其通过 eGFR 测量的肾功能相关。在研究中通过在冠状面中获得的对比度增强的立体 T_1 加权 MR 图像来使用测量，肾脏的总体积在一年的随访中增加了 5.3%。由于存在发生肾源性组织纤维化（NSF）的潜在风险，研究方案进行了修改以放弃对比度增强期。在肾脏总体积（TKV）大于 $1500cm^3$ 的患者中，eGFR 每年以 4.3ml/min 的速率降低。除了肾脏体积测量，还可进行囊肿体积测量（使用 T_2 加权图像），观察到一年中的增加率为 12%。目前，通过使用 TK 与以米（m）为单位的重量的比率（高度调整的 TKV，htTKV），使得肾体积的评估与患者的身高无关。在 $htTKV \geqslant 600cm^3/m$ 的患者的 8 年随访中观察到疾病进展和肾功能不全的高风险，表明 htTKV 是重要的预后指标。

9. 影像学检查在 ADPKD 治疗中有何作用

现在影像学检查学检查不仅用于诊断和监测 ADPKD 的疾病进展，而且作为治疗中的辅助工具。目前，ADPKD 患者的管理包括治疗末期慢性肾脏疾病中的泌尿系统疾病（疼痛，感染），动脉高血压和肾脏替代治疗中的并发症等。阐明导致囊肿发生的遗传原理和病理机制有助于对 ADPKD 治疗中的新方向的研究，其目的在于减少囊肿的数量和大小，并因此减小肾脏总体积。在这种情况下，MRI 监测肾脏体积变化为监测治疗效果提供了最佳工具。

10. 针对 ADPKD 什么时候需要做遗传学检测

ADPKD 的诊断并不常规需要遗传学检测，但当影像学结果不确定和/或需要确切的诊断，如在识别活体的肾脏捐助者，或在非典型病例（例如早期和严重的多囊肾，肾衰竭而肾脏没有显著增大，家族内存在明显不一致的疾病，肾脏之间疾病严重程度明显不对称，或非常轻微的 PKD 时，遗传学诊断就显得非常必要。遗传学检测也可用于诊断没有家族史的散发性 PKD 或具有综合征特征的 PKD。这样的检测也可以有助于生殖咨询。当有效的疾病缓解性治疗变得可用时，在开始治疗之前测试年轻患者以确认诊断将是有益的。

11. 目前用于 ADPKD 分子诊断的方法有哪些

最常用的方法是通过 Sanger 测序对 *PKD1* 和 *PKD2* 基因的的直接突变筛选。这可以在具有阴性 DNA 测序结果的情况下进行多重依赖性探针扩增。下一代测序技术具有高通量筛选和降低成本的潜力。目前，分子筛选是可商购的，但仍然昂贵，并且通常难以解释。已经分别报道了针对 *PKD1* 和 *PKD2* 的 1270 和 200 种致病突变。尽管有全面的筛选，但仍有多达 15% 的疑似 ADPKD 患者的这些基因中没有突变。

12. 有必要针对 ADPKD 进行症状前筛查吗

目前不推荐对有风险的儿童进行 ADPKD 的症状前筛查。阳性诊断可能会对儿童的职业生涯、可保险性和教育产生影响。阳性诊断也可能导致情绪负担。在测试一个孩子之前，临床医生应该与父母或监护人进行讨论。然而，应监测有风险的儿童早期需要治疗的疾病（如高血压）。对于有 ADPKD 风险的成人的症状前筛查通常通过超声检查来进行，但是可以考虑 MRI。

13. 对于 ADPKD 的病情进展因何无统一且明确的预测因子

由于 ADPKD 具有广泛的临床变异性，目前文献中已经报道了预测和测量 ADPKD 进展的一系列生物学、遗传和临床特征。鉴于目前没有可以减慢 ADPKD 进展的有效治疗措施，ADPKD 的治疗主要集中在控制疾病的症状和并发症方面。基于对疾病进展速率预测的患者分层可有助于症状管理。围绕该疾病的临床进展的不确定性也导致研究潜在干预的临床试验的缺乏。由于 ADPKD 进展速率的可变性和患者达到 ESRD 所需的时间长度，进展到 ESRD 是用于临床试验的较差的候选终点。相反，疾病进展时间的预测因子/指标已用于评估治疗的功效，然而存在大量不同的候选终点。这导致在证明确定的效力和在比较各试验的治疗效果时出现很多问题。因此，目前尚未达成关于评估 ADPKD 的进展和潜在疗法功效的最佳终点的共识。一系列观察性研究试图解决这一问题，但所报告的参数和疾病进展的评估中存在不一致性。

14. TKV 为何能成为 ADPKD 的病情进展较佳的预测因子

首先如前所述，患者进展到 ESRD 所需时间较长，因此，ESRD 无法成为最佳的病情进展预测因子。GFR 特别是单肾 GFR 监测可以较好地评估肾脏的功能，但是 GFR 在正常范围内缓慢的进展速率和长期性限制了它的应用。CRISP 观察性研究是一个丰富的数据来源，已经评估了在一个相对较大的 ADPKD 患者队列中的几个预后指标，在长期随访期（6 年）观察了预计快速进展的临床和影像学特征。为了评估基线肾脏总体积（TKV）和肾生长随时间的关系，将队列分层，结果显示年龄较大的基线 TKV 与 TKV 的快速增长相关。CRISP 还表明，尽管 GFR 在患者四五十岁之前通常不改变，但是肾脏体积增大在疾病的早期阶段明显进展，将大的 TKV 确定为早期疾病进展的关键指标。这提供了证据表明在囊肿发展造成不可逆的损害之前进行早期治疗可能是重要的，可以延缓或阻断 ADPKD 的进展。PKD 结果联盟（PKDOC）的数据集是目前可用的最大的 ADPKD 数据集，包括来自 CRISP 的数据，以及来自梅奥诊所、埃默里大学和科罗拉多大学的其他研究人群。其研究同样证明 TKV 是重要的预后指标，并确定基线 TKV 和基线 eGFR 作为 eGFR 下降和进展为 ESRD 的预后指标。

15. 除了基线 TKV、基线 GFR 等还有哪些预后指标

除了基线 TKV、基线 GFR，其他相关的预后指标包括高血压，性别和诊断年龄。预期这些预后指标将用于未来的治疗评估，旨在减缓 ADPKD 的进展，并将促成试验设计的改进和标准化。然而，CRISP 研究还具有局限性，与一般 ADPKD 人群相比，CRISP 招募了具有保存良好的肾功能的年轻队列。需要在更宽范围的肾功能和更广泛的体积空间的 AD-PKD 人群中加以进一步的分析验证。

ADPKD 患者的特异基因型也已经被作为评估疾病进展的潜在指标而被关注。尽管在文献中普遍认为 *PKD1* 突变患者与 *PKD2* 突变患者相比其肾脏更大，肾功能更差，但很少有论文报道使用 GFR 和/或 TKV 来测量基因型分层的患者的疾病进展。

由于肾脏大小和遗传图谱的异质性，目前基于肾脏超声和家族史的诊断并非最佳。最近，已经鉴定出可用作诊断 ADPKD 患者的非侵入性方法的尿蛋白质组和微小 RNA 生物标志物。长期研究正在进行中，以确定这些标志物是否也作为预后指标在 ADPKD。初步结果是有希望的，在 ADPKD 患者的尿肽谱和高度调整的 TKV 之间观察到了相关性。

16. 确定 ADPKD 患者预后指标的重要性是什么

预后指标的确定对于改善 ADPKD 的管理是非常重要的，因为更好地理解患者的临床预后可有助于改善其症状管理，并可以根据个体的预测进展而进行定制。意识到这一点将有助于旨在研究患者的疾病改善治疗时对其进行分层和选择，以及确定出标准的研究终点为改进的临床试验设计提供基础，并以评估和比较不同研究之间的治疗效果。构建疾病进展模型以预测 ADPKD 的进展，结合鉴定的预后指标，将来可以为 ADPKD 患者的管理提供更好的指导。

第三节 ADPKD 的治疗进展

一、多囊肾的药物治疗进展

1. 当前药物治疗多囊肾囊肿增长方面的策略有哪些

目前 ADPKD 尚缺乏有效的治疗方法。现有的治疗措施主要集中在控制疾病的并发症，而不是减缓囊肿发展或阻止其进展为肾衰竭。当前的治疗策略包括：降低 cAMP 水平；抑制细胞增殖；并减少囊液的分泌。

2. 当前已经进行临床试验的治疗多囊肾的药物和策略有哪些

目前国际上已经进行了许多临床试验以研究不同药物对肾和肝囊肿生长以及肾功能恶化的影响。已在随机临床试验（RCT）中测试的药物类别包括 mTOR 抑制剂（西罗莫司和依维莫司），生长抑素类似物（奥曲肽，兰瑞肽，帕瑞肽）和最近的加压素 V_2 受体拮抗剂托伐普坦。2018 年，托伐普坦已获得美国 FDA 批准，应用于存在病情快速进展风险的 ADPKD 成人患者，以延缓肾功能的下降。被测试的其他药物包括 bosutinib/Abelson/SRC-ABL 酪氨酸激酶抑制剂和雷公藤内酯，。

3. 理论上，mTOR 抑制剂抑制囊肿生长的原理是什么

mTOR 和囊性纤维化跨膜传导调节因子的过度活性被认为有助于肾囊肿在 ADPKD 中的进行性生长。最近的研究已经确定 AMP 激活激酶可抑制这些蛋白质的活性。临床 AMP 激酶激活剂例如二甲双胍和小檗碱因此可能在 ADPKD 的临床治疗中具有潜力。

4. 是否可以联合药物治疗 ADPKD

联合药物治疗如使用低剂量的西罗莫司（雷帕霉素）、托伐普坦和非那西汀可使 PKD 的进展缓慢，并且副作用有限，这表明在临床试验中也可使用联合治疗。

5. 目前 ADPKD 相关药物治疗的总体进展情况如何

Myint 等总结了 ADPKD 的药物治疗的各种试验，表明需要使用新的生物标志物或具有更好耐受性的治疗剂进行更好的设计和更长持续时间的有效试验。

6. mTOR 抑制剂相关的临床试验进展如何

有 meta 分析研究对 4 项关于 ADPKD 患者应用 mTOR 抑制剂治疗的 RCT（564 名患者）进行了分析，研究患者的 GFR，尿蛋白，TKV，囊肿体积，实质体积，脂质分布和不良事件发生频率。其主要发现是，与对照组相比虽然 mTOR 抑制剂治疗组患者的 TKV 较小，但却没有减缓肾功能的下降。这与一项随机交叉研究（SIRENA 研究）的研究结果一致。然而，关于使用 mTOR 抑制剂来延缓 ADPKD 病情进展的 RCT 的另一项 meta 分析（5 项研究，619 名患者）未能证明 mTOR 抑制剂治疗组的 TKV 或 GFR 较对照组有明显差异。上述对 ADPKD 的 mTOR 抑制剂治疗的研究显示，该类药物对 TKV 或 eGFR 的主要终点没有明显的益处。另一个试验以 ^{125}I-碘氨酸盐 GFR（iGFR）为主要研究终点，以 TKV 为次要研究终点，评估了两种水平的西罗莫司的 12 个月的疗效。30 名成年 ADPKD 患者随机应用低剂量西罗莫司（2~5ng/ml，n=10），标准剂量西罗莫司水平（>5~8ng/ml，n=10）或标准治疗（SC 组，n=10），结果显示接受低剂量西罗莫司的患者有更好的 iGFR，但在 2 个月后的 TKV 没有显著差异。

7. 生长抑素类似物相关的临床试验进展如何

用生长抑素类似物治疗旨在通过第二次 Cl^- 转运调节囊肿的管状上皮的活性，从而使肾囊肿收缩。一项随机、交叉、安慰剂对照试验比较了在 ADPKD 患者中使用长效生长抑素（奥曲肽-LAR，40mg 肌内注射，每 28 天 1 次）或安慰剂的 6 个月治疗的风险/益处。与安慰剂组相比，轻-中度肾功能不全患者应用生长抑素后 TKV 增加明显减慢。在另一项涉及奥曲肽长期治疗的研究中，Caroli 等评估了 3 年奥曲肽 LAR 治疗对 ADPKD 患者肾脏和囊肿生长以及肾功能下降的影响。他们于 2000—2008 年在意大利五家医院进行了一项多中心、随机、单盲、安慰剂对照、平行组试验，成人（>18 岁）的 eGFR 为 40ml/(min·1.73m²) 或更高，以每 28 天随机分配奥曲肽-LAR（n=40）或 0.9% 氯化钠溶液（n=39）进行治疗。

结果发现治疗组（220.1±49.1）ml 中 TKV 平均增加的平均值±标准误低于安慰剂组（454.3±80.8）ml，但差异不具有统计学意义。

8. 血管加压素 V$_2$ 受体拮抗剂托伐普坦相关的临床试验进展如何

血管加压素 V$_2$ 受体的阻断被认为限制了囊肿生长，从而延缓了进行性肾功能障碍。加压素拮抗剂和生长抑素类似物降低细胞内 cAMP 水平，尽管临床益处有限，但它们具有明显的副作用。Torres 等在年轻患者（≤50 岁）中进行了大样本（2007—2009 年间 1445 例患者）托伐普坦（tolvaptan）的选择性加压素 V$_2$ 受体拮抗剂的前瞻性研究，其中 ADPKD 具有相当好的肾功能（eGFR>60ml/min），并且用 MRI 测量的 TKV>750ml。他们比较 TKV，肾功能，蛋白尿，肾脏疼痛和生命体征。这项 TEMPO（托伐普坦治疗常染色体显性多囊性肾脏疾病及其结局的疗效和安全性）试验表明，托伐普坦可有效减缓肾脏体积的扩张和肾功能的恶化。托伐普坦已被报道将 ESRD 发病的中位年龄延长了 6.5 年，并将预期寿命延长 2.6 年。即使托伐普坦的益处持续较长时间，它仍然不是成本有效的治疗。托伐普坦具有显著的不良作用，包括多尿、夜尿增多、多饮和升高的氨基转移酶浓度，并有导致急性肝衰竭的可能性。在 TEMPO 3：4 试验中，治疗组中 8.3%的患者具有严重的托伐普坦相关性疾病，导致药物停药。适当的患者选择对于在优化长期获益的同时，使副作用和肝毒性危险因素将至最小化至关重要。2018 年，托伐普坦已获得美国 FDA 批准，应用于存在病情快速进展风险的 ADPKD 成人患者，以延缓肾功能的下降。

9. 维生素 D 相关的临床试验结果如何

维生素 D 越来越多地被认识到许多其他重要的生理功能，包括降低血压和蛋白尿以及肾脏炎症和纤维化。维生素 D 缺乏与蛋白尿、增加的死亡率相关，并且可以介导肾衰竭的进展。基于胆钙化醇将减轻高血压、蛋白尿和减少生物标志物——单核细胞趋化蛋白-1（MCP-1，ADPKD 进展的替代炎症标志物）的尿排泄的预测，Rangan 等设计了一项研究，以提供证据，证明简单的干预措施，如在缺乏或不足状态的维生素 D 补充，是否是预防 ADPKD 肾衰竭的治疗。

二、ADPKD 并发症的治疗进展

1. ADPKD 最常见的临床表现是什么？ 平均发生年龄是多少

高血压（血压>140/90mmHg）是 ADPKD 最常见的临床表现。50%～70%的多囊肾患者在肾功能显著下降之前发生高血压，多囊肾患者高血压的平均发病年龄为 30 岁。

2. ADPKD 患者的血压升高的原因有哪几种

ADPKD 患者的血压升高的原因包括肾素-血管紧张素-醛固酮系统（RAAS）的激活，交感神经张力的增加和原发性血管功能障碍。其中最重要的因素是肾内 RAAS 的激活，这可能是由于囊肿扩张对血管树进行拉伸和压缩，导致缺血。RAAS 激活对肾囊肿具有潜在促有丝分裂作用，这由动物研究支持。多囊肾延缓进展研究（HALTPKD）是最近的一项随机、双盲、安慰剂对照临床试验，其检查 RAAS 系统阻断在 ADPKD 的早期和晚期阶段的患者中的作用。在大多数患者中，使用血管紧张素转化酶（ACE）抑制剂的单一疗法被发现与良好的血压控制相关。

3. 严格血压控制对 ADPKD 患者有何意义

据最新研究表明，严格的血压控制（目标范围 95～110/60～75mmHg）与 TKV 的较慢增加相关，并且在治疗的前 4 个月内估计的 GFR（eGFR）更快速下降，其后具有较慢的下降（不存在总体 eGFR 效应），肾血管阻力的较小增加，以及左心室质量指数的较大下降。

4. ADPKD 患者为什么要早期控制高血压

在 ADPKD 患者中，高血压与 ESRD 的发展以及心血管发病率和死亡率有关，高血压的诊断通常滞后，靶器官损伤在 ADPKD 早期即出现。有必要早期监测和治疗高血压，特别是在儿童和年轻成人中。

5. ADPKD 患者血压控制的目标是什么

目标血压为 140/90mmHg，但在左心室功能不全，颅内动脉瘤（ICA），糖尿病或蛋白尿患者中应该个体化治疗并降低至 130/80mmHg。在具有慢性肾脏疾病（CKD）阶段 1～2 的 ADPKD 的年轻患者中，严格的血压控制（目标，95～110/60～75mmHg）可能是有利的。

6. 要良好控制 ADPKD 患者的血压有哪些具体措施和注意事项

生活方式改变和医疗可以帮助控制血压。通过运动计划，低盐摄入量（≤2g/d）和维持健康体重（体质指数 20～25），在有 ADPKD 病史的家庭中鼓励健康的生活方式是有益的。应该强调盐限制，因为患有 ADPKD 的患者通常钠超负荷并具有钠敏感性高血压。对 RAAS 阻断同样有效的 ACE 抑制剂或血管紧张素受体阻断剂应该是一线治疗。值得注意的是，这些药物的共同给药没有带来额外的益处。在为生育年龄的妇女开具 ACE 抑制剂或血管紧张素受体阻断剂时，应考虑到其致畸风险，应谨慎使用。β 受体阻断剂或 α 受体阻滞剂优先用于具有并发疾病情况例如心绞痛或良性前列腺增生的患者。钙通道阻断剂和利尿剂也可以使用，但需谨慎，在 ADPKD 中，这样的药物可能在恶化肾病进程中起作用。

7. ADPKD 患者的慢性疼痛定义是什么

ADPKD 患者的慢性疼痛被定义为存在≥4～6 周的疼痛。它是 ADPKD 患者发病的重要原因，在 60% 的患有 ADPKD 的成人中报道腹部和背部疼痛。ADPKD 患者的慢性疼痛通常很严重，影响身体活动和社会关系，常常难以治疗。通常是由于行走或长时间站立而加剧的不适。患者可以经常用一个手指在腹部位置定位疼痛。背部疼痛通常与肾脏和/或肝脏的明显增大有关。

8. ADPKD 患者急性疼痛主要是什么原因

ADPKD 患者的急性疼痛通常与肾囊肿出血，感染或结石有关。与囊肿出血中的点压痛相比，由于肾囊肿感染引起的疼痛通常是弥漫性的，单侧的和非放射性的。重要的是识别疼痛的模式，并采用多学科方法进行鉴别诊断。对不同肾功能水平的多囊肾患者完成的 171 份问卷的分析显示，疼痛频率的顺序依次为：腰痛、腹痛、头痛、胸痛和腿痛。在大多数患者中，视觉模拟量表所记录的疼痛的严重程度为 4/10～5/10。MRI 可区分由囊肿扩大或囊肿破裂或感染引起的腰背痛。此外，当评估处于危险中的人群的急性疼痛时，必须考虑到作为产生肾绞痛的因素的尿酸性尿石症的可能。如果怀疑有尿石症，那么腹部 CT 扫描和或超声应该是检查的方法。

9. ADPKD 患者的慢性疼痛有哪些管理措施

ADPKD 患者的慢性疼痛管理的方法必须包括帮助患者适应慢性疼痛的措施，从而限制其对其生活方式的干扰。管理范围从非药物治疗到高剂量阿片类药物治疗和更多的侵入性手术，包括外科手术。腹腔神经丛神经溶解和肋间神经射频消融可暂时缓解疼痛。开放或腹腔镜囊肿去顶减压术可以治疗患者因多囊肾引起的疼痛和感染，而不会导致肾功能的进一步恶化。

10. ADPKD 患者的结石研究进展有哪些

结石发生在 20%~35% 的 ADPKD 患者中，2/3 的患者是有症状的。结石通常由尿酸和/或草酸钙组成。CT 在检测结石方面比超声更敏感。双能 CT 可以区分这两种类型的结石。结石的形成归因于尿潴留和代谢因素，包括低尿 pH，低枸橼酸盐浓度和氨排泄减少。通常难以区分结石和囊壁或实质钙化。用于肾结石预防的药物治疗与一般人群相似。在大多数情况下，可以选择服用枸橼酸钾进行治疗。在 ADPKD 患者中梗阻性结石的治疗更困难。体外冲击波碎石术和经皮肾镜碎石术在早期和正常肾功能的患者中没有禁忌，已成功使用且没有增加并发症的发生。还可以考虑具有输尿管软镜钬激光碎石术。

11. ADPKD 患者血尿方面研究进展有哪些

囊肿出血在 ADPKD 中很常见。在影像学检查中经常见到的高密度囊肿很大可能代表囊肿出血，也可以指示囊液内蛋白质的含量。囊肿出血可与发热相关，并且常常难以与囊肿感染区分。肉眼血尿可能与囊肿出血、感染、肾结石活动或肾/尿路上皮肿瘤有关。出血通常在 2~7 天内消退。如果症状持续超过 1 周或者是患者的第一次出血性发作且年龄超过 50 岁，则应排除肿瘤。囊肿出血的罕见并发症包括广泛的囊下或腹膜后血肿。如果可行，肉眼血尿的治疗大多是保守的，休息，水化，避免或暂时中止促进出血的药物（例如华法林、阿司匹林或氯吡格雷）。在严重的囊肿出血的情况下，有指征临时停用 RAAS 抑制剂以预防急性肾损伤。基于一小群患者的成功经验，当保守治疗失败时，可考虑抗凝血剂氨甲环酸。

12. ADPKD 患者泌尿系感染有哪些特点

30%~50% 的 ADPKD 患者在其一生中可发生泌尿系统感染。膀胱炎和尿道炎在女性中更常见，并且通常由革兰阴性肠道微生物引起。下尿路感染的治疗应及时，与一般人群的治疗相同。囊肿感染和急性肾盂肾炎是上尿路感染的最常见原因。腹部或侧腹部疼痛和发热是常见的症状，如果同时合并红细胞沉降率或 C 反应蛋白值升高应该考虑囊肿感染。尿分析，尿培养与抗微生物药敏试验，血培养和 CT 或 MRI 成像应该是初步评估的一部分。在膀胱感染检测中，膀胱[18]氟代脱氧葡萄糖-正电子发射断层扫描（FDG-PET）比 CT 或 MRI 更敏感。如果成像显示复杂囊肿的特点，可考虑行囊液抽吸，并送往微生物检测。如果疼痛或持续不断的发热持续超过 72 小时，应当重复影像学检查以排除可能需要干预的并发症（例如肾周期脓肿或尿路梗阻），并且如果最初未进行微生物学研究，应考虑囊肿液的抽吸。

13. ADPKD 患者出现泌尿系统感染的处理有哪些具体措施

如果患者具有全身症状治疗应静脉使用广谱抗生素，逐渐过渡为具有良好囊肿穿透的口服抗生素，如环丙沙星或其他喹诺酮类药物。治疗将根据微生物的药物敏感性进行选择。对于孤立的急性肾盂肾炎，抗生素治疗的总持续时间应至少为 10~14 天。在使用口服喹诺酮或复方磺胺甲噁唑作为合理的替代方案的情况下，持续时间应延长至最少 4 周，最多 6 周。肾周脓肿需要长期的静脉抗生素治疗，并应考虑穿刺引流。抗生素治疗和感染控制的效果通过体温将至正常、C 反应蛋白水平的正常化和至少 2 次阴性血液和/或尿培养物的记录来定义。大于 5cm 的感染性囊肿可能耐抗生素治疗，需要经皮或手术引流。肾切除术很少采用，但是在肾周脓肿或气肿性肾盂肾炎的情况下仍被考虑，因为抗生素治疗对其基本无效。

14. ADPKD 患者肾细胞癌发病率有多高？ 有何特点

在 ADPKD 中肾细胞癌（RCC）很少见（发生在 1% 的患者中），并且在患有 ADPKD 的患者中不比在具有其他肾脏疾病的患者中更常见。然而，RCC 可以在 ADPKD 患者的早期出现，而不是在普通人群中出现，并且通常是双侧的，多中心的和类肉瘤样的。发热和全身症状（厌食、疲劳和体重减轻）是常见的症状。RCC 是疼痛的罕见原因并且难以诊断。癌的潜在特征包括复杂性囊肿的快速生长，通过超声检查发现的实性占位，通过 CT 可见的斑点钙化，以及对比增强，局部淋巴结转移和在 CT 或 MRI 上的肿瘤血栓。目前不推荐在 ADPKD 患者中筛查 RCC。

15. ADPKD 患者终末期肾病的发生情况如何？ 其最佳治疗方案是什么

大多数 ADPKD 患者会出现终末期肾病（ESRD），尽管其发病情况因个体而异。几乎 50% 的 ADPKD 患者在 60 岁时达到 ESRD，*PKD1* 相关疾病患者的 ESRD 平均年龄为 58.1 岁。ADPKD 患者分别占欧洲和美国普遍的 ESRD 患者的 9.8% 和 5%。美国较低的流行率是由于较高的糖尿病患病率的稀释效应。与一般 ESRD 群体相比，ADPKD 患者具有总体较好的预后。肾移植是最佳的肾脏替代治疗。

16. 是否推荐先发性移植

ADPKD 患者可以根据疾病的自然过程计划先发性移植，因为先发性移植与更好的结果相关。

17. ADPKD 出现 ESRD 后行肾移植前有什么特殊准备

ADPKD 准备肾移植的患者应该通过脑磁共振血管造影（MRA）筛查颅内动脉瘤（ICAs）。鉴于空间考虑的移植之前患肾切除术差异很大，并且在 20%～25% 的患者中进行。肾切除术的其他适应证包括复发性和/或严重感染，出血，顽固性疼痛，症状性结石和对肾恶性肿瘤的怀疑。肾切除术与围术期发病率、死亡率与由于输血需要导致的致敏风险相关。手辅助腹腔镜方法侵入性较小。肾切除术的时间也可以与移植手术或移植后同时进行。一些移植后并发症可能在 ADPKD 患者中更频繁，例如新发糖尿病、憩室炎和血栓栓塞事件。

18. ADPKD 患者出现 ESRD 后， 除了肾移植， 肾替代治疗是否有其他选择

如前所述，ESRD 后最佳选择是肾移植。还有第二个选择是血液透析或腹膜透析。ADPKD 不是腹膜透析治疗的禁忌证，但是这种模式较少见，ADPKD 患者在适应大量腹膜透析液方面遇到挑战，并且增加了继发于囊肿感染的腹壁疝和腹膜炎的风险。与接受相同治疗的没有 ADPKD 的患者相比，接受血液透析的 ADPKD 患者具有更高的存活情况。在通过血液透析治疗的 ADPKD 患者中也观察到更高的血红蛋白水平。接受肾脏替代治疗的 ADPKD 患者与其他肾脏疾病患者相比，似乎没有发生 RCC 的更高风险。

三、多囊肾的手术治疗进展

1. 目前国际上如何看待肾囊肿抽吸或多囊肾去顶减压术在治疗 ADPKD 方面的作用

肾囊肿抽吸或手术囊肿去顶减压对 ADPKD 患者的肾功能和高血压的影响是有争议的，

但这些措施在治疗疾病相关的慢性疼痛中是高度有效的。行囊肿抽吸治疗的疼痛缓解持续时间短于手术囊肿去顶减压。单纯肾囊肿的囊肿抽吸治疗可用于 ADPKD。当症状是由一个或几个关键位置的囊肿引起时，行囊肿抽吸，然后注入硬化剂（最常见的是乙醇）是有指征的。多个囊肿的囊肿抽吸和硬化剂注入治疗尚需要进一步研究。用于诊断目的和治疗感染性囊肿的囊肿抽吸一直是标准治疗。采用经腹腔途径或后腹腔途径进行多囊肾囊肿去顶减压术，已经成为治疗 ADPKD 的常规治疗模式，山东省立医院泌尿微创中心金讯波教授提出了腹腔镜多囊肾去顶减压术联合肾脏被膜剥脱术治疗 ADPKD 的新思路和方法，在原有的囊肿去顶减压术的基础上将术侧肾脏被膜进行充分剥脱。单纯行腹腔镜多囊肾囊肿去顶减压术，去除了囊肿，减轻了囊肿对于肾脏实质的压迫，但由于肾脏表面肾被膜的束缚，单纯囊肿去顶并不能完全解除囊肿对肾脏实质的压迫，联合被膜剥脱术，将肾被膜完全剥脱，解除了肾脏表面坚韧被膜的束缚，进一步实现了减压及更加理想的远期手术效果，对于合并高血压患者还可以达到降压的理想效果，取得了卓有成效的效果。

对保守治疗失败的患者行经腹腔双侧肾囊肿去顶减压手术，已被证明是一个相对安全和有效的治疗。囊肿去顶减压在大多数 ADPKD 患者的疾病相关性慢性疼痛的治疗中是高度有效的，并且可以缓解高血压并保持肾功能。

2. 肾移植后 ADPKD 患者的本体肾脏体积是如何变化的

很少有研究调查 ADPKD 患者的 TKV 和肝脏体积在肾移植后是否降低。Yamamoto 等分析了 33 例接受肾移植的 ADPKD 患者的本体肾脏（双侧：n＝28；单侧：n＝5）和肝脏（伴发多囊性疾病：n＝18）。在移植前 6 个月，移植时和移植后 1、3 和 5 年，均使用 CT 检查回顾性地进行体积分析。肾移植后肾脏体积均显著减少，一个患者在术后 1 年和 3 年分别下降了 37.7% 和 40.6%。相比之下，18 例患者中有 16 例在肾移植后肝脏体积显著增加，1 年和 3 年的平均增长率分别为 8.6% 和 21.4%。根据这些信息，如果在没有感染、出血或恶性肿瘤的情况下有同种异体移植的空间，本体肾切除术是不必要的。

3. 对于 ADPKD 患者，通常什么情况下在肾移植前建议切除本体肾脏

预防性患肾切除术的指征为具有囊肿感染或复发性出血病史的患者，或必须提供足够空间给移植肾的患者。其他问题包括胃肠道压力症状（早饱），贫血治疗，选择免疫抑制剂的潜在好处，联合肾移植的作用和 ADPKD 移植后的并发症。

4. 如需切除本体肾脏，手术时机如何选择，移植前、移植期间还是移植后

最近的研究数据表明，约 1/5 接受肾移植的 ADPKD 患者需行单侧或双侧肾切除术。Brazda 等报道了更高的本体肾切除术率（35.4%），并主张如果需要本体肾切除术，移植前的效果会好于移植后。在移植前或移植期间进行的双侧肾切除术具有消除 ADPKD 的未来并发症的优点，而未显著增加即刻的一般并发症。Song 等评估了在肾移植期间同时进行双侧肾切除术的 ADPKD 患者的移植结果。他们的研究比较了同时进行双侧肾切除术的 31 例患者和 32 例没有同时进行双侧肾切除术的患者。同时行双侧肾切除术组有更长的手术时间（300±30.85）分钟和（120±20.78）分钟，$P<0.01$），更高的输血需要（4.31±1.05）U vs（1.35±0.23）U，$P<0.01$）和较高的术后并发症发生率（22.58% vs 0，$P<0.01$）。Tyson 等检查了 2368 例 ADPKD 患者的人群水平数据，并进行校正，多变量和倾向得分调整分析的 271 名患者（11.4%）的术后结果，这些患者同时进行肾移植和双侧患肾切除术。他们得出结论，除了术中出血、输血和泌尿系统并发症的增加，术后不良结局

没有显著性差异。在患有 ADPKD 的患者中，显著增大的患肾切除术可以在移植手术期间安全地进行，对于住院时间，移植肾短期和长期功能和患者存活没有影响。在肾移植时伴随肾脏增大的肾脏切除术对于因 ADPKD 引起的 ESRD 患者是合理和安全的。

5. 腹腔镜手术在多囊肾切除中是否具有优势

传统的 ADPKD 的肾切除术是通过开放手术进行。Eng 等进行了一项研究，比较腹腔镜肾切除术（n = 56）和开放性肾切除术（n = 20）的结果（手术时间，并发症，输血量）。两组间总体并发症发生率相似，但接受开放性双侧肾切除术的患者输血可能性更大，开放组的住院时间更长［单侧（$P = 0.013$）为 5.9 天和 4.0 天，双侧为 7.8 天和 4.6 天。与手辅助腹腔镜肾切除术相关的最常见的并发症是手辅助位置的切口疝和动静脉瘘的形成。与开放性双侧肾切除术相比，腹腔镜手术的患者住院时间显著缩短，发病率降低，恢复更快。对于考虑肾移植的患者来说，避免输血对于防止移植术后排异是重要的，输血限制了对移植肾的获得。腹腔镜肾切除术在 ADPKD 患者中技术上是安全和可行的。

（相玉柱）

参 考 文 献

1. Gradzik M，Niemczyk M，Gołębiowski M，et al. Diagnostic Imaging of Autosomal Dominant Polycystic Kidney Disease. Pol J Radiol，2016，81：441-453.

2. Grantham JJ，Torres VE. The importance of total kidney volume in evaluating progression of polycystic kidney disease. Nat Rev Nephrol，2016，12（11）：667-677.

3. Mao Z，Chong J，Ong AC. Autosomal dominant polycystic kidney disease：recent advances in clinical management. F1000Res，2016，5：2029.

4. Keenan D，Maxwell AP. Optimising the management of polycystic kidney disease. Practitioner，2016，260（1790）：13-16.

5. Gansevoort RT，Arici M，Benzing T，et al. Recommendations for the use of tolvaptan in autosomal dominant polycystic kidney disease：a position statement on behalf of the ERA-EDTA Working Groups on Inherited Kidney Disorders and European Renal Best Practice. Nephrol Dial Transplant，2016，31（3）：337-348.

6. Chebib FT，Torres VE. Autosomal Dominant Polycystic Kidney Disease：Core Curriculum 2016. Am J Kidney Dis，2016，67（5）：792-810.

7. Akoh JA. Current management of autosomal dominant polycystic kidney disease. World J Nephrol，2015，4（4）：468-479.

8. Woon C，Bielinski-Bradbury A，O'Reilly K，et al. A systematic review of the predictors of disease progression in patients with autosomal dominant polycystic kidney disease. BMC Nephrol，2015，16：140-155.

9. Ong AC，Devuyst O，Knebelmann B，et al. Autosomal dominant polycystic kidney disease：the changing face of clinical management. Lancet，2015，385（9981）：1993-2002.

10. Cramer MT，Guay-Woodford LM. Cystic kidney disease：a primer. Adv Chronic Kidney Dis，2015，22（4）：297-305.

11. Saigusa T，Bell PD. Molecular pathways and therapies in autosomal-dominant polycystic kidney disease. Physiology（Bethesda）. 2015，30（3）：195-207.

12. Cadnapaphornchai MA. Autosomal dominant polycystic kidney disease in children. Curr Opin Pediatr，2015，27（2）：193-200.

13. Riella C，Czarnecki PG，Steinman TI. Therapeutic advances in the treatment of polycystic kidney disease.

Nephron Clin Pract, 2014, 128 (3-4): 297-302.

14. Messa P, Alfieri CM, Montanari E, et al. ADPKD: clinical issues before and after renal transplantation. J Nephrol, 2016, 29 (6): 755-763.

15. Rangan GK, Lopez-Vargas P, Nankivell BJ, et al. Autosomal Dominant Polycystic Kidney Disease: A Path Forward. Semin Nephrol, 2015, 35 (6): 524-537.

16. Blair HA, Keating GM. Tolvaptan: A Review in Autosomal Dominant Polycystic Kidney Disease. Drugs, 2015, 75 (15): 1797-1806.

17. Santoro D, Pellicanò V, Visconti L, et al. An overview of experimental and early investigational therapies for the treatment of polycystic kidney disease. Expert Opin Investig Drugs, 2015, 24 (9): 1199-1218.

18. Dengu F, Azhar B, Patel S, et al. Bilateral Nephrectomy for Autosomal Dominant Polycystic Kidney Disease and Timing of Kidney Transplant: A Review of the Technical Advances in Surgical Management of Autosomal Dominant Polycystic Disease. Exp Clin Transplant, 2015, 13 (3): 209-213.

19. Alam A, Dahl NK, Lipschutz JH, et al. Total Kidney Volume in Autosomal Dominant Polycystic Kidney Disease: A Biomarker of Disease Progression and Therapeutic Efficacy. Am J Kidney Dis, 2015, 66 (4): 564-576.

20. Kazancioglu R, Gursu M. New options in the treatment of autosomal dominant polycystic kidney disease. Ren Fail, 2015, 37 (4): 535-541.

21. Kim H, Hwang YH. Clinical Trials and a View Toward the Future of ADPKD. Adv Exp Med Biol, 2016, 933: 105-121.

22. Park HC, Ahn C. Diagnostic Evaluation as a Biomarker in Patients with ADPKD. Adv Exp Med Biol, 2016, 933: 85-103.